ccine

e COVID-19 Pandemic

エズレム・テュレジ、ウール・シャヒン
柴田さとみ・山田 文・山田美明＝訳
石井 健＝監修 東京大学医科学研究所 教授

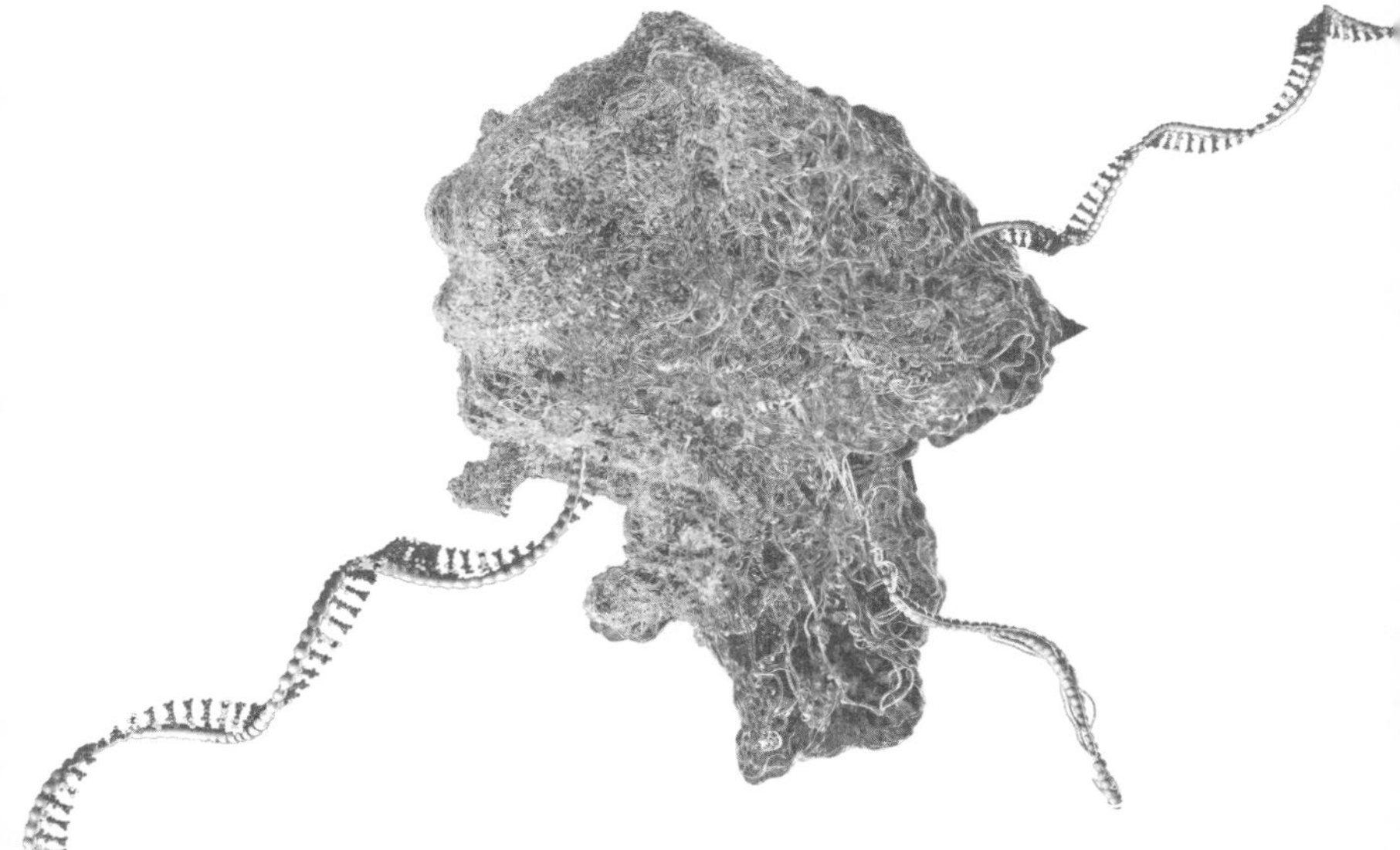

mRNA ワクチンの衝撃

コロナ制圧と医療の未来

早川書房

mRNAワクチンの衝撃

——コロナ制圧と医療の未来

THE VACCINE
Inside the Race to Conquer the COVID-19 Pandemic
by
Joe Miller with Dr. Özlem Türeci and Dr. Uğur Şahin

Translated by
Satomi Shibata, Fumi Yamada and Yoshiaki Yamada
First published 2021 in Japan by
Hayakawa Publishing, Inc.
This book is published in Japan by
arrangement with
Curtis Brown Group Limited, London
through Tuttle-Mori Agency, Inc., Tokyo.

装幀／早川書房デザイン室

両親へ。　体に気をつけて過ごしてくれて、　ありがとう。

目次

＊訳者による注は小さめの（　）で示した。

はじめに

パンデミックのさなかにパンデミックについての本を書くというのは、なんとも現実離れした体験だった。合計一五〇時間にわたるインタビューに応じてくれた総勢六〇人のうち、直接顔を合わせることができたのは数えるほどだ。実際に赴くことができた場所は、ドイツのマインツとマールブルクの二カ所だけだった。

結果として、本書に登場する人や場所についての記述は、場合によっては本人とは別の誰かから得た描写に基づくものとなっている。それに無理もないことだが、多難だった一年の記憶はときに不完全なものだ。同じ出来事について、日付や時間に関する証言が関係者の間で食い違うこともあった。私としては可能なかぎり独自に事実を検証したが、本書で語られる出来事の中には、数人の関係者の思い出せるかぎりの記憶をベースとしたものもある。同じく、本書で引用した発言も、関係者の話に基づいて実際の発言におおよそ近い内容を示したものだ。可能であれば、（しばしばバーチャルな形で）その場に居合わせた他の人々に意味合いを確認してもらった。

一部の地名や特定につながるような情報は、ビオンテック社とそのサプライヤーを現在進行形の脅威から守っているセキュリティ・サービス上の要請で、変更または省略している。同様の理由から、サプライチェーンの一部箇所についても詳細には触れなかった。こうした選択はいずれも、本書で語られるストーリーの信頼性を損なうものではない。

この物語を伝える方法は千通りとあるだろう。そして私は、時の許すかぎりにおいて、そのうちの一つを選ばなければならなかった。これから語るのは、いわば歴史の第一稿にすぎない。

プロローグ：コベントリーの奇跡

それは、世界が見つめた注射だった。

凍えるように寒い一二月の朝。時計が六時半を告げて間もなく、イギリスのコベントリーにある病院の外来病棟で、九〇歳のマギーことマーガレット・キーナンはドット柄のグレーのカーディガンをずらし、「メリークリスマス」と書かれた青いTシャツの袖をまくった。そして、看護師[1]が注射器の中身を彼女の左腕に注入している間、目を逸《そ》らしていた。いくつものテレビ用ライトが投げかけるまばゆい照明の下、ジュエリーショップの元店員だという彼女は、ブルーの使い捨てマスクの上で真珠のような瞳を輝かせている。当時すでに一五〇万人の命を奪っていたウイルスに対する、完全にテストされ承認されたワクチン。彼女はその接種を受ける地球上で初めての人間になったのだ。人類はそれまで一一カ月にわたって、新型コロナウイルス感染症（COVID－19）に対してほぼなす術《すべ》のない状態だった。一世紀以上前、いわゆるスペイン風邪によって何千万もの人が命を落としたときと同じだ。当時はコベントリーでも数千人の死者が出たという。しかしいま、科学は逆襲に転じた。病院の駐車場ではテレビのレポーターたちが耳につけたイヤホンを調節し、カメラのレンズを覗《のぞ》き込んで、世界中の疲弊しきった視聴者たちに向けて、そのニュースを報じた。助けが来るぞ、と。

病院内では、マギーがお茶のカップを手に体を休めていた。翌週には九一歳の誕生日を迎えるという彼女は、レポーターの取材に応じて、この接種は「少し早い最高の誕生日プレゼント」だと語った。何カ月も自主隔離をしてきたが、ようやく四人の孫たちをハグできるのが楽しみだという。[2] マギーを乗せた車椅子が医者や看護師のつくる花道に見送られて病棟をあとにする間に、歴史的な接種に使われた薬びんと注射器はすばやく回収され、ロンドンのサイエンス・ミュージアムに運ばれていた。これらの品はエドワード・ジェンナーの医療用メスと並んで、同ミュージアムで永久に展示されることになるだろう。[3] ジェンナーは一七九六年、使用人だった庭師の息子に天然痘の予防接種を行ない、近代ワクチン接種への道を開いた。マギーが命を守るワクチン接種を受けた場所から一一〇キロメートルほどの、とあるイギリスの町でのことだ。人類の一世代における最も暗い時代に、みごとなタイミングで届けられた奇跡の医薬。それが新型コロナウイルスを打ち負かしたことを後世まで物語る展示になればと、同ミュージアムの学芸員は期待している。

もっとも、この小さな空きびんからは伝わらないであろう事実もある。二〇二〇年末の時点でそれが存在することが、いかにあり得ないかということだ。確かに、ワクチン技術はジェンナーが実験をしていたころから大きく進歩した。しかし、新薬をつくり試験するプロセスは依然としてリスクだらけだ。ある研究によれば、新型コロナウイルス発見以前の二〇年間に行なわれた数千件に及ぶ治験を調べたところ、世界的な大手製薬会社が数十億ドル規模の資金を投じてもなお、全ワクチン開発プロジェクトのおよそ六〇パーセントは失敗に終わっているという。[4] 二〇二〇年二月の時点で、アメリカで最高峰の感染症専門家であるアンソニー・ファウチ博士は、製薬会社と規制当局は緊急事態に対応するべく新薬開発プロセスの加速に向けて努力しているものの、ワクチンは「うまくいっても」あと一年はかかるだろうと警告している。[5] 世界保健機関（ＷＨＯ）のテドロス・アダノム・ゲブレイェソス事務局長も、実用可能なワクチンの開発には一八カ月はかかるうえ、一般利用に向けた承認はさらに先になるという予測を示していた。

ところが、それから九カ月後、既存の承認薬では一度も用いられたことのないプラットフォームを基盤とした、きわめて有効性の高いワクチンが実用化されることとなる。それを可能にしたのは、それまでほぼ無名の存在だった二人の科学者の尽力だった。二人はドイツの都市マインツを拠点とする夫婦で、数十年にわたってチームを組み、ある研究に取り組んできた。製薬界の主流派からは無視されてきた、ごく小さな分子。その分子が免疫システムの持つパワーを引き出すことで、医薬に革命をもたらすことができると夫妻は信じていたのだ。

自らの考えの正しさが、多くの死者を伴うパンデミックのおかげで証明されることになるとは、当時の二人は思ってもみなかった。

第一章　アウトブレイク

その日、ウール・シャヒンの予定表は数週間ぶりに空《から》だった。金曜日の午前中、妻のエズレム・テュレジと十代の娘とともに暮らす二部屋付きのアパートはいつになくがらんとしている。静けさのなか、彼はスポティファイのライブラリをスクロールし、聴き慣れたいつものプレイリストを選択した。湯気の立つウーロン茶入りのカップを軽く揺らしながらパソコンの前に座る。トルコ生まれの免疫学者の仮のオフィスに、録音された心地よい鳥のさえずりが満ちた。

受信ボックスはメールであふれかえっていた。指導する博士課程の学生たちが送ってきた論文にようやく目を通しはじめたところで、妻のエズレムと娘が仕事と学校から帰ってくる。二人はドアからひょいと顔を出して、もう四時よ、と告げた。お気に入りのベトナム料理店にフォーとベトナム風サンドイッチ《バインミー》を食べにいく時間だ。一家は週に一度のこの習慣をめったに取りやめることがなかった。家族の誰かがしばらく家を空けていたあととなれば、なおさらだ。一家が帰宅してウールが再びデスクの前に腰を下ろしたのは、もう夜になろうというころだった。ここからは、唯一の趣味らしい趣味に没頭できる。その趣味とは、各種記事を読み最新情報をキャッチすることだ。

常に頭をアクティブにしておくこと。それがウールにとってのリラックス法だった。時間の浪費に対する軽蔑は、彼が妻のエズレムと共有する数多い気質の一つだった。ウールとエズレムは三〇年近く前、がん病棟の研修で出会った。当時のウールは若き医師で、エズレムは大学医学部の最終学年だった。二人はいままでは、科学、ビジネス、そして人生のパートナーだ。家にテレビは持たず、ソーシャルメディアもやらない。代わりに、注目に値すると思えるような厳選されたオンライン刊行物から情報を得ていた。ウールの自宅作業用のワークスペースには、巨大なモニターが二つ設置されている。投資銀行のトレーディンググルームならしっくりきたであろうそれが、夫婦と外の世界とをつなぐポータルだった。

ウールはインターネットブラウザを開くと、ブックマークしたウェブサイトをきちょうめんに一つずつ巡回していった。その日は一月二四日で、ドイツでは二〇二〇年がゆっくりと始まりつつあった。ウールの第二の故郷であるマインツの地元メディアは、小学生の環境保護活動によって交通網が数キロメートルにわたって封鎖された話題を伝えている。ドイツで最も権威ある雑誌の一つとされる《シュピーゲル》誌のウェブサイトでは、ドイツにおけるギャングスタ・ラップの流行とその疑わしい倫理観についての記事がトップを飾っていた。同誌のその週のデジタル版には、アメリカ民主党の内紛がドナルド・トランプ再選の実質的な要因になるのではないかとする記事や、アマゾン創始者ジェフ・ベゾス氏の携帯電話ハッキングにも関与したとされる、サウジアラビア王国によるサイバー戦争を取り上げた分析記事が並んでいる。そんななか、サイエンス欄の片隅にひっそりと掲載されていたのが、中国の大都市、武漢からのレポートだった。同市で新型の呼吸器疾患が流行しているというものだ。

地元当局が五〇件ほどの症例をモニタリングしたところ、発生源は武漢の華南卸売市場とみられることが判明した。この市場は海産物や生きたニワトリ、コウモリ、ヘビ、マーモットなどを取り扱い、場合によってはその場で食肉処理も行なう、いわゆる「ウェットマーケット」だった。この時点で何らかの結論を出すのは早計とはいえ、エビデンスが指し示すのは、感染症の専門家であれば背筋がぞっとするような事象だった。いわゆる「異種間伝播《でんぱ》」である。つまり、ウイルスはおそらく完全に無防備な人間の隙をつき、動物からヒトへと伝染した。そしていま、この恐ろしい新たな敵と、人体の免疫系の連合軍との間で、進化的軍拡競争が繰り広げられているのだ。

その記事は少しばかりウールの興味を惹《ひ》いた。免疫システムがどのようにして、さまざまに異なる部隊を統率し、病に立ち向かうのか。そのメカニズムを解き明かすことに、彼は成人以降の人生を捧げてきたからだ。妻のエズレムとともに一一年前に立ち上げたビオンテック社は、インフルエンザ、エイズ、結核のワクチン開発プロジェクトに着手していた。とはいえ、そうしたやっかいなウイルスも、この五四歳の免疫学者にとって最大の関心事ではなかった。ビオンテックの一〇〇〇人以上いるスタッフのうち、伝染性感染症のための医薬品開発に携わっているのは、わずか一〇数人だ。残りの人員は夫妻の掲げる中核的ミッションに力を注いでいた。そのミッションとは、がんの治癒《ちゆ》である。そしてようやく、彼らはその突破口を開こうとしていた。

一部のがんの治癒は手の届くところまできた——。そのメッセージを携えて、ウールは一〇日ほど前、アメリカのサンフランシスコで慣れ親しんだ演壇に立っていた。もう一〇年以上前から、彼の新年最初の仕事はこの街の高級ホテル、ウエスティン・セントフランシスの窓のない会議ホールのいずれかで始まるのが常だった。このホテルではバイオテクノロジー業界で最も重要なシンポジウムである〈ＪＰモルガン・ヘルスケア・カンファレンス〉が開かれており、ウールはそこで次世代型がん治療の開発プランについて丹念なプレゼンテーションを行なってきたのだ。

このイベントは、製薬業界における年に一度の聖地巡礼と化していた。何万人もの科学者や起業家や投資家を引き寄せる、企業による一大サーカスだ。何百というスタートアップ企業が裕福なファンド・マネージャーたちに自社の製品をアピールしようと、市中心部の高級ホテルの一室を一泊一〇〇〇ドル以上[6]かけて確保する。そうしたなかで、穏やかな声で話し、酒も飲まず、大げさな物言いを嫌ううえ、この四日間のシンポジウムのメインパートである「コネづくり」にアレルギー反応に近い嫌悪感を抱いているウールは、ほとんど注目を浴びずにきた。投資契約の舞台となるこのイベントでメディアがおもに騒ぎ立てるのは、飛躍的成長の方程式を編み出したと自称するシリコンバレーの寵児《ちょうじ》たちばかりだ。ビオンテックによるデータ中心のプレゼンテーションを聴きにくるのは、中堅のエグゼクティブやベンチャー投資家が数十人程度というのが常だった。しかも一部はきまって、うっかり違うホールに迷い込んでしまったような表情を浮かべている。

ところが、この年の一月のシンポジウムではまったく反応が違っていた。ウールが(いつもの無地のカラーTシャツから襟付きシャツとスーツのジャケットというスタイルに着替えて)演壇に向かうと、およそ二〇〇人の聴衆が彼の丸刈りの頭越しにプロジェクタースクリーンに一斉に注目した。

プレゼンテーション資料は市場規制当局の要請により、事前にインターネットにアップロードされていた。ただし、ぎりぎりのタイミングでだ。これはウールの一風変わった習慣のせいだった。彼は時差ぼけで数日を無駄にするのを嫌って、短い旅ではドイツ時間をキープすることにしていた。そのため、ドイツのマインツからアメリカのカリフォルニアまで一六時間かけて移動したあと、スライドを完成させることなく、すぐに眠ることにしたのだ。そして、大事なスピーチにの当日午前二時に起きて、原稿の仕上げにかかった。伝えたいことすべてを二〇分のスピーチにまとめるのに、彼は苦心した。そうして数時間後、集まった社員たちが目にしたのは、コーヒーカップとドイツから持参したスターバックスのブラウニーの食べ残しに囲まれて、大切なパワーポイント原稿になおも最後の修正を加えているボスの姿だった。

もっとも、実際はそこまで神経質になる必要もなかった。ビオンテックの株価は高騰していた。景気低迷時に上場し、ニューヨークのナスダック株式市場で期待外れのデビューを飾ってから三カ月で、株価は三倍以上に値上がりしている。さらに、進行性黒色腫（メラノーマ）など固形腫《しゅ》瘍《よう》の治療薬に関する七件の臨床試験も間もなく開始予定だ。演壇に立ったウールは、こうした成果を一つひとつ紹介していった。科学的な部分をもっと深く掘り下げたいという衝動を抑えながら。彼は商業的なマイルストーンよりも、そちらのほうにずっと多くの情熱を注いでいた。聴衆は大半がこの分野の専門家で、すっかり聞き入っている様子だ。この二〇二〇年、ビオンテックに懐疑的だった人々は、その誤りを証明されることになるでしょう、ウールは聴衆にそう語りかけた。

ぐずぐずしている時間はなかった。スピーチを終えると、ウールはすぐさま飛行機に飛び乗ってシアトルに向かい、そこでビル＆メリンダ・ゲイツ財団のチームと会合をした。同財団とは最近、数々の新薬開発に向けて一億ドルの出資協定を結んでいたからだ。それから数時間後にはボストンに移動し、近々六七〇〇万ドルで買収を予定している小企業を訪れた。この企業はがんの免疫療法を開発している。ウールの訪問の目的は、同社のスタッフたちを安心させることだった。自分は彼らと同じ科学者で、この会社のイノベーションを推し進めたいと願っている、人員を削減して会社を骨抜きにするような、白衣の科学者を装ったハゲタカではない、と伝えるためだ。

この時点で、武漢での出来事はウールにとってほぼ意識の外にあった。彼はこの小さなバイオテクノロジー企業のロビーを歩き回り、もうすぐ社員となる人たちと挨拶し、力強く握手を交わして回った。

空港から空港へ、国から国へと飛び回るうちに、中国で広まりだした感染症について何度か耳にするようになった。この新たな疾病について友人や仕事仲間と雑談を交わしもした。とはいえ、その話題が本当の意味で彼の興味を惹くことはなかった。人畜共通ウイルスと呼ばれる種の壁を越えた病原体は決して珍しいものではなく、小規模な感染クラスターが公衆衛生上の危機にまで発展する可能性はきわめて低い。多忙をきわめる二週間に臨んでいたウールはとにかく忙しく、特段気にも留めなかった。

しかしそれも、マインツに戻り、フォーでお腹を満たし、これまでにないほど予定表が空になった、この金曜の夕方までの話だ。入念に保存されたタブをスクロールしつつ、彼はお気に入りのページからページへと意識を漂わせた。《ネイチャー》誌や《サイエンス》誌といった権威ある学術雑誌。ウールがエズレムとともに率いているチームも、よくこれらの雑誌に寄稿している。それから、世界で最も評価の高い歴史ある医学雑誌の一つである、《ランセット》誌のウェブサイト。そのとき彼の視線がふと、ある一本の記事の上で止まった。それは香港を拠点とする二〇人以上の研究者による寄稿で、「二〇一九年の新型コロナウイルスに関連する肺炎の家族性クラスター」について分析したものだった。ウールにその記事をクリックさせたのは、タイトルの前半部分だった。「人から人への感染を示す――」、そこにはそう書かれていたのだ。

一〇ページにわたるその論文は、ある一家五人の間で新規の疾病が広まった経緯を簡潔に分析していた。この一家は武漢に一週間旅行し、最近になって深圳《しんせん》市にある自宅に戻ったという。論文著者らがこの症例に気づいたのは、五人が香港大学の運営する大規模な付属病院に入院したからだった。五人は、熱、下痢、そして重度の咳《せき》を含む症状を示していた。不審に思った医師らは、患者の肺のレントゲン写真を撮り、血液、尿、便のサンプルを採取して、何らかの病気を示すエビデンスがないかを調べた。一般的な風邪から、インフルエンザ、クラミジアなどによる細菌感染症まで、ありとあらゆる検査を行なったのだが、結果はどれも陰性だった。

当惑した研究者たちは、感染した一家から鼻腔拭《ぬぐ》い液と唾液のサンプルを採取し、この謎の病の遺伝子配列を調べてみた。すると、それがいくつかのコロナウイルス、特に研究者たちの意見ではコウモリにしか見られない種類のものと類似していることが判明した。この病原体は、最近武漢で発見された新型感染症とすべての特質で一致していた。ところが、五人は武漢滞在中に海鮮市場やその周辺に立ち寄ったことはなく、生死を問わず動物と接することもなかったというのだ。地元の食堂で狩猟肉を使った珍味を試食したこともない。実際、滞在中はもっぱら三人の伯母のつくる家庭料理を食べて過ごしていたという。

ただし、一家のうち二人（母親と娘）は、発熱を伴う肺炎のため武漢の病院で治療を受けていた親戚を訪ねていた。そして、それから間もなく体調を崩した。続いて、父親と義理の息子と孫も同じく発症している。さらに顕著なことには、五人が深圳に戻ったあと、旅行には参加していなかった別の親戚も背中の痛みと倦怠《けんたい》感を覚え、やがて発熱と空咳のため入院しているのだ。

　この最後の新事実はウールを驚かせた。彼は椅子をスライドさせてデスクから離れ、窓の向こうに目をやった。千年の歴史をもつマインツ大聖堂の尖塔《せんとう》が遠くそびえているのを見やる。それから、この情報が指し示すものを頭の中で計算しはじめた。動物との接触は、この病の単なる発生源にすぎない。人間に飛び火したいまとなっては、野火のようにヒトからヒトへと広がり、中国各地の都市で次々と人々の間に感染を広げているのだ。この点だけでも、深刻な懸念を覚えるには十分である。だが、それよりもさらにウールをぞっとさせたのは、論文内に書かれていたある事実だった。一家の武漢旅行には六人目の参加者がいた。七歳になる孫娘だ。彼女はまったく体調に問題がなかったのだが、深圳の医師たちはこの孫娘にも検査を行なった。その結果、問題の新型のコロナウイルスについて陽性が判明した。この事実が示唆しているのは、二〇〇二年に大流行を引き起こしたＳＡＲＳコロナウイルス[7]とは異なり、今回の病原体は完全に健康な人の間をひっそりと移動するということだ。実質的にいえば、静かなる暗殺者である。

　ウールの頭脳は急回転しはじめた。彼は感染症の専門家ではない。だが、先のＳＡＲＳの大流行と、それに続いて一〇年後にサウジアラビアで発生し、中東呼吸器症候群とも呼ばれたＭＥＲ

Sの流行を経験している。その際に個人的な興味から、これらのウイルスがいかに急速に感染拡大するかを予測するデータモデリングについても研究していた。もしも今回の新型ウイルスがひっそりと市中に出回るタイプのものだったとしたら、保健当局は感染者を特定できない。そうなれば、事態はわずか数日でコントロール不能となるだろう。それがもたらすであろう暗澹《あんたん》たる、しかし合理的な帰結に、ウールは突然気づいた。その帰結とは、人と人との接触が危険とみなされるようになり、家族や社会や世界経済のつながりが寸断されるということだ。この極端な思いつきは、当時の何も知らない人々からは即座に否定されたことだろう。だが、それがきわめて先見性の高い考えだったことは、わずか数カ月で証明されることとなる。

重要な問題は、どれほどの損害がすでに生じているかという点だ。論文の著者らは自分たちが目にしているのが「エピデミック（感染流行）の初期段階」だと確信しているようにウールには思われた。彼らは各当局に対し「できるだけ迅速に患者を隔離し、接触者を追跡・隔離する」ことを要請している。ウールは直感的に、著者らが脅威を控えめに述べているのではと感じた。とはいえ、もっとデータが必要だ。ウールはこの論文を読むまで武漢についてほとんど知らず、なんとなく小さな町だと思い込んでいた。湖北省に位置する、と説明されることも多く、そのことがこの大都市を地方の田舎町のように印象づけていた部分もある。だが、手早いグーグル検索によって、彼の誤解はすぐさま正された。武漢の人口は一一〇〇万人以上で、その人口密度はロンドンやニューヨークやパリよりも高い。ユーチューブ動画では、近代的で広大な地下鉄システムが紹介されている。続いて、ウールは武漢からの飛行機と鉄道の接続を調べた。もし彼が口の悪いタイプだったなら、その検索結果にさぞかし盛大なののしり文句を吐いたことだろう。武漢を発着する航空定期便は二三〇〇あり、中国各地だけでなくニューヨーク、ロンドン、東京といった世界的なハブ都市との間をつないでいたのだ。列車の運行表はほとんどが中国語で解読は難しかったが、武漢市に三つの主要乗換駅があり、中国各地と定期的に列車が行き来していることは明らかに読み取れた。さらに悪いことに、この時期はちょうど中国の春節にあたるという。中国の大都市で働く労働者が、地元に帰省して友人や家族と過ごす期間だ。この期間中の旅行件数はおよそ三〇億件にのぼるといい、地球上で最大の人類移動の一つとされている。

いま展開しつつあるのが悪夢のようなシナリオであることに、ウールは気づいた。こういった事象のモニタリングをしている仕事仲間から以前に聞いたことがある。感染症は何世紀もの間、人間が歩いたり、馬が駆けたり、船が航海したりするスピードでしか広がれなかった。それがグローバリゼーションによって、以前よりずっと生き延びやすくなっているという。[8] 感染症の流行は増え、しかも憂慮すべき頻度でエピデミックへと進展するようになった。そのうえさらに、完全に健康な人間を介して気づかれることなく感染を広げるタイプの病原体が、地球上で最も人口と人流の多い土地に発生したとなれば、これはパンデミック（世界的大流行）への完璧な土台となる。

地元当局による初期の封じ込め政策（たとえば、熱のある旅行者に公共交通機関を使用させないなど）は、はなはだ不十分だった。先のＳＡＲＳウイルス流行時から世界的な移動がどれだけ増えたかを示す信頼できる統計データは見つからなかったものの、ウールの推測では、中国と海外を行き来したり、中国国内を移動したりする人の数は二〇〇三年から一〇倍は増加している。すべての人類がこの新しいコロナウイルスに感染する可能性があると仮定して見積もれば、感染率は二から七。つまり、一人のウイルス保持者が少なくとも数人、場合によってはもっと多くの人に感染を広げるということだ。この病による死者についてはは有効なデータがまだ少ないが、致死率は感染者一〇〇人あたりでおおよそ〇・三から一〇と算出できるだろう。高齢者であれば、その致死率はより高い方に傾くことになる。ここからわかるのは、たとえ最良のシナリオをたどったとしても、世界の死者は二百万人に達するだろうということだ。近年に起こったエピデミックをはるかに上回る規模である。

　この計算どおりなら、ウールも彼の家族もじきに武漢の住人と同程度の危険にさらされることになる。だが、彼の反射的思考はあくまでも科学的なものだった。医者として現場で働いていたころは病と隣り合わせだったため、むやみに恐れる気持ちもない。ウールの興味は数学的なところにあった。彼はこの日のすぐあと、友人にこう語っている。「これから世界が直面し得るシナリオは次の二つのいずれかだと、すぐに気づいたよ。非常に急激なパンデミックによって数カ月で何百万人もの死者が出るシナリオか、あるいはエピデミック状態が一六カ月から一八カ月にわたって長期化するシナリオか」。科学者が応戦のチャンスを得られるという点では、「後者のほう」を願いたいものだと彼は語ったという。

再びパソコンの前から離れて、ウールは考える。少し想像をたくましくしすぎただろうか。長距離旅行が比較的安くあたりまえとなった現代世界においてもなお、大規模なパンデミックはめったに生じるものではない。過去にＳＡＲＳとＭＥＲＳを引き起こした二つの新型コロナウイルスは、確かに保健機関や新聞の見出し担当の記者たちをあわてさせた。感染の広がりを抑えることも、決して容易ではなかった。とはいえ、ある程度の局地的なロックダウンとマスク着用の義務化によって、各地のエピデミックはその発生と同じくらい急速に消滅していったのだ。しかし、ウールは感染症の専門家ではないものの、数学には鋭敏なセンスを備えていた。一九八〇年代には大学の医学部で学びながら、並行して数学の通信講座を無理やりねじ込んでいたほどだ。この学問への興味は常に維持してきた。「ウールはふつうの人が小説を読むような感覚で、複雑な数学の本を読むのです」、夫妻のアシスタントを二〇年間勤めてきたヘルマ・ハイネンはそう語る。そして、二〇二〇年一月にウールが認識したこの状況は、比較的シンプルな計算で十分事足りるものだった。あらゆる要素が、事態が深刻であることを示していた。過去に二つの流行を引き起こし多くの死者を出した（ＳＡＲＳでは七七〇人以上[9]、ＭＥＲＳでは八五〇人以上[10]が死亡している）のと同じ分類に属するウイルス。人類の大半に既存の免疫なし。急速かつ無症状での人から人への感染。そして、感染者がすでに飛行機に乗って世界中を飛び回っているかもしれないという事実。

そうしている間にも、ウールの仮説の正しさはフランス保健当局の発表によって現実世界ですでに実証されていた。最近中国からフランスに入国した三人が、パリとボルドーの病院に入院し、新型コロナウイルスの検査で陽性と判明したのだ。これがヨーロッパにおける初の感染確認となった。さらに身近なところでは、ウールとエズレムがともに教鞭《きょうべん》をとるマインツの大学病院が、コロナウイルス患者への対応マニュアルを策定したことを発表した。[11] フランクフルト空港にほど近いというのが、その理由だった。当時はまだ一日に一九万人がこの空港を利用していたのだ。[12]

ウールはひとまず、ビオンテックの常勤監査役であるヘルムート・イェグレにメールを打った。ビオンテックに出資する富豪の支援者とのやり取りで窓口役を担っている人物だ。彼とは毎週末にきまって電話で話しており、明日もいつものように電話する予定になっていた。株式上場で精彩を欠いて以来、ビオンテックの財源は決して潤沢とはいえない。まずは、このウイルスに対処すべきだという根拠を示す必要があった。「人から人へ感染する新しいタイプのウイルスが出回っている」、彼はメールにそう書いた。「きわめて予測不能なウイルスだ」。さらに詳しい情報を付け加えようかと思ったものの、ヘルムートの性格はよく知っている。電話で話すときまで待ったほうがいいだろうと考え直した。もう深夜が近い。ウールは「送信」をクリックした。

翌朝、眠れぬ夜を過ごしたウールがキッチンに入ると、エズレムと娘が朝食をつくっていた。

地元の市場で新鮮なパンと卵を買い込んで戻ってきたのだ。二人に手を貸して野菜を炒め、オムレツをつくりながら、ウールは昨夜自分が至った結論を妻と娘に猛然と語りだした。これは決してめずらしいことではない。金、土、日曜日は一家のいわば「サイエンス・デー」だった（「実際、それ以外の話はしてないくらい」と娘はジョークを飛ばす）。それは夫婦にとって、ミーティングやメールに邪魔されることなく集中して、専門分野の最新研究をチェックし議論できるひとときだった。

まだ誰も気づいていないだけで、世界はすでにパンデミックのさなかにある――そんなウールの大胆な予測についても、妻のエズレムからすれば驚くにはあたらなかった。まだ付き合いたての一九九〇年代、二人でデートしているときでさえ、若き医師だったウールは最新の科学論文を一言一句たがわず引用し、医薬の未来を形づくるイノベーションについて壮大な予測を語っていたものだ。自身も生まれながらの医師にして科学者であったエズレムは、ウールのこの予測癖に当初はうんざりしていた。だが、それから年月を経て、医薬業界の主流派から懐疑の目で見られつつも、二人で何百本もの学術論文を執筆し、何百もの特許を申請し、二つの非営利団体を設立し、一〇億ユーロ規模の二つのビジネスを立ち上げていくなかで、夫婦は互いの気質を深く尊敬し合うようになっていく。「複雑なデータや入り組んだ状況から予測を引き出すことにかけては、ウールの的中率は非常に高いのです」、エズレムはそう語る。「だから、あの日も彼の言うことを真剣に受け止めました」

彼特有の思慮深く詳細な語り口で、ウールは次に何が起こるかを説明した。このウイルスは人口密度の高いエリアで急速に広がるため、ロックダウンは避けられない、「四月には学校が休校になっている可能性が高いだろう」、彼はそう言った。この時点でアジア以外での感染確認は合わせて五件、アメリカではたった二件にとどまっていたことを思えば、その主張はかなり突飛に思えるものだった。「過去の感染症の流行に詳しい専門家たちは、今回の流行もすぐに収束すると確信しているようでした」、ウールはそう回想する。「しかし、私はエズレムに言いました。『今回はそうはいかない』と」。もうすぐ人類はこのウイルスと対峙《たいじ》することになる。その際に使える武器は、一八世紀のパンデミックで用いられていたのと変わらない、ごく初歩的な封じ込め策のみだ。すなわち、隔離、人と人との距離の確保、基本的な衛生対策、そして移動の制限。ただし――これはもちろん、ワクチンがなければの話だ。

その日予定しているヘルムートとの電話については、もう少し説得作業が必要になりそうだった。ビオンテックの資金は決して潤沢とはいえない。実際、会社の基金に残っているのはわずか六億ユーロあまりで（これはバイオテクノロジー業界の基準ではそう多額ではない）、ビオンテックはきたる多忙な一年に向けて、限られた資源をどう配分するかをすでに慎重に検討中だった。しかし、ヘルムートとは一二年前にフランクフルト近郊の保養地で握手を交わして以来、特別な絆《きずな》を育んでいる。ヘルムートのボスである大富豪がビオンテックに一億五〇〇〇万ユーロを出資することで合意したときのことだ。それ以来、ヘルムートはウールとエズレムの科学面での的確さに一目置いており、二人の突飛なアイデアを頭ごなしに却下することはめったになかった。ちょうど一年前にもＪＰモルガンのカンファレンスのすぐあとに、抗体を専門に扱うサンディエゴの小企業を買収するよう説得している。この企業は破産を申告したばかりで、しかも扱う製品もビオンテックの開発しているものとは無関係だった。そのときの件と比べても、今回の話は桁違《けたちが》いであることをウールも自覚していた。そのため、まずはこんな様子見から入ることにした。

「このウイルスと戦うために、私たちにできることがあると思うんだ」

一方、経済学者としての教育を受けてきたヘルムートは、ウールがこの新型ウイルスをそこまで深刻にとらえていることに驚いた。前夜にメールを受信してから、彼は今回の武漢での感染拡大について基本的な情報をリサーチしてみた。中国沿岸部以外の地域で注意を喚起している行政機関はほとんどなさそうだ。ところがウールは、この感染拡大は一九五〇年代後半に世界を揺るがしたアジア風邪のパンデミックに匹敵する流行になり得る、と断言した。「単なる勘じゃない」、彼はそう主張した。ウールの専門能力の本質は、突き詰めていえば、パターンを特定し点と点とをつなぐ才能にある。「パターンは、決して嘘をつかないんだ」、彼は揺るぎない口調でそう言った。ヘルムートは電話を切ると、すぐにウィキペディアでアジア風邪について調べた。そして、その死者数に驚愕《きょうがく》した。最大に見積もって四〇〇万人とある。何かの間違いではないかと思った彼は、ウールにメッセージを送って確認した。アジア風邪流行当時から医薬や医療は大きく進歩している。それでもなお、これだけの災厄が起こると本当に予測しているのか？「そうだ」。数分で返信が来た。「それどころか、それより深刻化する可能性もある」

ヘルムートには知らせなかったが、ウールはすでに行動を起こしていた。家族そろってソファに座り、マーベルの映画を観はじめる前に（これも一家の休日の習慣だった）、ビオンテックの専門家数人に今回の新型ウイルスの遺伝子配列を送信しておいたのだ。そして、月曜日の朝一番で詳細を討議するので準備しておくようにと伝えた。

＊＊＊

いまになって振り返ると、これを書いている二〇二一年の夏現在、新型コロナウイルスがワクチンによってコントロール可能だという認識はほぼ当然のものとなっている。だが、あの土曜日の夜、床から天井まで本棚に囲まれた散らかったリビングルームでソファに座りながら、ウールとエズレムは考えていた。有効なワクチンの設計に成功するには、卓越した科学的能力だけでは足りない。並外れた量の幸運も必要になるだろう。

そもそも、新たに発生するウイルスすべてにワクチンが有効とは限らない。エイズを引き起こすＨＩＶの予防ワクチンを開発しようという試みは失敗したばかりか、一部ケースではむしろ症状を悪化させる結果となった。第二に、この新型のコロナウイルスについては事実上ほぼ何もわかっていない。自然感染したウイルスと戦ううえで、人間の複雑な免疫系のどの部分が必要になるのか。感染後に回復した場合、長期的な免疫は得られるのか。こうした点についての手がかりがほとんどないのだ。さらに、このウイルスに分類的に近い他のコロナウイルスに対して、開発に成功したワクチンはいまだ存在しない。したがって、武漢で発見された今回のウイルスに対する勝算も測りにくくなる。過去にSARSとMERSが流行した際、科学者たちは競うようにワクチン開発に奮闘した。しかし、治験を開始できるようなワクチンができあがる前に、流行は収束したのだった。そのため、今回のこの病原体と戦うための青写真も、ロードマップも、指示書も何も存在しない。

さらに、ワクチンをゼロから設計し、しかも緊急使用の承認を得るという試みが過去にいかに長い時間を要してきたかも、二人はよく知っていた。一九六七年にはアメリカの微生物学者モーリス・ヒルマンが、娘のおたふく風邪罹患《りかん》をきっかけに五年以下でおたふく風邪ワクチンの開発・承認に漕ぎつけ、近代の記録を塗り替えている。もう少し最近では、エボラ出血熱のワクチンも五年で開発された。ただし、これはプロジェクトの背後にいた世界最大手にして最も経験豊富なワクチン製造会社、メルクの力と、何億ドルにも及ぶ出資金、そして規制プロセスの迅速化によるところが大きい。

すでに確立された医薬品を微修正するだけでも、時間はかかる。二〇〇九年に発生した豚由来とみられる新型インフルエンザの流行では、当時のオバマ政権の要請により、製造各社は既存のインフルエンザワクチンを急ピッチで改変した。ニワトリの受精卵を用いる、何十年も前から使われてきた製造法のワクチンだ。緊急承認は六カ月で下りたが、それでもアメリカにおける流行第二波には間に合わなかった。一〇月末までに用意できたワクチンは、アメリカ国内でわずか三〇〇〇回分にとどまっている。[13] ワクチン学者が長年研究してきた既知の種類のウイルスを対象とし、広く普及したワクチン技術を活用したにもかかわらずだ。結局、この流行では推定一万二五〇〇人が死亡したとされる。一方で、アメリカ疾病予防管理センター（ＣＤＣ）がのちに行なった計算によれば、ワクチンで救えた命は三〇〇人がやっとだった。[14]

もっとも、これらのワクチン開発に携わった巨大製薬会社とは違って、ウールとエズレムには切り札があった。この切り札に、彼らは自らの専門家としての評価を賭けてきたのだ。ウールがＪＰモルガンのカンファレンスで説明したように、二人はこの切り札を使って、がん治療に革命をもたらすことを目指していた。正しく使えば、それは感染症の拡大を食い止めることさえできる。しかも、記録的な速さでだ。そんな彼らの切り札とは、ごく微小で、誰からも愛されない、メッセンジャーＲＮＡ（ｍＲＮＡ）と呼ばれる分子だった。

夫妻とこのＲＮＡ（リボ核酸）の一形態との出会いは、彼ら自身の出会いと同じくらい偶然によるものだった。ウールとエズレムはどちらも、一九六〇年代にトルコ人の両親のもとに生まれた。両親はどちらも西ドイツに移住している。当時、西ドイツ政府は戦後の著しい労働力不足を補うため、トルコと移民受け入れ協定を結んだのだ。二人は二四〇キロメートルと離れていない距離で育ち、非常によく似た進路を歩んだ。やがて、その道はまるでおとぎ話のように一つに交わることになる。

ウールの父はケルンにあるフォードの自動車工場で働いていた。その間、二人きょうだいの兄だったウールは、テレビのポピュラー・サイエンス系のドキュメンタリー番組に夢中になっていた。イギリスの有名物理学者ブライアン・コックスのドイツ版ともいえる、ホイマー・フォン・ディトフルトの番組だ。「当時、オタクの子はみんな観ていましたね」と、自身もこの番組を観ていたというエズレムは言う。さらに、子ども時代のウールは《サイエンティフィック・アメリカン》誌などの英文雑誌を読み、一一歳にして人間の免疫系の美しさと複雑性に心を奪われた。もっと詳しく知りたいと熱望するものの、それは決して簡単なことではなかった。「なにしろ、当時はグーグルがなかったので」、ウールはそう説明する。「それで、母と一緒に街に行くときは必ず本屋に寄っていました」。さらに、ウール少年は地元図書館の親切な司書とも仲良くなった。この司書はウールのために科学と数学の新刊本を注文しては、彼が来るときまで取り置きをしてくれたという。

「それに、子どものころからずっと医者になりたいとも思っていました」とウールは語る。彼が思い起こすのは、トルコにいた伯母のことだ。伯母は乳がんを患っていたのだが、この病はウール少年を困惑させた。「子ども心にも、よく飲み込めませんでした。がんを患った人は一見健康そうに見えるのに、実はもう末期なのです」。大人たちはこの現実をあきらめて受け入れているようだった。だが、ウールは焦《じ》れるような思いを感じていた。絶対に、何かできることがあるはずだ。

ケルンから車で北へ三時間ほど行ったところには、エズレムの一家が住んでいた。エズレムの父はテクノロジーと科学に強い関心を持つ外科医で、より直接的に娘の初期の医学教育に影響を与えることとなる。彼はエズレムが生まれる二年前にドイツに移住してきた。トルコ政府からの指示で、クルド系住民が多数を占める地域に医師として派遣されることになり、これを避けるためだった。当時その地域では宗派間の対立が深まっており、一触即発の情勢だったのだ。ドイツで医師としての教育を受けていないため、彼をどの地域に配属するかはドイツ医師会の判断に委ねられた。その結果、一家はニーダーザクセン州の小さな町、ラストルップに移住することになる。辺りには農場が広がり、地元の病院ではエズレムの父が唯一の医師だった。この病院は元々カトリック系女子修道院で、病院スタッフはもっぱら修道女が務めていた。「父はそこで唯一の男性で、唯一の医師で、トルコ人で、イスラム教徒でした」、エズレムはそう回想する。

田舎町にたった一人の医師ということで、エズレムの父はすぐにあらゆる医療分野に精通する事実上の総合診療医となった。牡牛の角に突かれて負傷した地元住人の傷を診たり、獣医師のような仕事をしたりすることもあれば、手術を行なうこともあった。エズレムは幼いころから父の診察についていき（病院は家の向かいにあった）、ときには手術室にまで入れてもらった。二人姉妹の姉である彼女は、六歳で初めて盲腸の手術を見たという。だが、その血みどろの光景も、医師という仕事に対する彼女の熱意を冷ますことはなかった。やがて成長するにつれて、エズレムは病院で修道女たちがこなしているような仕事をしたいと夢見るようになる。彼女たちは昨今では看護師や若手医師の仕事とみなされるような、あらゆる仕事を担っていた。患者のために療養食をつくり、腕にギプスを巻き、手術では助手を務める。そういう姿を見ていたエズレムは、自分も自分の役割を果たしたいと願うようになった。

当時はまだ、移民、特に異なる民族の人々に対する社会の目は厳しかった。そうしたなかで、ウールとエズレムはともに学校で優れた成績をおさめている。「両親にとって、私が勉強することは非常に大事なことでした」とウールは言う。「二人は休みなく働いていました。毎朝四時半に起きて、それから仕事に行く日々です。それもひとえに、子どもには自分たちより良い人生を歩んでほしいという願いからでした」[15]。その願いは一九八四年、いくらか叶えられることになる。ウールがケルンのギムナジウム（現在のエーリヒ・ケストナー・ギムナジウム）をクラストップの成績で卒業したのだ。同校の一八年の歴史の中で、いわゆる「外国人労働者《ガストアルバイター》」の子でアビトゥーア（イギリスのAレベルやアメリカのSATのような、ドイツの大学入学資格試験）に合格したのは彼が初めてだった。一方エズレムは、温泉地のバート・ドリーブルクとバート・ハルツブルクという二つの町で十代の学校生活を送っている。どちらも人口二万人足らずの町で、同質性の高い社会環境にあり、移民の子はクラスで彼女一人だけだった。それどころか、周辺地域を含めてもトルコ人コミュニティすらほとんどない。同国人の多くは、ルール地方などドイツの重工業の中心地に移住していたからだ。エズレムは内向的ではあるが勤勉な生徒で、さまざまな課外活動に勤《いそ》しんでいた。その中にはもちろん、科学クラブでの活動も含まれている。

一方、ウールはサッカーが上手く、自称「苛烈なミッドフィールダー」だった。とはいえ、彼が将来進むであろう道は明らかに決まっていた。ギムナジウムの級友が、卒業パーティーでのこんなエピソードを覚えている。当時こっそりタバコを吸っていた友人グループの一人がジョークっぽくこう言ったのだ。「タバコをやめる必要なんてないだろ？　将来ウールが医者になってくれるんだから」[16]。ウールは十代のころから、自分の求めるものは研究と現場における実体験の融合なのだと自覚していた。進学先のケルン大学（その創設は神聖ローマ帝国時代までさかのぼるという）では、医学の学位を取得し、免疫療法に関する研究で博士号を取得するという、きわめてアカデミックな道を歩んでいく。

その二年後にはエズレムがギムナジウムを卒業し、ドイツで最も小さな州であるザールラントでほぼ同じルートを歩みだした。彼女はザールラント大学で医学を学びつつ、並行して分子生物学の博士号取得を目指して実験に取り組んでいた。

そして偶然にも、そのザールラントにウールがやってきたのだ。フランス国境までわずか三二キロメートルあまりのホンブルクという小さな町にある、ザールラント大学病院に職を得てのことだ。一九九一年、講義と病棟と研究室とを行き来するあわただしい日々の只中で、二人はウールいわく「まるで映画のワンシーンのように」出会った。もっとも、すばらしくロマンティックな舞台設定とは言いがたい。当時のエズレムは血液がん病棟でローテーション研修中で、ウールは初期研修医として彼女の上司兼指導係《メンター》を務めていた。この病棟の患者の多くは、最後のチャンスとなる治療を受けている。二人はしばしば担当の患者に、利用できる治療の選択肢はもう尽きてしまったと告げざるを得ない状況に立たされた。この情け容赦《ようしゃ》のない病に人々が屈し、ときに最期に優しく手を握ってもらうこともないまま死んでいくのを、毎日のように目の当たりにした。そんな恐ろしい日々のさなかの、ある午後の回診中。ふと視線がぶつかって、二人はじっと見つめ合ったのだ。

若い恋人たちは、じきに気づいた。二人にはよく似た経歴以外にも、たくさんの共通点があったのだ。どちらも、長期にわたって苦しむ患者を救うために、使える手段が限られていることに鬱々《うつうつ》とした思いを抱えていた。医師が選択できるのは、手術か、化学療法か、放射線治療のみ。どれもいわば鈍器ばかりだ。医師の間では「切る」「毒を盛る」「焼く」という乱暴な言い方で通っている手法である。一方で研究室では、がん医学に革命をもたらすような最先端技術を目にする。生きるか死ぬかの現場に横たわる、この科学理論と臨床とのギャップが二人を苛《さいな》んだ。彼らは病気の症状を治療するだけでなく、それを予防し、根治する方法を見つけたいと願っていた。

患者にできるだけ早く新薬を届けることを目的とした、この「研究室から病室へ」のアプローチは、何年後かには「トランスレーショナル（臨床応用・実用化への橋渡しを目指す）医療」と呼ばれるようになる。そしてこの考えをもとに、まったく新しい研究分野も生まれていくのだ。だが、一九九〇年代初めのこの当時、二人は自分たちの思いをそんな大層な名前では呼べなかっただろう。科学のためではない科学を実践したい。彼らにわかるのは、そんな自分たちの願いだけだった。ウールの心はそのときもまだ、末期という診断を考えなしに受け入れる大人たちにショックを受けた少年のころのままだった。そしてエズレムもまた、何でも治せる父のようになりたいと願う少女のままだ。二人は真剣に交際を深めるとともに、周りの人々の命をむさぼる残忍なこの病を打ち負かすために、力を合わせていこうと誓い合った。

「病の皇帝」とは腫瘍学者のシッダールタ・ムカジーが名付けた有名な別名だが、がんには特殊な難しさがある。どこか別の場所で生まれたのちに体内に侵入してくるウイルスや細菌とは違って、がん細胞は時とともにランダムに突然変異した体内の健康な細胞によって猛烈なスピードで生産されていく。そして、ある時点を越えると、制御不能な形で増殖しはじめる。宿主の体に最大限のダメージを与えるようプログラムされて。こうしたことから、がん細胞はいわば組織内の裏切り者、味方の軍服を身につけた敵軍だ。免疫系はこれを敵だと認識できない。

体には感染症などの外敵を検知し、将来同じ敵に遭遇したときに備えて武装するよう自らを鍛える機能がある。科学者たちは二世紀以上の研究を経て、そのことに気づいた。この所見こそがワクチンの開発につながり、数多くの人の命を救ってきたのだ。一方で、一九九〇年代初めごろ、少数の免疫学者コミュニティの間で広がりはじめた認識がある。免疫系は体内の敵に対しても認識・攻撃するよう鍛えることができる、というものだ。それはがん医学にまったく新しい道を切り開くだろうと、彼らは考えた。しかし、免疫療法と呼ばれるこの生まれたばかりの分野は、当時まだ大学内部だけのもので、製薬業界の視野にはまったく入っていなかった。

ウールとエズレムは、そんなごく少数のコミュニティの一員だった。目の前で死んでいく患者たちには、腫瘍と戦う武器がすでに備わっているのだと二人は信じていた。それは患者の血管を流れている。彼らがすべきは、その力をうまく操り、がんという複雑きわまりない病に向けて解き放つための方法を探し出すことだ。

免疫系は、高度に組織化され専門化された部隊をいくつも備えた軍隊のようなものだ。部隊はそれぞれが異なる形で指令を受け、異なる軍服を身にまとい、異なる戦法で戦っている。しかし、ひとたび敵をはっきりと認識すると、各部隊は力を合わせて、多方面から強力な連携攻撃をしかけてこれに反撃するのだ。

一度この勢いに乗れば、パワーと正確性を兼ね備えた攻撃を繰り出せるところに、免疫系の美しさがある。抗体やT細胞といった武器たちは、さながら免疫軍の狙撃兵だ。特定の分子をターゲットと見定め、強力なパワーで攻撃をしかける。ウールとエズレムががんに注目するようになったころ、科学者の間である事実が発見されつつあった。腫瘍の内部には、健康な細胞には見られない特殊な分子が点在していたのだ。もしも、この分子を認識して戦うように免疫系に指示できれば、体内の狙撃兵たちはがん細胞に狙いを定めて攻撃を浴びせることができる。

エズレムは一九九四年、研究に専念するため医療研修を中断した。そうして二人は、彼女が苦笑を込めていうところの「免疫系の調教」に全力を傾け、抗原と呼ばれるこの特殊な分子の研究に年月を費やすこととなる。彼らの目指すところは、この抗原を実験室で再現し、それを患者に投入することで、体内でいわば「指名手配ポスター」のように機能させることだった。つまり、これに似た敵を見つけたら捕えて攻撃せよ、という明確な指示を出すわけだ。うまくいけば、体はこの犯罪者に対して警戒の目を強め、広範な免疫反応を引き起こす。そして、この抗原によく似たものが腫瘍内に存在することに気づき、それらの細胞も敵とみなして攻撃するのだ。

原理の上では、抗原を患者の体に投入する方法はいくつかあった。二人はそのすべてを試してみた。「当時の私たちは典型的なオタクでした」。折に触れてシュレディンガーの猫のパラドックスをイラスト化したTシャツを誇らしげに着ているエズレムは、あっさりとそう認めた。「ありとあらゆる種類の技術に興味を抱き、しかも、そのどれもが一般に認められた手法ではありませんでした」。しかし、合成ペプチドや遺伝子組み換えタンパク質、ＤＮＡ、ウイルスベクター（これはのちにオックスフォード・アストラゼネカ製の新型コロナワクチンで使われる）などを用いた手法には限界があった。ペトリ皿で細胞を培養するという困難で時間のかかる作業が必要になるか、もしくは強く持続的な免疫反応を呼び起こせないという、いずれかの問題を抱えていたのだ。

そうしているうちに、一九九〇年代中ごろ、ウールとエズレムは数あるプラットフォームのなかでも最もニッチなものに行き当たる。数十年後、新型コロナウイルスのワクチン開発において二人の切り札となるその技術は、ＲＮＡを基盤とするものだった。

ＲＮＡはきわめて特殊な能力を備えている。一部では、すべての生体の源となった原始の生体分子ではないかとも考えられているほどだ。一九世紀末に初めて発見されたＲＮＡは、より広く知られた親類であるＤＮＡと同じく、遺伝情報を保持できる。ただし、ＲＮＡにはもう一つ、科学者が「触媒」と呼ぶ能力が備わっていた。これはつまり他の分子の力を借りることなく、自身のコピーをつくり出せるということだ[17]。一部学説によれば、太古の昔、ＲＮＡ分子は細胞の設計図を保持するだけでなく、それを用いて何かを生成するのに必要な化学反応を起こすこともできた。つまり、ニワトリであると同時に卵でもあったわけだ。

もっとも、ウールとエズレムの興味は、ＲＮＡのもっと実務的な機能のほうにあった。この機能を初めて発見したのは、活気あふれる六〇年代のイギリスのケンブリッジで、にぎやかなパーティーの真っ最中に片隅のサイドテーブルで議論に興じる、ある研究者の一団だった[18]。すべての人間と動物の細胞に存在する、特定パターンの分子。それがいわば生物において暗号を運ぶ使者のような役割を果たしていることに、彼らは気づいたのだ。この分子はＤＮＡから細胞内の「工場」のような場所に一連の指示を運ぶ。そこでは運ばれてきた情報をもとに、体の臓器や組織を形づくりコントロールするための必須タンパク質がつくられる。そうして指示を運ぶ役目を終えると、この一本鎖のリボン状構造物は、たいていは一分もかからずに破壊されるのだ。一九六〇年秋、この分子は「メッセンジャーＲＮＡ」と名づけられた。そして、やがてｍＲＮＡと省略して呼ばれるようになる。ｍＲＮＡは自然界の研究を深めたいと願う人々にとってはその後も興味の的であり続けたが、臨床研究の場ではほぼ無視されていた。ｍＲＮＡの発見によってノーベル賞を取った人もいなければ、大手製薬会社からは見向きもされない。科学カンファレンスでｍＲＮＡをベースとした医薬品について発言すれば、無視されるか冷笑の的になるかのどちらかだった。――もっとも、そこにはそれなりの理由もあった。

第一に、ｍＲＮＡは実験室における安定性がきわめて低いことで悪名高かった。細胞から取り出されたむき出しの状態のＲＮＡは、空気中や物の表面のいたるところに存在する酵素によって、数秒とかからず分解されてしまう。酵素はこの小さな有機体にとって、スーパーマンにとっての弱点であるクリプトナイトさながらに破壊的なのだ。たった一度咳をしただけでも、ｍＲＮＡは死んでしまう。そのうえ、たとえいわゆる「クリーンルーム」で分解されずに維持できたとしても、体内に投与されたとたんに崩壊してしまい、これを防ぐ手だてはまだ見つかっていなかった。

タンパク質がつくられる細胞内部にｍＲＮＡを生きたまま送り届けることなど、言うに及ばずだ。第二に、なんとか細胞内部までｍＲＮＡを送り込めても、細胞内の工場でつくられるタンパク質の量があまりにも少なすぎる。

科学者たちはしだいに、この分子を「メッシー《めんどくさい》ＲＮＡ」という言い得て妙なあだ名で呼ぶようになった。ｍＲＮＡの研究を続ける者は、学術界の片隅に追いやられた。しかし、ウールとエズレムはそうした空気など意にも介さなかった。彼らはこの醜いアヒルの子に、とてつもない可能性を見いだしていたのだ。

「ｍＲＮＡには非常に独特な特性があり、私たちはそれを活用できると考えました」とエズレムは説明する。ｍＲＮＡを用いた医薬品に含めるべき成分は、遺伝暗号の列だけだ。そのため、数カ月どころかわずか数週間単位で設計・製造できる。比較的シンプルな技術なので、抗原（あるいはエピトープと呼ばれる、抗原のごく小さな一部分）を分離して、その遺伝暗号をｍＲＮＡの鋳型《テンプレート》にコピーすることも容易だ。ｍＲＮＡの鎖を患者の体内に投与したら、あとの仕事はその人本人の細胞に任せればいい。

もし――これはとても大きな「もし」だった――もし、ｍＲＮＡを人体の適切な免疫細胞に送り届け、十分な期間にわたって安定した活動状態にキープする方法が見つかったなら、それがもたらす可能性はほぼ無限大だ。ｍＲＮＡの鎖が保持する指令を、彼らがカスタマイズしたコマンドに置き換えれば、自然発生するメカニズムをいわば乗っ取ることができる。そして、必要な薬を患者の体が自力でつくり出せるよう促す暗号を送り届けることができるのだ。そうすれば、有害な影響を及ぼしかねない医薬品を人体に投与する必要はなくなるだろう。ウールとエズレムの目指すところは、がん細胞特有の分子を生み出している暗号を抽出し、それを免疫系の兵舎に単に送ってやることだった。あとは体がその情報を利用して自力で「指名手配ポスター」をつくり出し、免疫系の狙撃兵たちに配ってくれる。

しかし、ウールとエズレムの情熱は、広く科学界一般には理解されなかった。ｍＲＮＡは科学における不毛の地で長年を費やす運命にあると思われた。権威ある規制当局がｍＲＮＡ医薬の治験を承認してくれる見込みは低い。その大きな理由は、薬理学専門家の多くがｍＲＮＡの働きを詳しく理解していないからだった。

ｍＲＮＡ技術の研究は粘り強く続ける一方で、ウールとエズレム率いる学術研究チームは数多くの免疫療法アプローチにも取り組んでいた。そのなかの一部は、少なくとも短期的にはｍＲＮＡよりもはるかに有望だった。そうした技術の一つが、彼らの立ち上げた初の企業であるガニメド・ファーマシューティカルズの礎となる。この企業が目指したのは、がん細胞を正確に攻撃するうえで有用なモノクローナル抗体（特定の抗原のみに反応する抗体）の開発だ。ガニメドは非常に高い業績をあげ、最終的にはドイツのバイオテクノロジー企業としては過去最高額の一四億ドルで買収されている。

しかし、ガニメドに投資し、二人が常識を覆すのを目の当たりにした人々ですら、ｍＲＮＡに関する彼らの大志には疑いのまなざしを向けていた。二〇〇五年、ベンチャー投資家のマティアス・クロマイヤーは、二人からｍＲＮＡ療法に取り組むつもりだという話を聞かされた。自身もかつては微生物学者でｍＲＮＡについても研究していたというクロマイヤーは、夫妻は道を誤ったと感じたという。「馬鹿げた考えだと、真っ先にウールに言いました」、彼はそう回想する。「まるでＳＦだと思いましたよ」

それでも、二人がヨハネス・グーテンベルク大学マインツに集めた医師と研究者からなる小チームは、ｍＲＮＡを決してあきらめなかった。そして、彼らと同じく冷たい目で見られていた、世界中のごく少数の微生物学者たちも。

時は経ち、二〇一八年一〇月。ウールが旧東ドイツの映画館を改築したベルリンのホールに足を踏み入れたときには、[19]科学界からの嘲笑《ちょうしょう》の声もだいぶ弱まっていた。一〇年前にエズレムとともに立ち上げたビオンテック社は、ｍＲＮＡ技術を活用して四〇〇人以上のがん患者を治療してきた。さらに、ドイツ、アメリカ、イギリスなどの国々でいくつかの臨床試験も始まっている。こうした活動が、ビル＆メリンダ・ゲイツ財団のディレクターで免疫学者でもあるリンダ・スチュアートの目にとまったのだ。「彼らはさまざまに異なるアプローチを蓄積して、がん治療のための非常に興味深いツールキットを構築していました」、彼女はそう語る。興味を惹かれた財団は、年に一度開催している「グランド・チャレンジズ」プロジェクトの総会にウールを（ぎりぎりのタイミングで）招待し、総会でスピーチをしてほしいと依頼した。グランド・チャレンジズは世界の健康と開発途上国の抱える問題を解決することを目指すイベントで、ドイツのアンゲラ・メルケル首相などの要人も出席する。

ウールはこの招待に少しばかり驚いた。ビオンテックは感染症分野の事業は行なっていない、自分にできるのは、がん細胞に対する強力な免疫反応を引き出すｍＲＮＡ技術の紹介だけです、と彼は異議を唱えた。しかしスチュアートのチームからは、財団は感染症との戦いに寄与するイノベーションを求めて、「隣接する」科学分野にも目を向けているのです、と説明が返ってきた。ビル・ゲイツが最近投資した対エイズ・プログラムは、最終的にはがん治療にも役立つ結果となった。それなら次はがん治療の分野が、世界からウイルスの一つや二つ撲滅してくれるかもしれない、というわけだ。「私たちは数多くのホライゾン・スキャニング（将来、社会に大きな影響をもたらす可能性のある変化の兆候をとらえること）を行なって、次なるトレンドや、起こりつつある変化、それに最先端をいく企業や人材に注目しています」とスチュアートは言う。「そのなかで明らかに浮上してきたのが、ビオンテックだったのです」

地味なグレーのスーツに開襟《かいきん》の薄いブルーのシャツという装いで、ウールはベルリンの会場に立ち、スピーチを始めた。まず冒頭で、医師として、がん患者に死期が近いことを告げるのがどれだけ辛かったかを回想する。「がん研究には毎年数十億ドルもの資金が投じられています。それなのになぜ、大半の進行がん患者にとって、根治はいまもなおあたりまえではなく、数少ない例外なのでしょう?」、彼はそう問いかけた。エズレムは自宅からライブ配信でその姿を見守っている。含みのある沈黙を挟んだのち、ウールは最も重要なメッセージに入った。「答えは、抗がん剤ががんの根本原因にアプローチしていないからです」。彼は説明を続けた。「患者によって、がんはさまざまに異なります。がんは何十億もの多様な細胞から成っているのです。現在使われている薬は、この複雑性を無視している。この病の柔軟性を無視しているのです」

それを改善するためには、ほとんど効果の出ない画一的な抗がん剤をやめ、一人ひとりに合わせてカスタマイズした薬を使って、患者ごとに異なる遺伝子変異にターゲットを絞ることです、とウールは続けた。初期臨床研究では個人に合わせてカスタマイズしたビオンテック社製のｍＲＮＡワクチンを皮膚がん患者に投与し、有望な結果を得ていることも説明する。そして一二分のスピーチの締めくくりとして、今後の展望を紹介した。

ビオンテックが製造するカスタマイズされたＲＮＡワクチンはいずれも、患者の体内で急速に進行していく腫瘍との競争になる。「ワクチンは数週間で製造しなくてはなりません」。ウールはなまりのある英語で訴えた。そして、ビオンテックはそれを可能にする技術を開発した。いつの日か、この技術は「急速に拡大する感染症に際して、必要な期間内に迅速にワクチンを供給するという形でも役立つでしょう」と彼は指摘した。新たなウイルスに対して、発見からわずか数日で製造し投入できるような、よりシンプルで、安全で、迅速な医薬。その実現の鍵となるのが、mRNAなのだ。

その後に行なわれたパネルディスカッションには、世界保健機関（WHO）のテドロス事務局長も参加した。眼鏡をかけたその姿は、のちの新型コロナウイルスとの戦いですっかり世に知られることとなる。テドロス事務局長は、がん医療分野におけるビオンテックの「非常に勇気づけられる」飛躍的進歩を言葉盛んに称えた。「次のノーベル賞はこれかもしれない、とビル［・ゲイツ］に話したくらいです」[20]。これに対して同じく登壇していたビル・ゲイツは、ドイツの別のmRNA企業キュアバックのほうを挙げ、「偉大なパイオニア」だと称賛している。財団はすでに同社に投資も行なっていた。ところが、その日の午後、ウールは息のつまるようなホテルの一室に呼ばれ、世界一裕福な慈善家を前に、自社の事業について説明していた。

あれから二年以上が経った二〇二〇年一月末の週末、数学的計算を駆使して、新たな殺人ウイルスがすでに世界に広がっていることに気づいたその日、ウールの脳裏にはこのときビル・ゲイツと交わした議論がよみがえっていた。

マイクロソフト創始者は皮肉にも、こういった場（ゲイツ本人は「ラーニング・セッション」と呼んでいた）でのパワーポイントのプレゼンテーションを嫌っており、事前に概要資料を出すよう求めていた。ウールはその資料の中で、ビオンテックがどのようにして多様なツールを一つにまとめ上げ、これらを組み合わせることで免疫系のさまざまな部位を刺激するかを説明した。そして、それがエイズや結核といったやっかいな感染症と戦ううえでも有効である可能性を示した。ゲイツは明らかに、この資料を入念に読み込んでいたようだ。ジャケットを脱いで面談に臨んだウールは、ゲイツの深い理解をうかがわせる矢継ぎ早の質問に嬉しい驚きを覚えた。

「かなり技術的な質問でした。ビルはいつでも技術を楽しんでいますから」面談に同席していたスチュアートはそう語る。面談の途中、細胞の基本的性質を説明するのに苦慮したウールは、すっと立ち上がって部屋を横切り、そこにあったメモ帳を手に取ると、「ANDとNOTの二つの回路図」を描きだしたという。デジタル論理の公式だ。「特定の細胞にターゲットを絞る方法を、コンピュータ言語のバイナリコードにたとえて説明したのです」とスチュアートは回想する。この行動は、ソフトウェアを専門とするゲイツに強く訴えかけた。免疫系もソフトウェアと同じくハッキングできるのだと、ゲイツは理解したのだ。そして、いま目の前に立っている男が世界で最高レベルのバイオハッカーだということも。

続いて、ビオンテックのさまざまな技術に関する議論が一時間続いた。ゲイツは当時ちょうど旧友をがんで亡くしていたこともあって、かなり感銘を受けた様子だった。もっと早くウールの実験的な治療法を知っていたら連絡していたのに、と彼は言った。さらに、ビオンテックのがん医薬の臨床試験についても、特定の部位に特定ステージのがんを有する患者数は限られているのに、どのようにして臨床試験に漕ぎつけたのかと鋭い質問を投げかけてくる。しかし、ゲイツが最も知りたがったのは、ウール率いるチームが感染症についてどの程度考慮してきたかだった。mRNAをベースとした医薬を、パンデミックのさなかに記録的な速さで開発できるポテンシャルはあるか、とゲイツは明確に尋ねてきた。喫緊の課題として、そういった状況に備えて「プラグ・アンド・プレー」（PCに周辺機器を差し込むと自動的に設定が行なわれ、すぐに使える状態になる仕組み）型のソリューションを用意しておいたほうがいい、ゲイツはそう助言した。

この激励を受けて、ビオンテックは感染症関連の新薬候補《パイプライン》を増やしていった。ファイザー社とインフルエンザワクチンの共同開発契約を交わし、ペンシルベニア大学とはさまざまな病原体に関して提携を結んだ。さらにビル＆メリンダ・ゲイツ財団とも、開発途上国に蔓延《まんえん》する感染症の「ビッグ３」のうち、エイズと結核の二つ（残りの一つはマラリア）について協力していくことで合意している。

しかし、ウールが新型コロナウイルスのワクチン開発について初めて検討した二〇二〇年一月の時点で、これらのプロジェクトはようやく始まったばかりだった。臨床試験にすらまだほど遠い状態で、当局からの承認や製造販売などもってのほかだ。それに、mRNA懐疑派からの嘲笑の声はトーンダウンしてはいるが、まったく新しい種類の薬を医薬界の主流派に受け入れてもらうためのハードルは依然として高い。

それでもなお、ウールは動き出せという呼び声を感じていた。彼とエズレムとチームの面々はもう三〇年近く、がんと闘うための医薬品を開発してきた。がんは今回の新型コロナウイルスよりも、はるかに複雑で致死性の高い病だ。それに、ウイルスも含めた病原体と戦うために数百万年の進化を経て完成された免疫反応についても研究してきた。それらの反応を腫瘍に向けさせるためのmRNAプラットフォームも設計した。こうしたツールを武器に、新たな敵に立ち向かう準備は整っている。「危機的状況においては、政策決定者もこれまでとは違う型破りなソリューションに注目しやすいはずだ」、ビオンテックの常勤監査役であるヘルムートとの週末の討議の中で、ウールはそう指摘した。この緊急事態において、mRNA医薬は救いの手となるかもしれない。特に、ウールがしだいに気づきはじめたとおり、今回の新型コロナウイルスが比較的扱いやすいターゲットであるとなれば、なおさらだ。

ウイルスというのは、それ自体はまったくもって無害だ。細胞内部に侵入しなければ増殖はできない。そこで、免疫系から逃れてすばやく細胞内に侵入するために、ウイルスたちは自らを正常な細胞に見せかける並外れた偽装能力を身につけた。従来のワクチンでは、これを阻害するため、ターゲットとなるウイルスと似たものか、あるいは弱毒化した病原体を体内に投入する。すると体はこれを侵入者として認識し、本物のウイルスが侵入してきたら撃退するよう覚え込むわけだ——望むらくは、ウイルスが無防備な体内細胞に取りつく前に。ただし、そのような医薬品の製造は、細心の注意を要するデリケートなプロセスだ。それに何より、とても時間がかかる。対照的に、mRNAをベースとしたワクチンであれば、含めるべき成分は遺伝暗号の鎖一本だけだ。これは広く入手可能な原料を使って実験室で簡単に合成できる。そして、この暗号を通じて、人体にウイルスの小さな一部分だけを自力で生成するよう促すことができるのだ。すると免疫系は持てる力を総動員して、この敵に対抗しようとする。うまくいけばこれによって、将来ウイルスが侵入した際の備えができるというわけだ。

とはいえ、そもそもウールのコロナウイルスに対する知識は比較的少ない。まずはいわば短期集中コースで、このウイルスについて学ぶ必要があった。基礎編はそう難しい話ではない。一九六〇年代にヒトコロナウイルスが発見されて以降、確認されている種類は全部で七つ。最初の四つは季節性で、一般的な風邪症状を引き起こすものだ。次に確認されたＳＡＲＳとＭＥＲＳの二つは、より深刻な呼吸器疾患を引き起こし、流行収束までに大勢の人の命を奪うに至った。そして最後の一つが、今回発見された新型のコロナウイルスだ。このウイルスは、じきにＳＡＲＳコロナウイルス２（SARS-CoV-2）と命名されることになる。

続いてコロナウイルスの構造についての学習だが、こちらは少々手ごわかった。学術系のポータルをいくつかざっと検索したところ、数百件もの関連論文がヒットしたのだ。今週末中に読み込むには、さすがに量が多すぎる。各コロナウイルスを指す用語が統一されていないこともあって、先行研究の全体像を把握するのは簡単ではなかった。ウールは最も関連のありそうな論文数十本に目を通し、ふるいに掛けていくことにした。目がチカチカするほど大量に開かれたタブ列が、ブラウザ上に雑然と並ぶ。一方、エズレムはその間にビオンテックの新規採用候補者の履歴書をふるいに掛け、近々予定しているオーストリア・アルプスの大学でのスピーチに向けて準備を進めていた。ほどなくして、ウールは先のSARSウイルスに関する大量の研究論文に行き当たった。いくつかの研究チームはワクチンの開発も試みている。ただし、その試みはウイルスの流行収束に伴って急停止していた。製薬会社の関心が失われ、資金が枯渇したためだ。だが研究者たちは、ある大きな成果を残していた。この種類のコロナウイルスが科学によって撃退可能であることを示す、決定的な手がかりを。さらにいえば、彼らはワクチン開発におけるターゲット候補を特定していた。

手がかりは、ウイルスの名前にあった。コロナウイルスという名称は、ウイルス表面から無数の突起（スパイク）が突き出た形状が、どことなく王冠（ラテン語でcorona）に似ていることからついたものだ。この丸くふくらんだ突起はタンパク質から成り、長さはおよそ二〇ナノメートル。[21]針の頭に五万個並べられるほどの小ささだ。新型コロナウイルスのあらゆる図解で必ず登場し、見慣れた存在となっていくこのスパイクタンパク質。これこそが、今回のウイルスの脅威をここまで高めた元凶だった。コロナウイルスのスパイクタンパク質は、健康な肺の細胞表面にある特定の受容体と結びつくことができるのだ。ただし、それはこのウイルスの弱点でもあった。理論上、この突起を無効化または変形させるように免疫系に教え込めば、健康な細胞との結合プロセスは阻害され、ウイルスを無害化できるからだ。

新たなウイルスと二〇〇二年のSARSウイルスがどの程度共通しているかを確認するため、ウールはこの病原体の遺伝暗号を調べた。新型ウイルスの遺伝子配列は、ある頭の切れる中国人教授によってわずか数週間前に解読され、ネットに投稿されていた。とはいえ、単一ソースによる情報を頭から信じ込むようなウールではない。その後公開サーバーにアップロードされていた最新版の遺伝子配列も合わせて参照する。その結果、武漢のウイルスとSARSウイルスの類似性はおよそ八〇パーセントであることがわかった。このことは、スパイクタンパク質が依然としてワクチンのターゲットとして最適であることを示している。

ただし、ターゲットを特定するだけでは不十分だ。ワクチン開発を左右するのは精度であることを、ウールはよく知っていた。スパイクタンパク質を自然の環境下以外で再現するのであれば、完璧な構成で、ミス一つないコピーを生成しなくてはならない。そうでないと、ワクチン接種によって免疫反応を引き起こしても、現実の感染によって入ってきた本物のウイルスを認識できないからだ。ワクチンに持たせる「指名手配ポスター」は、犯人を完璧に描いたものでなければ意味がない。へたくそな似顔絵ではなんの役にも立たないのだ。

それに実験室由来の「人工の」スパイクタンパク質は、ウイルス粒子の他の部分と切り離された不安定な状態だ。天然のコロナウイルスの持つスパイクと細部まで完全に一致するとは限らない。もしも髪の毛一本分のほんの何分の一でもズレが生じたら、ワクチンの効果は得られないどころか、接種した人々を危険にさらす可能性さえ出てくるのだ。このリスクを、彼はよく理解していた。ウールはウイルスの遺伝子配列と、自らが即席でつくったウイルスのデジタルモデルをじっと凝視した。周辺に配置された文字列（アミノ酸）を十分に保持して安定性を保ちつつ、完璧な形を維持できるようタンパク質の「切り貼り《スプライシング》」を進めるには、鎖のどの部分に手を入れればいいだろう。それに、ＤＮＡの正確な化学組成も同じく重要だ。遺伝子配列にはＡ－Ｕのペアが多数みられるようだが、この配置はワクチンの設計を困難にする。どこを見ても未知数ばかりだ――ランニングから帰ってきたエズレムに、ウールはそう告げた。

大事なプロジェクトをこれ以上増やす余裕はないことは、二人とも認識していた。つい数日前にＪＰモルガンのカンファレンスで行なったプレゼンテーションでも、ウールは感染症についてほとんど触れていない。一二年におよぶ赤字に忍耐を重ねてきたビオンテックの株主たちも、今後数カ月の間に画期的ながん治療法が確立することを期待しているだろう。そうしたなかで、もしいまワクチン開発に着手したら、彼らは新型ウイルスについてろくな知識もないままに、新たなチームを組織し、さまざまな決定を下していかねばならない。コロナウイルスのどの部分を分離するか。ｍＲＮＡを包み込む原料には何を選ぶか。一回分の接種量はどの程度にするか。実験は一回接種のワクチンとして行なうか、それともブースター接種と組み合わせるか――。そのうえ、もし接種によって病気やアレルギー反応が出たり、誘因される免疫反応が弱すぎたりした場合は、それまで歩んできたステップを一歩一歩後戻りしつつ、消去法で原因を探ることになる。

リスクはあまりにも大きかった。

しかし、もう一つわかっていたことがある。ウイルスとの競争はすでに始まっており、一週間たりとも無駄にはできないということだ。後々になって「あのときこうしていれば」と後悔し続けるのは嫌だった。二〇二〇年一月二四日時点で、この新たな病に感染したと確認された人の数は世界で一〇〇〇人に満たなかった。二五日、ウールとエズレムはひっそりと二人の間だけで、ワクチン開発に取り組むことを誓い合った。そして二六日日曜日の夜までに、ウールはすでに八つの異なるワクチン候補を設計し、その技術的な構築プランをおおまかに練り上げたのだ。

その翌日には、ドイツで初の新型コロナウイルス感染者が確認されることになる。バイエルン州の自動車部品工場で働く三三歳の従業員が、インフルエンザのような症状を訴えて、感染症と熱帯医学を専門に扱うミュンヘンの医療施設を訪れた。そして、そこで陽性が判明したのだ。[22] このときすでに、ビオンテックはプロジェクトを開始していた。何百人もの人員と何百万ユーロもの資金を投じることになる一大プロジェクトだ。不確かなプラットフォームを武器に、まだ名前すらない病に立ち向かうためのワクチン開発が始まろうとしていた。

第二章　プロジェクト・ライトスピード

ラジオはシャヒン家にとって大切なものだった。ウールの父のイフサンは、平日の夕方にケルンにあるフォード工場の製造ラインで骨の折れるシフトを終えて帰宅すると、いつも決まって小さなラジオに向かった。そして、あれこれとアンテナをいじっては、安っぽいスピーカーから響く雑音がくぐもったトルコの民族音楽に変わるところを探すのだった。一九七〇年代初めに、トルコのラジオ放送局「アンカラ・ラジオ」から流れていたバラエティ番組。それは経済的チャンスを求めて故郷をあとにした一家にとって、イフサンの大事なレコード・コレクションと並んで、故郷と自分たちとをつなぐ数少ない貴重な絆の一つだった。

ただし、イフサンとしては腹立たしいことに、はるか三〇〇〇キロメートル彼方から西ドイツに届く短波信号はかなり不安定だった。仕事場からの帰り道にあるリサイクルショップで（彼はここでウールの母にミシンを買ったり、家庭用の蓄音機を入手したりしていた）、イフサンはときおり中古のラジオを買ってきた。お気に入りの放送局の音質が少しでも良くなることを期待してのことだ。

おんぼろの中古ラジオは、しょっちゅう修理が必要になった。「週末にはいつも、キッチンのテーブルに工具を広げている父の姿を目にしたものです」とウールは回想する。「父はほとんど使い物にならないラジオを前に、どうにか修理しようと粘っていました」。もっとも、そのやり方はウールからすれば見ていられなかった。たいていの子どもがそうであるように、当時の彼もいっぱしのエンジニア気取りで口を出したがった。ウールはいまでも、父に聞いてもらおうと一生懸命に「こうすればいいよ」と訴えていた当時の自分をよく覚えている。だが、彼の父は愛情深くはあるが、子どもは大人の前ではおとなしく黙っているものだと考える頑固なタイプでもあった。「父はもちろん私の言うことなど聞かず、自分が正しいと思うやり方に固執しました」。ウールは当時の苛立ちを思い起こしながら語った。「そして完全に手詰まりになって初めて、ようやくこちらの言葉に耳を貸すのです」。思いつく限りの手を試し尽くすと、父はむっつりと押し黙ってウールの提案にしぶしぶ従った。するとラジオはいつも決まって、ブーンという機械音とともに復活するのだ。

＊＊＊

自社のリソースの相当部分をコロナウイルスのワクチン開発に投じると決めて迎えた火曜日の朝。自転車で会社に向かう道すがら、ウールの脳裏には父とラジオの記憶がありありとよみがえっていた。「人は自分で自分を納得させなければならない」ことを、当時の彼は学んだのだ。十代のころ、ある哲学者の思想と出会ったことで、この教訓はウールの中でさらに重みを増していく。その哲学者とは、批判的合理主義を提唱したカール・ポパーだ。ウールは母が街の百貨店で買い物をしている間に、近くの本屋でたまたまポパーの著作に行き当たった。ポパーの考えでは、人が「真実」と呼べるものに到達する道は、突飛で独創的な仮説を「経験の裁き」[23]にかけるプロセスだという。ある助言やアイデアは、それに反駁《はんばく》しようというさまざまな試み（ちょうど、ウールの父がスクリュードライバー片手に自分なりの方法をすべて試そうとしたように）に打ち勝って生き残ったとき、ようやく裏付けある真実となるのだ。「私は忍耐を持つことを学びました」とウールは語る。彼の頭脳はたいていの場合、説得したい相手よりもずっと先を駆けていた。「そして、真実はいつか必ず勝つと信じるようにしたのです」

いまこのときでなければ、それは確かに健全な指針といえただろう。実際、ウールは医者として、研究者として、そしてベンチャー投資家に頼る起業家として、この考え方に長いこと助けられてきた。しかし、その一月の朝、曇り空の下で懸命にペダルを漕ぎながら（車移動による渋滞でどれだけの時間が無駄になるかを知ってから、運転免許を取ろうという考えは捨てていた）、彼は考えていた。周囲がこちらの思考に追いつくまで待っている余裕は、いまはない。週末に軽い気持ちで行なった試算は、明らかな統計予測を指し示していた。世界的なパンデミックはすぐそこまで迫っており、手洗い、マスク、隔離、ロックダウンといった非臨床的な対策だけでは、これを食い止めることは不可能だ。唯一、ワクチンならば可能かもしれない。だが、そのためにはタイミングを逃さない迅速な供給が絶対条件となる。ウールはこれから、ビオンテックの小ぎれいな本社で週に一度のミーティングの開始を待っているであろう同僚の取締役たちに、この危機感を共有してもらわねばならない。マルク・シャガールの手がけたステンドグラスで有名なマインツの聖シュテファン教会の前を青とシルバー二色のマウンテンバイクで駆け抜けながら、彼は考えていた。一日一日が本当に貴重になるぞ、と。

ただし、彼の主張の正しさをわかってもらうのは、かなり難しそうだった。ウールが一五分かけて自転車通勤している間にも、さまざまな報道が入ってきた。中国での感染確認は一日に七〇〇人ペースで増えており、累計でおよそ三〇〇〇人に達する勢いだという。ヨーロッパ各国は武漢に取り残された自国民を帰国させるため航空便の手配に入った。ドイツの優良大手銘柄を対象とするＤＡＸ株価指数は、およそ一・五パーセント下げでの取引開始となっている。中国で積極的に事業展開する企業への悪影響を懸念してのことだ。ドイツを代表する航空会社であるルフトハンザもそうした企業の一つである。とはいえ、中国を除いた世界全体での感染確認はわずか五〇件あまりにとどまっていた。ドイツのイェンス・シュパーン保健相はベルリンのメディアに対し、このウイルスに対するドイツの「態勢は整っている」と語っている。ドイツの保健部門の政府機関であるロベルト・コッホ研究所の所長も、数日前に放送された公共放送のインタビューで、同じく楽観的な見方を示していた。この奇妙な病についてどう思うかと問われた彼は、こう答えている。「総じて、このウイルスが世界的にそう大きな流行を起こすとは考えていません」[24]。世の中の空気は、当時はそこまで切迫していなかった。

ウールは午前八時、簡素なオフィスに入った。大きな白いデスクを囲んで待っていた三人の取締役の顔に、緊迫した表情はうかがえない。サンフランシスコでのJPモルガンのカンファレンスと、それに続く数々のミーティングを終え、彼らは疲れきっていた。頭の半分は、もうじきやってくる冬の休暇とアルプスでのスキー旅行に占められている。三人は事前の予定どおり、ボストンを拠点とするスタートアップ企業ネオン・セラピューティクスの買収に関して議論するつもりでいた。アメリカをめぐる長旅のさなかにウールが訪れた、あの企業だ。それに、間近に迫ったがん医薬品の臨床試験に向けた資金集めの今後についても検討する予定だった。ところが、ウールは事前の予定などお構いなしに、こんな語り出しでミーティングを始めたのだ。幹部たちにとってはすっかりおなじみになった、不吉な語り出しだった。「先日読んだんだが……」

その後、健康管理アプリの歩数を稼ぐために徒歩で出社したエズレムが会議に合流したところで、ウールは週末のリサーチについて詳しい説明を始めた。《ランセット》誌の記事に偶然行き当たったこと。武漢の交通網について徹底して調べたこと。加えて、この数日でさらに重大な情報が判明したことも指摘した。このコロナウイルスには、どうやら二週間の潜伏期間があるらしい[25]。これはつまり、無症状での感染拡大がより起こりやすいことを意味する。「もしいま、ヨーロッパのどこかで肺炎の症状を示す患者が来院しても――」、彼はオフィスに集まる面々に語りかけた。「それがSARSのような感染症だとは誰も考えないだろう」。医師の誰かがその正体に気づくまでの間に、ウイルスはその患者から他の何人もの間に次々と広まっていく。この新たな病原体は、まさに門前まで迫る敵だ。もしかしたら、すでに彼らが集うこの敷地のすぐ近くまで忍び寄っているかもしれない。ウールは日曜日の夜に思い至った暗澹たる予測を打ち明けた。人類は間もなく、ここ数十年体験したことのない制御不能なパンデミックに直面することになる――。その結論に至ってから自分が何をしてきたかを、彼は語りはじめた。

さかのぼること二二時間前、その同じオフィスは、まさに活動の中心地となっていた。エズレムがオーストリアのインスブルックで客員講座を行なっている間に、ウールはビオンテックの各部署のリーダーをこの部屋に呼び集めた。同社では数少ない感染症の専門家も含めてだ。彼のオフィスは、あえて研究室のずらりと並ぶ一画に配置されていた。こうすれば頻繁に廊下に顔を出して、社内の技術者たちと軽く会話を交わせるからだ。立て続けに行なわれたミーティングの中で、ウールは自分が突き止めた事実をざっと繰り返し説明した。そして、中国で発見されたこのウイルスに対するワクチン開発に挑もうと即断したことを伝える。

この通達はスタッフにとって、特に大きな衝撃ではなかった。クリスマス休暇後にウールから「一月サプライズ」を聞かされるのは、すでに毎年恒例となっていたからだ。休暇の間は思考に浸れる時間が増えるため、ウールは決まって何か特定のテーマに集中してのめり込む。そうして生まれたアイデアは、ときに会社を行き詰まらせることもあった。たとえば、二〇一八年にビオンテックが開発していた黒色腫の治療薬は、臨床試験で申し分のない免疫反応を引き出すことに成功していた。ただし、いくつかの理由から、実際に腫瘍が小さくなった患者はごく一部にとどまっている。体内では確かに、がんに対抗する兵力がつくられているのだが、攻撃時の威力が足りないのだ。年末年始の休暇中に過去数十年分の関連論文を読みつくし、エズレムと議論を重ねたウールは、二〇一九年の年頭にある解決策を提案した。免疫系の狙撃兵たちを活性化させるよう化学修飾を施した分子を例の治療薬に取り入れようという案だ。彼はすぐさまこのプロジェクト専任のチームを立ち上げる。もっとも、一部の幹部はあまりいい顔をしなかった。「わが社では、しょっちゅう新しいプロジェクトが立ち上がるんです。どれも前途有望でホットなプロジェクトです。……それが前途有望でなくなるまでは、ね」。ビオンテックで最上位の科学者の一人であるゼバスティアン・クライターはそう語る。

だが今回は違う、とウールは断言した。この最新プロジェクトは、これまでのように新しいアイデアを試すという話ではない。ことはすでに実行段階に入っている。会社はこの感染拡大にリアルタイムで対応するために、持てるすべてのリソースを投入することになるだろう。まさに今日、この日からだ。ウールはオフィスに集まった人々に語りかけた。この週末のうちに、自分はもう動き出している。そう言って、彼は自身がおおまかに設計した八つのワクチン候補について説明した。どれもビオンテックの既存のmRNAプラットフォームを用いたもので、それぞれが異なる化学設計、分子設計、ターゲットを有している。ただし、これは考えられる組み合わせのごく一部だ。ウールはクローニング技術担当チームに、これらの試作RNAに目を通して「補完的な提案をいくつか出してほしい」と頼んだ。続いて、ワクチン候補の動物実験を担当するチームには実験の設計と準備を、そしてmRNAの製造を担う専門家には、治験用の材料をこれまでにない規模で製造するための体制を整えておくよう指示する。「われわれはワクチン製造会社になるんだ」、ウールは言った。そして、さらに詳しいプランは数日中にできあがるが、いまは各自がそれぞれの部署に戻って、最優先で仕事にかかってくれ、と告げた。

ウールとエズレムと同じく、ビオンテックの経営幹部たちは感染症の専門家というわけではない。しかし、まったく新しいワクチンを医薬品開発プロセスに乗せ、進行中のパンデミックを食い止めるほどのスピードで製造まで漕ぎつけようという過去の多くの試みが、ウイルスに大差をつけられて頓挫《とんざ》してきたことは重々承知していた。それに、ビオンテック初となる医薬品を市場に出すためには、数多くの手続きが必要になる。このステップを短縮することはほぼ不可能だと一部の幹部は反論した。

まず、ワクチンの設計や実験室における細胞での試験など、膨大な量の前臨床作業を行なわなければならない。それだけでも数カ月はかかるようなプロセスだ。その結果がもし良好なら、続いて、ワクチンが哺乳類《ほにゅう》に有効か、ラットに対して有毒性がないかを調べる試験に入る。ここで万が一ラットが重症化または死亡したら、振り出しに戻って、新たなワクチン設計でまた一からやり直さなければならない。毒性試験と呼ばれるこのステップを短縮することは不可能だ。実験を設計し、当局からの承認を得て、必要な書類をすべて用意し、実験対象となる動物を入念にモニタリングするプロセスには、半年はかかるのが常だった。

ここで良好な結果を得られたら、ようやくこのワクチン候補を人間に対して使用する治験を当局に申請できる。第一相試験《フェーズ1》では、わずか数十人の健康なボランティアを対象に、適切な接種量と、危険な副作用が出ないかだけを確認する。続いて第二相試験《フェーズ2》では、被験者を数千人に増やす。そして第三相試験《フェーズ3》では、人種も出身地域もさまざまな幅広い年齢層の被験者数万人を対象に、世界規模でワクチンの有効性を確認するのだ。かつて、致死性の高いエボラウイルスのワクチン開発という時間短縮が不可欠となるプロセスにおいてさえ、これらの臨床ステージにはほぼ四年の月日がかかっている。加えて、長く費用のかかる試験中にうまく免疫反応を引き出せなかったり、深刻な副反応が生じたら、そのワクチン候補はそれまでだ。ビオンテックは再び一から設計のやり直しを迫られることになる。

ただし、ウールはミーティングの最後にとっておきの発表を残していた。有効なワクチンを短期間で製造できるチャンスを高めるため、ビオンテックはワクチン製造の基本を覆す戦略をとることになる、と彼は告げた。試作ワクチンをテストして、失敗するたびに振り出しに戻るというプロセスを何度も繰り返すだけの余裕は、いまの会社にはない。そこで代わりに、ウールがしばらく前から熟考してきた戦略を用いようというのだ。それは、がん医薬の開発に多大な時間がかかることに不満を抱いてきた彼が考案したアイデアだった。「すべての卵を一つのカゴに入れ、ワクチン候補を一つずつ試験するわけにはいかない」。ウールはオフィスに集まる面々に向かって説明した。狭い室内は、さながらバスターミナルのような様相を呈しつつある。「複数のワクチンの作製と試験を、並行して進めるんだ」。平時の医薬品開発は、庭園の迷路をさまよい歩くような作業だ。行き止まるたびに来た道を戻って、やがてようやく迷路の外に抜け出せる。しかし、パンデミックが迫るいま、ビオンテックはこのプロセスを加速させなければならない。そこで、いくつもの設計を前臨床研究という名の迷宮に送り込み、最初に迷路を抜け出したものを採用して先へ進もうというわけだ。

ワクチン候補たちは、実験室で、動物で、そして最終的には人間を対象にして、厳格にテストされる。これらの各段階で安全性や有効性に問題があるとわかった候補は、どんどん脱落していく。そして、最後に残ったものが勝者となるのだ。一度脱落したものを改善したり、前途有望だが歩みの遅いものを待っている時間はない。最初に迷宮の出口をくぐったものが、晴れてワクチンとなる。

この時点で、世界保健機関（ＷＨＯ）が新型コロナウイルス感染症の大流行をパンデミックであると宣言するのは、およそ六週間先のことだ。ドナルド・トランプ率いるアメリカ政府がワクチン開発プログラム「ワープスピード作戦」を立ち上げるのも、四カ月先となる。これまでのところ、中国以外の地域でこの感染症による死亡は報告されていない。それにもかかわらず、この月曜日の終わりには、ビオンテックはすでに始動していた。彼らが着手したそのプロジェクトは、それからの一一カ月間で、近代の医薬品製造におけるあらゆる記録を塗り替えることになる。ウールの強い希望により、ビオンテックは「物理法則の許す限りの速さで」前に進んでいくのだ。スーパーヒーローものの映画を愛する彼らしいセンスで、ウールはこの歴史的ミッションにつける劇的な名前もすでに考えていた。「このプロジェクトの名は――」彼はホワイトボードの前に立ち、その文字を綴りながら告げた。「〝プロジェクト・ライトスピード（光速）〟だ」

この月曜日のミーティングでは、科学者の同僚を相手にそう難しい説得をする必要はなかった。しかし、翌日のミーティングはそうはいかない。他の取締役の前で自らの大胆なプランを語りながら、ウールは集まった面々が納得していないことを感じ取っていた。ビオンテックの最高医療責任者であるエズレムは、彼の予測を真剣に受け止めてくれている。だが、最高商務責任者であるイギリス人のショーン・マレットは懐疑的だった。彼は二〇一二年に社外から初めてビオンテックの取締役に就任した人物だ。ショーンは、まだ八〇〇〇キロメートル以上先にある病原体をなぜそこまで不安視するのか、と疑問を呈した。「あの日の私の反応はこんな感じでした。『中国国内の話だろう？　そのウイルスが大きな問題になるなんて、なぜ思うんだ？』」、ショーンはそう回想する。「ずいぶん遠くの話に思えたんです。地平線のかなたに見える、ちっぽけな点のようにね」。同じく、無造作な乱れ髪の最高財務責任者ジルク・ペティングと、アメリカ人の元投資銀行家で数週間前に最高戦略責任者に就任したばかりのライアン・リチャードソンも、やはり難色を示した。

どうやら、説得には少しばかり労力がかかりそうだ。自分の意見を通すために、遺体が山のように積み重なる悲惨なイメージを彼らの脳裏に突き付けるのは、決してウールの本意ではなかった。だが、そんな世界の終わりのような光景が、遅くとも数週間後には現実になるのだ。そのことを、彼らには理解してもらう必要があった。自らの正しさが現実によって証明されるのを待つという哲学者のポパー流のやり方では、手遅れになってしまう。

そう考えたウールは、ホワイトボードに歩み寄り、あるグラフを描きはじめた。じきに世界中の政府会議ですっかりおなじみとなるグラフの、大ざっぱな手書きバージョンだ。それは、急カーブを描いて爆発的に増加する感染者数を示すグラフだった。「あのとき、ウールはこう言いました。『これが世界のいたるところで起こるんだ』」、ライアン・リチャードソンはそう振り返る。「『ヨーロッパも、アメリカも、この問題に直面することになる。それにわが社もだ』と彼は言いました。わが社というのは、ビオンテックの従業員という意味です。『ずいぶんはっきりと言いきるな』と思いましたよ」

続いて、ウールは過去の事例を示して、パンデミックの速さと急激な増加カーブについて説明した。いまこの時点でそこまでではないと思えても、事態はあっという間に深刻化するのだと強調する。たとえば、一九一八年の四月に起きたいわゆるスペイン風邪の第一波は、致死率という点では季節性の感冒とそう変わらなかった。第一次世界大戦中に展開していた軍隊を介して驚異的なスピードで広まったものの、死者の大半は高齢者か体の弱い人々、または幼児だった。しかし、それよりもはるかに致死性の高い流行が、一〇月から一二月にかけて発生したのだ。その発端となったのは、重症化して入院した患者から医師や他の患者に感染が広がったことだった。この三カ月間での推定死者数は二〇〇〇万人にのぼる。そこには二五歳から三五歳という若年層の死者も大量に含まれていた。

幸いなことに、今回武漢で発見されたウイルスが健康な若者にとって危険であることを示す明確な兆候はまだ見られない。中国で報告されている死者数十人のほとんどは六五歳以上で、多くが糖尿病や高血圧などの既往症のある患者だった。しかし、つい数日前には、湖北省の当局が三六歳の男性の死亡を公表している。この男性はそれまで特に健康に問題はなかった。発症後は病院で抗ウイルス薬と抗生剤による治療を受けていたが、入院からわずか二週間で死亡している。[26]この事例はいわば、いち早く危険を知らせてくれる炭鉱のカナリアだとウールは警告した。ウイルスと宿主である人間との進化競争の中で、病原体は絶えずその構造を変化させ、人体が持つ抗ウイルス防衛網をすり抜けようと試みる。[27]今回の新型コロナウイルスも同じだ。いまはそこまで脅威でなくとも、あるとき突然変異を起こして、若者や健康な人々に襲いかかるかもしれない。

もう一つの恐るべきシナリオは、ウイルスがさらに効率性を高め、より多くの人に、より急速に感染する力を得るというものだ。「そうなれば、わずか三カ月ですべてが終わりだ」とウールは言った。ワクチンの製造・供給はおろか、実験室での生成に成功するよりもずっと早い段階で、遺体安置所は遺体であふれ、世界人口は大幅に減少することになるだろう。いまは一日一日がとにかく貴重なのだ。

もし新型コロナウイルスの大流行が起こったのが二年前だったなら、ビオンテックの取締役会はワクチン開発という提案を受け入れはしなかっただろう。しかし、彼らの技術プラットフォームは最近になって進歩している。パンデミックに対処できるだけのツールは整っているはずだと、ウールは確信していた。ビオンテックが有する特許取得済みのプラットフォームを用いてｍＲＮＡワクチンをつくることは、いまや決して不可能ではないように思われた。あとは必要なタイミングで供給さえできれば、従来製法のワクチンよりもはるかに早く、人々に救いの手を差し伸べられる。「すべてを賭けて、これに挑むべきだ」、ウールはそう訴えた。

とはいえ、ビオンテックはもはやスタートアップ企業ではない。一〇月に株式上場して以来、彼らはこうした大きな転換を外部がどう受け止めるかを考慮する必要があった。新型コロナウイルスのワクチンを最優先すれば、現在進めているがん治療プログラムのいくつかに遅れが出ることは明らかだ。ウールの提案に対して、「オフィスに集まった取締役の中には、懐疑的な見方をする人もいました」とライアンは語る。「いまある事業の妨げになると考えてのことです」。このアメリカ人のファンド・マネージャーにとって、ビオンテックは感染症を扱う企業ではなかった。「当時、会社の株価はとても好調でした」。ライアンは、誰もがそこまで深刻にとらえていない脅威に対して高コストのプロジェクトを立ち上げると公表すれば、株主の間に動揺が広がるのではないかと懸念していた。「投資家はわが社をがん専門の企業と考えていましたから」。さらに、過去一一年間にわたって四億ユーロを超える債務を積み重ねてきた同社は、じきにさらなる資金調達を行なわなければならない。いま掲げている事業目標を達成できなければ、それはさらに難しくなるだろう。

もしワクチン開発プロジェクトに無謀に飛び込んで、その結果失敗していたら、「ビオンテックはその時点で終わりだったでしょう」と取締役の一人であるショーン・マレットは言う。ニューヨークのナスダック市場に上場した二〇一九年一〇月以降、彼らはミーティングの議事録作成を義務付けられていた。同社のコーポレート・ガバナンスに関して何らかの説明を要求された場合は、これを開示することになる。そしてドイツの法制度上、会社が判断ミスによって大きな損失を被ったら、すべての取締役がその責任を負わされるのだ。

さらに、評判の低下というリスクもあった。ビオンテックがここまで来られたのは、同社の技術の持つ可能性を大々的にアピールしてきたからだ。確かに、新型コロナウイルスのワクチン開発プロジェクトに着手すれば、ほぼ無名だったビオンテックにはかなりの注目が集まるだろう。だが、その試みが失敗に終わったり、時間がかかりすぎたりして頓挫する可能性はあまりにも大きかった。行く手に待ち受ける数々の重要タスクは、どれも会社にとってこれまで経験のないものばかりだ。大規模な治験の実施に、製剤の大量生産。そのうえさらに、パンデミックに打ち勝てるだけのスピードと規模も求められる。もしもプロジェクト・ライトスピードが期待外れの失敗に終わったら、「わが社にとっては非常に厳しい状況になるでしょう」、その日のミーティングで、エズレムはそう認めた。さらに続けて、「しかし一方で」と付け加える。「パンデミックが猛威を振るえば、私たちの会社も従業員もどのみち脅威にさらされることになります」。迫りくる危機から世界を救い出す力がビオンテックにはある。それなのになぜ、ほかの誰かがそうしてくれるのを黙って待っている必要がある？　エズレムは言った。「少なくとも、チャレンジはすべきでは？」

室内には数秒の沈黙が流れた。その決断を下すのは、ある種の思い切った賭けだった。しかし、エズレムに語りかけられた三人の取締役は、そもそも彼女とウールの直感を信じたがゆえにいまこの場にいるのだ。彼らがビオンテックに加わったのは、壮大なアイデアにノーと言うためではない。

ショーン・マレットは、もともと小さなバイオテクノロジー企業で働いていて、商業上のパートナーを探していた二〇〇三年にウールと出会った。ウールは彼に、がんの根治につながる可能性を秘めた一連の技術について詳しく語った。「その話を聞いたとき、これは今世紀最大級のアイデアだと感じました。本当に、心からそう思ったのです」とショーンは振り返る。

ライアン・リチャードソンはＪＰモルガンの医療関連ファイナンス部門にいた。ウールとエズレムが初めて立ち上げた企業、ガニメドの事業売却を担当したことから、彼は夫妻と知り合うことになる。そしてビオンテックがＩＰＯ（新規株式公開）の準備を始めるにあたり、取締役会に加わってほしいと要請されたのだ。ライアンはこれまで、他社からの似たような打診を何度も断ってきた。しかし、その話は「まったく部類が違った」という。「とにかく最初から、とてつもなく野心的でした」。こうして彼は人も羨《うらや》む職を捨て、自分の乗る馬を夫妻の荷馬車につないだのだった。

ジルク・ペティングは物理学の学位を持ち、マッキンゼー・アンド・カンパニーで経営コンサルタントを務めていた。このとき、のちにビオンテックの後援者となるバイエルン州の大富豪、シュトリュングマン兄弟の企業売却に際してコンサルティングを依頼される。二〇〇七年、シュトリュングマン兄弟の投資運用会社を任されることになったヘルムート・イェグレから、彼はこんな話を聞かされた。「マインツで、ジェネンテック社のヨーロッパ版を見つけたぞ」。ジェネンテックとは、めざましい成長を遂げて製薬大手の仲間入りを果たしたアメリカのバイオテクノロジー企業だ。それからほどなくして、ジルクはミュンヘンのバーでウールと出会う。二人は何時間も話し込んだ。「ウールが自分の専門分野のことを語るときの話しっぷりといったら――聞いているほうは『すごい、これは絶対にうまくいくぞ』と思ってしまうんです」とジルクは語る。彼は昔から宇宙飛行士になりたかった。月面着陸のような壮大なプロジェクトに加わりたいと願ってきたのだ。そのチャンスがいままさに目の前にあることを、ジルクは感じていた。

ショーン、ライアン、ジルクの三人は、最終的にウールの提案を受け入れる。今後数週間はワクチン開発プロジェクトに投じるリソース量を制限し、その間に感染の拡大スピードやワクチン開発の進捗についてある程度の見通しを得るという形であれば、リスクを負う価値はある、彼らはそう考えたのだ。「ウールはたいてい正しいのです」とジルクは言う。「だから私たちも、『よし、それなら彼を支えよう』となりました」。取締役会は引き続き状況を注視し、必要とあらば手綱《たづな》を引き締めることになった。こうして彼らは満場一致で、プロジェクト・ライトスピードにゴーサインを出したのだ。

だいぶ冷めてきたコーヒーをすすりながら、一同は続いて実務面の検討に入った。各自の役割と責任分担は、はじめから明確に定められた。ジルクはサプライチェーンと製造能力の調整と、軍資金の管理を担うことになった。ショーンはビオンテックに必要なサポートを得るため他社との交渉を担当する。彼の揺るぎない交渉スキルは、どのような形の提携を結ぶうえでも重要になるだろう。ライアンは適切な時期が来たらビオンテックの総合的な戦略を金融市場に向けてＰＲできるよう準備を整えておく。エズレムは科学関連の業務を統括するとともに、治験の準備を進めることになった。

一方ウールは、おもに「時間の無駄をなくす」ことに注力していた。プロジェクト・ライトスピードの初期実験チームに空白時間はあってはならない。そこで、二四時間体制で実験を進められるようシフトを組むことにした。さらにウールは、いますぐ動き出せるよう、四つのステップから成るアプローチを提案した。第一のステップは、必須となる前臨床試験に備えることだ。これには実験室での試験と、マウスを対象とした動物実験が含まれる。第二のステップは、人間を対象とした試験を設計し、世界規模の治験を実施するうえでのパートナー候補を選定するため、専門のチームを設けること。第三のステップは、製造能力を拡大し、希望するすべての人にワクチンを供給できるようにしておくこと。そして第四のステップは、世界初の承認済みmRNA医薬品を商品化するための体制づくりだ。スタッフ陣にはすでに前日、月曜日のミーティングで、第一ステップを開始するよう指示している。「もし全員異論がなければ、第二ステップは今日から開始だ」、ウールは取締役たちに向かってそう告げた。「第三ステップは本当に、本当に費用がかかる。だが状況を一新するには、大至急取り組まなければいけないステップだ」

続いてエズレムが、ビオンテックの総勢一二〇〇人の従業員のうち、どの程度の人数をこのプロジェクトに振り分けるかという問題を取り上げた。「パンデミックが本格化すれば、わが社のがん関係の臨床試験もどのみちペースダウンするでしょう」と彼女は主張した。つまり、ワクチン開発のために人員を割くことは理にかなっているわけだ。「世界中が機能停止していくなかで、有意義に進められる仕事があるというのは、むしろ恵まれたことかもしれません」

もっとも、どれだけ多くのスタッフをこのプロジェクトに振り分けたところで、ビオンテック社内でできることには限りがあった。社内の優秀な人員とリソースを総動員しても、この壮大な計画の第一ステップをこなすのがやっとだろう。ビオンテックは人間を対象としたがん医薬品の治験で第一相試験と第二相試験を実施した経験があり、この種の試験を行なううえで頼りになる受託業者とも強固な関係を築いてきた。ただ、特定の種類の進行がん患者を対象とした治験は確かに複雑な手配を要するものの、今回必要となる治験とは規模の桁が違う。予防ワクチンの治験に必要となる健康なボランティアの数は、ビオンテックがそれまでに実施してきた全治験の被験者数よりはるかに多いのだ。二〇一二年以降、ビオンテックが自社のｍＲＮＡ医薬品を投与してきた被験者の数はわずか四〇〇〇人あまり。対して、新型コロナウイルスのワクチンの治験で必要になるのは数万人だ。

さらに、複数の国で商用認可を申請する必要もある。この途方もないタスクは、サプライチェーンと流通網の整備、営業部門の設立、患者と医療提供者に向けた資料の作成をはじめ、膨大な量の業務を伴うものだ。この時点でのビオンテックは、自社開発の医薬品が承認を受けるなどまだ何年も先という状態だった。したがって、商品化に関する業務を担うスタッフは社内全体でわずか一名しかおらず、販売、マーケティング、広報に関しては会社としてまったく未経験だった。

一時、取締役会はこうした部門を社内に設けることを検討した。結局のところ、ビオンテックが長期的に目指すところは、最先端の研究を行ないつつ革新的な自社製品を市場に届ける、完全一体型のバイオ医薬品企業なのだから。しかし、すぐに「自社だけでは難しいと気づきました」とショーンは言う。あまりにも時間がかかりすぎるからだ。そして、スピードはこのプロジェクトの最優先事項である。プロジェクト・ライトスピードには、もっと大きな企業からの助力が必要だった。

ビオンテックは数年前から、いくつかの企業と研究開発分野で提携を結んできた。提携先には、サノフィ社やロシュ社といったヨーロッパ有数の製薬大手も含まれている。しかし、そうした一流どころとの提携のなかでも、感染症に関するものはわずか一件。それが、二〇一八年にファイザーとの間で締結した、mRNAを用いたインフルエンザワクチン開発に関する提携だった。このアメリカの大手製薬会社は、以前からビオンテックの技術に深い関心を示していた。あるいは、今回のワクチン開発プロジェクトにも協力する気になってくれるかもしれない。このまったく新しい医薬品が将来の感染拡大に有効かどうかを見きわめようという、それだけの目的であってもだ。ファイザーは明らかに、最初に選択すべき候補だった。

一月二七日の月曜日にプロジェクト・ライトスピードを始動したのち、ウールはひっそりとホルガー・キッセルに連絡をとっていた。ホルガーは分子生物学者で、キャリアの大半をニューヨークで積んでおり、その後ビオンテックの事業開発部門に加わった。ファイザーとのインフルエンザワクチンの提携で交渉にあたった担当者でもあり、先方の経営陣とも交流がある。ウールは彼に、ファイザーのウイルスワクチン担当最高科学責任者であるフィリップ・ドーミツァー博士との電話会談をセットしてくれないだろうか、と頼んだ。さらなる連携について相手方の関心度合いを探るためだ。

ほどなくして、ホルガーはウールの要望を伝えるためにメールを送信した。メールの件名は「武漢コロナウイルス」だった。

＊＊＊

火曜日の午後三時半、取締役会のミーティングが終わったすぐあとに、ウールはホルガーがつないでくれたドーミツァー博士との電話会議に入った。儀礼的な挨拶を交わしたのち、博士はすぐさま本題に入る。「なあ、皆さん」、博士がそう切り出したのを、ホルガーは覚えている。「こいつはうまくいきませんよ」。製薬業界のベテランであるドーミツァーは、スイスの大手製薬会社ノバルティスに在籍していた当時、インフルエンザの大流行に対する対応を指揮している。SARSとMERSの両ウイルスについても、ワクチン開発に取り組むべきかを判断する議論に参加していた。結局、それらのプロジェクトが動き出すよりも先に、二つの病原体はどちらも公衆衛生上の対策によって封じ込められている。今回の新型コロナウイルスも同じだろうと、彼は考えていた。「このウイルスはいずれ制御されるだろうというのが、私の作業仮説です」と博士は言った。さらに彼の経験上、ワクチンは常に感染拡大に間に合わないものだ。たとえ、すでに確立された技術を用いても、である。自身もRNAの専門家であるドーミツァーは（「ファイザーが私を雇ったのも、それが理由ですよ」と彼は言う）、インフルエンザワクチン開発でビオンテックとの提携をあと押しした人物でもあり、同社の擁する技術についてはよく知っていた。――そして、その限界についても。ビオンテックのmRNAプラットフォームは、感染症に対する臨床試験で用いられたことがない。そのうえ、この技術がパンデミックを凌駕するスピードを実現できるといえるエビデンスもない、と彼は指摘した。ウールはこの四八時間に社内の人々に訴えたことを、ここでも詳しく説明して説得を試みる。ドーミツァー博士は礼儀正しく、もう一度よく検討してみようと応じてくれた。しかし、数時間後にはメールが来た。ファイザーの社内で検討したが、ビオンテックの技術はこの課題に挑めるほどには成熟していないという見解で一致した、という返答だった。

それから一年以上あとになって、私はウールに尋ねてみた。仕事人生で最も重要なプロジェクトを立ち上げたその数時間後に、こんなふうに否定されたことを、彼はどう感じたのか。「がっかりした、というのは適切な言葉ではありませんね」、ウールはそう答えた。「博士の下した評価は、彼のそれまでの経験を考えれば、まったく合理的なものでした。あの時点でファイザーを説得する方法はないことを私は理解したのです」。彼の脳裏には、一九七〇年代に学んだ教訓がよみがえっていた。ラジオをいじる父を見ていた少年時代に学んだ、あの教訓だ。世界的な感染拡大という危機に直面すれば、かの大手製薬会社が評価を変えるのは「時間の問題」だろうとウールは考えていた。少年だった彼は哲学者のカール・ポパーから学んだのだ。真実は最後には必ず勝つと。そして、武漢で起こっている感染拡大は確かに、パンデミックにつながるあらゆる条件を満たしている。彼は依然として、そう確信していた。

＊＊＊

ファイザーからの拒絶にめげることもなく、ウールはタスク・リストの次の項目に集中して取りかかった。そのタスクとは、規制当局とのやり取りだ。

彼はすでにどうにかやりくりをして、複数の試作ＲＮＡを並行してテストするための専門チームを立ち上げていた。ただし、これによって加速できるのは、ワクチン開発プロセスの中でもビオンテックが完全にコントロールできる前臨床段階だけだ。最終段階である大規模な治験と新薬承認については、大手企業からの協力が必要になるが、いまのところ交渉は成功していない。だが、これについては後回しでいいだろう。それよりも差し迫った課題は、中間段階のための準備だった。このフェーズでは、効果がまったく未知数のワクチンを人体に初めて投与することになる。

プロジェクト・ライトスピードが迅速にスタートを切るためには、規制当局にも初期段階から関与してもらう必要がある。当局にはビオンテックと協働して、治験に求められる安全要件のチェックリストを作ってもらわなくてはならない。そして、ライトスピード・チームは健康なボランティアの腕に最初の針を突き立てる前に、それらの要件をすべてクリアすることを目指すのだ。

mRNA医薬品をめぐる規制は、ウールとエズレムがこの分子に初めて注目した当時から二〇年以上かけて徐々に進展してきた。一九九〇年代後半、DNAやRNAをベースとした核酸医薬品は、アメリカ食品医薬品局（FDA）や欧州医薬品庁（EMA）の分類では、まだ広く「遺伝子治療」にカテゴリー分けされていた。当時、ワクチン接種反対派によるヒステリックな論評の的になっていたカテゴリーである。こうした人々はときに、新進の治療法をフランケンシュタインの怪物創造術のようにとらえていた。DNAをベースとするワクチンの一部で実際に既存のゲノムの改変（といっても、無害なものだが）が見られたこともあって、遺伝子操作により生涯消えない痕跡が残るといった恐ろしいストーリーが巷《ちまた》にあふれた。

しかし実際のところ、mRNAはその機能を果たすと数分もしないうちに人体によって分解されるため、そういったダメージを与えることは不可能だ。この分子は細胞質までしか到達できず、DNAを改変する可能性はまずない。ドイツのパウル・エールリヒ研究所（PEI）をはじめとする各国の規制当局も、この特性を認識していた。ビオンテックが第一世代のmRNA医薬品をがん患者に初めて投与した二〇一二年以降、ウールとエズレムは何百時間も費やしてＰＥＩや各国当局に説明を重ねてきた。これらの政府機関との緊密な協力のおかげで、ビオンテックは急速に治験を拡大していく。そして、ヨーロッパ、北米、オーストラリアの各地で、重い病に苦しむ人々に自社の治療を提供してきたのだ。

二〇二〇年に夫妻が新型コロナウイルスのワクチンに専念しようと決意した時点で、国際的に統一されたｍＲＮＡ医薬品の承認要件はまだ存在していなかった。しかしアメリカ、そして特にドイツにおいて、そのための土台はすでに築かれていたのだ。

二〇〇〇年代後半、ドイツの規制当局であるパウル・エールリヒ研究所（ＰＥＩ）は、意図せずしてｍＲＮＡ研究コミュニティの中枢に立つこととなる。ノーベル賞を受賞した免疫学者で化学療法の先駆者であるパウル・エールリヒの名を冠するこの研究所は、当時二つの新興企業を監督下に置いていた。二〇〇〇年にドイツ南西部の都市テュービンゲンで創設されたキュアバックと、その八年後にマインツで生まれたビオンテックである。両社はｍＲＮＡ研究で世界をリードしており、自社技術を臨床試験で試したいと熱望していた。アメリカの規制当局に比べて慎重で保守的だと評されることの多いＰＥＩではあるが、ｍＲＮＡワクチンに関しては、規制の枠組みづくりに向けて協力的に動いてきた。ｍＲＮＡを人体に投与できるだけの安全性を確保するため、長年にわたって二社と連携を重ねてきたのだ。ＰＥＩの研究員が、ウールやエズレムを含めたｍ

RNAの先駆的科学者と連名で科学論文を共同執筆することさえあった。[28] 夫妻はPEI主催の「研究合宿」にも何度か参加している。これは実質的には、医学研究の最先端分野について詳細な議論が交わされるワークショップのようなものだった。このように、革新的研究者と規制当局は互いに力を合わせて、mRNAをはじめとする新しい技術について理解を深めてきたのだ。

治験を始めるための行政上の障壁は、ホームグラウンドであるドイツのほうが他の国々よりも険しい（そこには厳格かつ分権化された倫理委員会の存在も少なからず影響しているだろう）。だが、ビオンテックはかなりの数のがん治験をドイツ国内で実施してきた。これは同社がPEIとの間に築いてきた協力関係によるところが大きい。PEIはmRNAをめぐる事情をよく理解しており、この分野で急な進展があった場合も真剣に向き合ってくれるという信頼感があった。さらに、ウールは研究所の所長である生化学者のクラウス・チチュテクと対等な関係を築いていたのだ。

その週の火曜日、ビオンテックの取締役会を終え、ファイザーとの電話会議に入る前に、ウールはクラウスに直接電話をかけた。PEIの専門家パネルとの科学助言ミーティングを早急にセッティングするためだ。ワクチン開発戦略についてPEI側と意見をすり合わせ、ライトスピード・チームが今後数週間でクリアすべき安全性要件のチェックリストを策定することが目的だった。このチェックリストは、PEIが治験承認のために必要と考える要件をまとめたものとなる。

そこには、実験室での試験や動物実験の実施要項、薬剤製造において一貫した基準を満たすための品質管理対策などが含まれることが予想された。通常時であれば、こうした点を討議するためには、少なくとも三カ月前にミーティングを予約しなければならない。だが、ウールはどうにかして列の先頭に割り込む必要があった。

クラウスとの通話の中で、ウールは自分が今回の新型コロナウイルスの感染拡大をきわめて深刻にとらえていることを強調した。ビオンテックがすでにワクチン開発プロジェクトに着手し、他のプロジェクトから人員を振り分けていることも伝える。「できるだけ早く進めたいんだ」、ウールはそう言ったのを覚えている。「だが、まずはフィードバックがほしい」

自身もDNAとウイルスベクターワクチンを研究してきた規制当局のトップは、ウールのこの要求に決して驚かなかった。「それまで行なわれてきた研究の延長線上にある、ごく自然なものでしたから」、ビオンテックのワクチン開発計画について、クラウスはそう評する。同社の実験的な治療法を当初から擁護してきた彼は、できるだけのことはしようと約束してくれた。ミーティングについても「空いている日程がないか探してみる」という。「といっても、決してウールを特別扱いしたわけではありません」とクラウスはのちに語った。PEIはすでに他の製薬会社に対しても緊急的な助言を行なっており、コロナウイルス関連の依頼については通常課している手数料も免除していたのだ。一方のウールは口にこそ出さなかったが、クラウスですら思いもよらないほどの急ピッチでことを進めるつもりでいた。彼はビオンテックの同僚たちにこう語っている。規制当局の「厚意」によって、年末までには、承認済みの安全な薬で満たされた注射針が世界中の人々の腕にあてがわれることになるだろう、と。さらに、「これまでの限界ラインを打ち破る」ことになるとも予告している。

二日後の木曜日に、クラウスが返事の電話をかけてきた。ＰＥＩの専門家パネルは来週末にはミーティングの時間をつくれるだろう、という。ただし、条件があった。研究所の職員たちが詳細を詳しく検討できるよう、ビオンテックにはその数日前までに、今回のワクチン開発計画に関する詳しい資料を提出してほしいというのだ。

クラウスが要求した資料は「科学的助言に係る概要書」と呼ばれるもので、これをまとめあげるのは平常時でも困難をきわめる作業だった。この概要書は、基盤となる技術から、使用される原料や有効成分、マウスとサルを対象とした前臨床安全性試験の詳しい設計まで、医薬品候補の開発に関するあらゆる側面を包括的に要約したものだ。その作成には通常、四週間から六週間はかかる。それをビオンテックは五日以内に、しかも完全にゼロからつくり上げなければならないのだ。同社の経験上、いや、それどころか業界全体で見ても、かつてないスピードで作業を進めることになるだろう。

それを可能にできる人物は、社内でただ一人だった。コリーナ・ローゼンバウムだ。ビオンテックに入社してまだ二年にもならない彼女は、ファイザーとのインフルエンザワクチン協定で主席プロジェクト・マネージャーを務め、二〇一九年にはこの件に関してPEIへのプレゼンテーションを取りまとめている。彼女なら、研究開発部門のコーディネーターとして、すでに動き出しているプロジェクト・ライトスピードのチームリーダーたちに適切な人材を振り分け、円滑なコミュニケーションに気を配り、予算に目を光らせることができるはずだ。一月三〇日の木曜日、ウールは彼女にメールを送った。「一〇分後に私のオフィスに来てくれないか?」。驚いたことに、返事はなかった。

そのころ、コリーナは自宅にいた。二歳の息子と過ごす時間を増やすため勤務時間を二割減にして以降、初めての休日だった。食事どきで忙しかったため、彼女はウールからのメッセージに気づかなかった。そして数時間後に携帯電話をチェックしてはじめて、不在着信の嵐と「重要」とフラグのついたメールの数々に気づいたのだった。何があったのかと折り返した彼女に、ウールは告げた。規制当局に予防ワクチンをアピールしてきた君の経験を活かして、いま中国で猛威を振るっている新型コロナウイルスとの戦いでわが社の先頭に立ってほしい——。コリーナはそれまでこの病原体について、断片的なニュースやオンライン記事でときおり目にする以外、ほとんど何も知らなかった。だが、医療革新の最前線に立てる可能性に満ちたその申し出は、断るには刺激的すぎた。「まるで映画のワンシーンみたいに、どこからか音楽が流れだしたようでした」とコリーナは言う。数分後、彼女はウールにメールを送り、「喜んでお引き受けします」と告げ、翌日の朝にオフィスに出向くことを伝えた。

次の日、金曜日の午前九時。コリーナはウールのオフィスで、ビオンテックの一二人のマネージャーとともに白いデスクを囲んでいた。ウールはサイクリングの装備もそのままに、もう何度も語ってきた説明をここでも繰り返した。各種データから、このウイルスの急速な感染拡大が予測されること。世間一般に特に被害が出ていないいまでこそ奇異に聞こえるかもしれないが、大量の死者が出るのは避けられないこと。コリーナが加わったがん治療を専門とする会社は、いまや感染症に立ち向かう巨大組織へと変貌《へんぼう》を遂げようとしていた。ただし、目下の障害は、六日後の木曜日に予定されているパウル・エールリヒ研究所とのミーティングだ。「数日以内に先方からの科学的助言が必要だ」、ウールはそう言って、専門家パネルが求めている概要書のことを説明した。「これは当局との共同作業になる」

たいていの人は、規制当局というのは指示や規則を何の融通もなく押しつける、堅苦しい組織だと思っているだろう。だが、顔の見えない外面とは裏腹に、その内側では何百人もの科学者が働いているのだ。彼らは長年の現場経験から、科学の進歩は整然と区分けされた枠の中からは生まれないと知っている。どれだけ保守的な機関であっても、治験申請のプロセスは常にオープンな対話から始まるのだ。法廷と同じで、科学的データに裏打ちされた納得のいく主張を示しさえすれば、ＰＥＩをはじめとする当局の専門家たちは「法律書」の解釈を柔軟に変えてくれる。

コリーナの役割は、さながら裁判官の前に立つ弁護士だった。彼女はビオンテックの主張をできる限り効果的に訴えなくてはならない。エズレムが最終仕上げをする予定の五〇ページに及ぶ概要書は、ビオンテックの持つ技術と原料と専門知識が、安全で有効な医薬品をつくるに足ることを明確に示すものになるだろう。さらに最終的に目指すべきは、この資料とその後の議論を通じて、ある一点についてPEIに納得してもらうことだった。すなわち、過去使用されたことのないmRNAワクチンを治験にかけるリスクよりも、ワクチンのもたらすベネフィットの方が大きい、という点である。

ただし、コリーナの目の前には、まず越えるべき障壁があった。ビオンテックのワクチンが用いるmRNAという貴重な貨物を細胞内の目的の場所まで確実に送り届けるには、この分子を特殊な化学被膜で包む必要がある。しかし同社には、このやり方を人間への筋肉注射に用いた経験がまだ一度もなかった。

被膜は、mRNAが日の目を見るためには欠かせない存在だった。一九九〇年代にウールとエズレムがこの技術をめぐって実験を繰り返していたころ、mRNAの最大の難点はその脆《もろ》さにあった。細胞内環境の外に出てしまうと、mRNAは人体の持つ酵素に攻撃されてしまうのだ。したがって、実験室で合成したmRNAを「むき出しの」状態で人体に注入したところで、その大半はたちどころに分解されてしまう。目的の細胞にたどり着くのは、生き残ったごくわずかな分子だけだ。二〇〇〇年代前半、ゼバスティアン・クライターがmRNAをマウスのリンパ節に直接注入する実験を行なっているが、このときは全分子のおよそ九九パーセントが消失する結果となった。このため、何らかの免疫反応を引き出すには膨大な量のmRNAを投与しなければならなかった。二〇一二年にビオンテックがむき出しのRNAを用いて行なった初の臨床試験では、最大一〇〇〇マイクログラムをリンパ節に直接注入している。のちに新型コロナウイルスのワクチンに用いられることになる三〇マイクログラムの、実に三〇倍以上だ。

とにかく、これだけははっきりしていた。mRNA医薬品を実用化するためには、mRNAが体内を通って細胞に到達するまでの間、これを保護しておかなくてはならないということだ。やがて、一つの解決策が登場した。脂質ナノ粒子（LNP）と呼ばれる、脂質で構成された極小の球体だ。この脂質ナノ粒子は一九九〇年代から、細胞培養物にDNAを挿入する手段として用いられてきた。人間に対して使用されたことはなかったものの、初期実験ではさまざまなことがわかっている。わずか四つの素材を用いて正しく作製すれば、脂質ナノ粒子はmRNAを包み込み、免疫系における伝達を担う細胞に到達するまで保護してくれるのだ。しかも重要なのは、化学的にきちんと設計すれば、脂質ナノ粒子自体は免疫系から攻撃されることなく、これらの仕事をすべてこなしてくれるという点だった。[29]

ビオンテックは何年もかけて、独自の脂質製法の開発を進めていった。特許権のないジェネリックなモデルを用いたものだ。同社の脂質専門家チームは月を重ねるごとに成長していく。そして、ある大きなブレイクスルーを遂げたことで、静脈注射薬用の安全かつ効果的な粒子を生成することに成功した。

　血管内に直接注入する場合、脂質の設計は特に難しい。血流に乗ってすばやく全身にめぐった脂質は、場合によってはアレルギー反応を引き起こし、患者をアナフィラキシーショックに陥らせるおそれがあるからだ。さらに重要なことに、脂質粒子はまっすぐに肝臓に向かう。ここで免疫反応が引き起こされると非常に危険だ。しかし二〇一四年、ビオンテックは脂質で包まれたｍＲＮＡを静脈注射で投与する世界初の臨床試験に漕ぎつけた。同社が開発した製法は、ｍＲＮＡがリンパ組織に到達するのを助けるものだった。そして、リンパ組織には免疫系の狙撃兵たちが大量に集まっており、出動命令を待っているのだ。この技術進歩によって、五〇マイクログラムという接種量でも力強い免疫反応を引き起こすことが可能になった[30]。二年前にむき出しの状態のＲＮＡで実験していたときと比べると、二〇分の一の分量である。

　この脂質は、治療薬が点滴で投与される病院内でのがん治療ではとても有用だ。しかし、新型コロナウイルスの予防ワクチンに用いるには、決して理想的とはいえない。なにしろこのワクチンは世界各国の何十億もの健康な人々に、環境もさまざまな仮設の施設で投与されることになるのだから。こうした用途の場合、腕への注射という形が実行可能な唯一の選択となる。ビオンテックは筋肉内投与できる脂質の開発にも取り組んではいたが、優先度はあくまでも低く、臨床面の検討も十分ではなかった。いわゆる「クリーンルーム」での生成プロセスも確立しておらず、いまから取り組むには時間がかかりすぎる。ウールとエズレム率いるチームには、より先進的な解決策が必要だった。すでに規制当局の検査をパスした、「プラグ・アンド・プレー」ですぐに使える脂質ナノ粒子を、パウル・エールリヒ研究所に提示しなければならない。

ナノ医療業界が脂質の持つ保護力に気づいた二〇〇〇年代前半以来、いくつかの企業がこの独特な送薬《デリバリー》システムに注目し、その設計の改善に力を注いできた。ビオンテックもこうした専門企業の多くと提携し、その候補を一つひとつ吟味してきた。そうしたなかで、他のライバル企業よりも明らかに頭ひとつ抜けていたのが、カナダを拠点とする従業員わずか二五名の零細企業、アクイタス・セラピューティクス社だった。同社を率いるイギリス人科学者のトム・マッデンは、かつてある企業の有機化学研究部門で脂質の製法を研究していた。ところが、この企業が事業移転をする際の組織再編のあおりで、彼のいたポストを突然廃止してしまったのだ。傷心のマッデンはどこか別の地で研究を続けようと考え、二〇〇九年にカナダのバンクーバーでスタートアップ企業を設立する。この地は当時すでに脂質をめぐるイノベーションの中心だった。

アクイタス社の製法は、mＲＮＡを安全に送り届けられるうえ、細胞の工場でつくられるタンパク質（新型コロナワクチンの場合はスパイクタンパク質）の量を増やせるという点で、他の多くの製法よりも優れていた。だが、規制当局者にとって最も重要なのは、同社の脂質ナノ粒子がすでに人間を対象とした治験で使われているという点だろう。脂質の被膜は患者に何の害ももたらさず、深刻な副作用も引き起こしていない。「まったく驚くべき偶然の一致でした」とマッデンは語る。「私たちがこの嬉しい治験結果を知ったまさに同じ時期、人々はのちに新型コロナウイルス感染症と呼ばれるようになる病の恐ろしさに気づき始めたのです」

ビオンテックとしては、他社が特許を持つ脂質ナノ粒子を外部から調達するという方法は膨大なコストがかかる。しかし、既存の製法を用いると約束すれば、PEIの専門家パネルは間違いなく安心感を抱くことだろう。もし今回のワクチンを一年以内で治験終了まで導きたいのであれば、アクイタスの協力が欠かせないことは確実だった。

幸運にも、ビオンテックはすでに二〇一八年から同社とやり取りをしていた。mRNAでコードされた次世代型の抗体医薬RiboMABに、アクイタスの製品を使用するためだ。このため、ビオンテックのチームはすでにアクイタス製の脂質ナノ粒子を選別し、安全性に関するデータもすべて入手していた。さらに、このときのやり取りでわかったのだが、同社の脂質ナノ粒子はオーストリアのポリミューン社という家族経営の小企業のもとで委託製造されているという。ポリミューンは脂質ナノ粒子とmRNAをいつでも即座に組み合わせることができる、世界でも数少ないニッチな専門技術を有する会社なのだ。しかも、ウィーン近郊のドナウ川沿いに立地しているため、ビオンテックの本社からは車で八時間ほどだ。この時点では一見とうていありえない話だったが、EU域内の移動規制は数週間以内に十分起こり得るとウールは考えていた。もしそうした事態になっても、ポリミューンならばそう遠くない。毒性試験や有効性研究でワクチン原料が急に必要になった場合は、冷蔵輸送トラックを往復させて輸送すればいい。

金曜日のミーティングで、コリーナは自分たちチームのやるべき仕事を理解した。アクイタスと交渉して、治験に即時に使用可能なＡＬＣ‐０３１５と呼ばれる脂質ナノ粒子を大量に供給してもらえるよう説得するのだ。他の製薬会社に在庫をすべて押さえられる前に、合意を取り付けなくてはならない。これはそう簡単な仕事ではないだろう。アクイタスの既存顧客であるｍＲＮＡ関連企業は、知的財産がビオンテックに漏れることを憂慮するはずだ。加えて、在庫を確保するためには、おそらく莫大な額の頭金が必要になる。だが、ウールからの指示ははっきりしていた。その日の夕方には、チームの一人がアクイタスのトム・マッデンにメールを送り、緊急の用件でご相談がある、と伝えた。

コリーナは週末の間に、ＰＥＩへの資料作成に必要な各種データを新たに結成されたライトスピード・チームからかき集めた。ｍＲＮＡプラットフォームの分析や、治験に向けた製造プロセス案の初期情報、毒性試験の設計といったデータである。もちろん、誰もが週末作業に応じてくれたわけではない。家族との予定がある人や、疲労がたまって限界だという人は丁重に断りを入れてきた。それでも、数時間後には中心となるグループが動き出す。エズレムは日曜日に徹夜で作業して担当データを用意してくれた。残るはアクイタスだ。脂質ナノ粒子の提供に関する同社からの合意は、まだ取れていない。だがようやく、二月三日月曜日の朝、トム・マッデンから力になりたいと返事がきた。

こうして火曜日の夕方には、概要書のおおまかな草稿ができあがった。フォントや段落などのレイアウト調整をしている時間はない。コリーナは同僚と二人で原稿にざっと目を通し、事実に関する重大なミスがないかだけをチェックした。そして夕方六時ころ、ＰＥＩのウェブサイト上のセキュリティで保護されたサイトに資料をアップロードする。コリーナがウールから最初の電話を受けてから、ちょうど六日後のことだった。

＊＊＊

二月六日の木曜日の朝、七人乗りのワゴンタクシーがビオンテック本社の前に停まった。ウールとエズレムを迎えにきたのだ。タクシー内にはコリーナと、まだ時差ぼけの残るアクイタスの経営幹部、トム・マッデンとクリス・バルボサが座っている。二人はこの日のためにバンクーバーから飛行機でドイツ入りしたのだった。運転手のパルヴィス・ゾルガルニアンが車から降りてきて、ウールにハグをする。彼はウールとエズレムがまだマインツの大学病院にいたころから、何度となく夫妻を乗せて走ってきた。いまではもう七十代になるこの老運転手は、いるだけで安心感を与えてくれる存在だ。二人の成功も挫折《ざせつ》も、すべて見てきた。ＰＥＩ本部に夫妻を乗せていったことも何度もある。それだけに、この日は何か重要なことが起こっているのだと勘づいていた。彼は無言で、ただ力づけるように二人に向かってウインクしてみせた。

タクシーはフランクフルト空港から数キロメートル南の静かな都市、ランゲンに向けて高速道路を走っていた。そのとき、スマートフォンを眺めていたウールが、これを見てくれと車内の人々に声をかける。エズレムにシートベルトをするよう注意されたのち、彼は数秒の痛ましい動画を再生してみせた。武漢の病院内に入った中国人記者が撮影したものだ。病院内の廊下に、白いシーツに包まれた遺体が山積みになっている。その動画は、彼の仮説をさらに裏付けるものだった。このコロナウイルスは中国当局の発表よりもはるかに、はるかに深刻な事態を引き起こしているのだ。

午前一〇時、一同はパウル・エールリヒ研究所のポストモダンな本部ビルに到着した。研究所の名前の由来となった科学者の巨大な胸像の前を通り過ぎ、会議室に向かう。室内には、すでにビオンテックのチームリーダー数人が座っていた。フォーマルな服装に身を包み、楕円《だえん》形のオーク材テーブルの片側に肩を並べている。その反対側には、規制当局上層部の意思決定者一〇人が座っていた。毒性学、薬理学、製造など、それぞれが独自の分野に精通する専門家たちだ。なかには見知った顔もあった。ビオンテックの別製品の治験承認プロセスで緊密に連携してきたからだ。「私たちはみんな握手を交わしました」、コリーナはそう回想する。「あれは、まだそれができていた最後のひとときでした」

まず、この日のためにいつになくアイロンのきいたシャツを着たウールが、プレゼンテーションを行なった。ＵＳＢメモリをプロジェクターに差し込み、スライドを次々と示しながら、ビオンテックの新型コロナワクチン開発の基本戦略を英語で（カナダからの来客のためだ）概説していく。この戦略では三つの異なるｍＲＮＡプラットフォームと、いくつかの投与量が想定されている。規制当局の専門家たちはコンセプト自体には同意したものの、各ワクチン候補について安全性と免疫原性（免疫反応を引き起こす能力）の包括的データを提示するよう求めてきた。次に、ビオンテックの社内製造責任者となった生化学者のアンドレアス・クーンが、ｍＲＮＡの製造戦略案を提示した。同社のプラント開発を数年にわたって見守り、品質管理システムの導入を監督してきたＰＥＩの専門家らは、このプランをすんなりと受け入れた。トム・マッデンからの説明を聞いて、アクイタスの脂質ナノ粒子製法についても納得した様子だ。続いて、エズレムが治験計画について説明に入った。彼女は自分の担当部分を用意する時間をあまり取れていない。ビオンテックの面々は、プロジェクターのリモコンを手にとるエズレムを不安げに見守った。だが、ここでもやはり専門家たちからの反応は好意的だった。記録的スピードで準備されたミーティングは、完全なる成功へと向かいつつあった。ただし、まだ一つだけ、やっかいな争点が残されている。治験の設計に関してではなく、チームが講じるべき安全措置についてだ。

ワクチン開発の初期段階で最も時間を要するのが、毒性試験である。ここでは多くの哺乳類（通常はマウスかラット）に対して薬を試し、有害性がないかを確認する。この毒性試験の最終報告書がないと、人間への治験を開始することはできない。

通常であれば最短でも五カ月はかかるこのプロセスを、ウールはなんとしても短縮したいと考えていた。彼が一月二四日にようやく一息ついて例の《ランセット》誌の記事を見つけた、その数日前。世界で最も名前の知られたｍＲＮＡ企業であるアメリカのモデルナ社が、アンソニー・ファウチ率いる政府機関のアメリカ国立アレルギー・感染症研究所と共同で、新型コロナワクチンの開発に乗り出したと発表していたのだ。ウールが友人から聞いた話によれば、モデルナはアメリカの規制当局から毒性試験を免除される見込みだという。なぜなら、すでに同じ製法を別のワクチンで二〇一九年に試験済みだからだ。したがって、モデルナは即座に治験に進むことができる。

対してビオンテックは、今回のワクチンに使う予定のｍＲＮＡと脂質ナノ粒子の組み合わせについて、そういった過去のデータを持ち合わせていない。個々の材料はそれぞれ別の治験で試験済みなのだが、両者を組み合わせた形では一度も試験していないのだ。こういったケースでは、規制当局は通常、候補薬を人に対して試すよりも先に、新たに毒性試験を実施するよう要求してくることが多い。しかし、ウールとエズレムはよく理解していた。ＰＥＩにはそれなりの裁量権があるのだ。こちらが納得のいく案を示しさえすれば、寛大な方向に傾いてくれる可能性はあった。

＊＊＊

他のあらゆる規制当局と同じく、ＰＥＩはある至上の使命を有している。それは過去一〇〇年間のほとんどの間、職員たちの道しるべとなってきた。唯一の例外は、ナチス政権が同研究所のユダヤ系創始者パウル・エールリヒの遺産を消し去ろうとしていた暗い時代の間のみだ。その使命とは、「害を生まないこと」である。

これは決して、常にあたりまえではなかった。一八世紀に最初のワクチンが生まれてからしばらくの間、科学者たちは実質的になんの監督も受けることなく、実験的な医薬を自由に製造・投与していた。しかし一九〇〇年代初め、ワクチンが他のウイルスに二次汚染されたことによる悲惨な薬害が相次いだことで、西側各国の政府は医薬品の開発と製造を承認制にし、これを管理するようになった。さらに一九五五年、製造不備のポリオワクチンを接種したアメリカの児童およそ四万人がポリオに感染するという、悪名高い「カッター社事件」が起こったことで、規制はさらに強化されていく。こうして、医薬品が市場に出るまでにかかる期間は、数カ月から数年へと徐々に延びていった[31]。

加えて、ドイツにおける規制当局であるＰＥＩは、さらに忌《い》まわしい歴史の重みを背負っていた。本部エントランスの外には、この歴史を悼《いた》む記念碑も設けられている。ナチス政権下のホロコーストの時代、強制収容所などで行なわれた恐ろしい人体実験の歴史だ。これを教訓に策定されたのが、一九四七年に宣言された「ニュルンベルク綱領」である。この綱領では、人間を対象とする実験は被験者の完全に自発的な同意のもと、動物実験によって蓄積された安全性データに基づいて行なわなければならないと規定された。また、被験者へのリスクが、もたらされ得るベネフィットを上回ってはならないとも定められている。こうした指針は、のちに生まれる数々の国際的宣言の中に受け継がれていった。これらの宣言では、試験のランダム化や、投与されたのがプラセボ（偽薬）かどうかを被験者に知らせないことなどが定められている。

ドイツのＰＥＩやアメリカのＦＤＡといった規制当局の慎重なアプローチは、こうした経緯に裏打ちされたものだった。だが二〇世紀末には、その姿勢に厳しい視線が集まることになる。きっかけは一九八〇年代と九〇年代に起こったエイズの感染流行だった。実験的な治療法へのアクセスを求める活動家たちは、こう訴えた。「害を生まない」という当局の原則は、命を救ってくれるかもしれない有望な医薬品を試せないことで生じる害にも当てはまるのではないか――[32]。この議論は、新型コロナウイルスのパンデミックが始まった数カ月後にも再燃している。たとえば、アメリカのトランプ大統領の治療に用いられたデキサメタゾンは、初期研究では有望な結果が出ているものの、一般の患者にとってすぐ手が届く薬ではなかった。

パウル・エールリヒ研究所も含めた現代の規制当局は、もはや医薬品開発における危険を最小限にすることだけが自らの役割だとは考えていない。むしろ、リスクとベネフィットのバランスをとることを目指して「価値判断」を下すようになった。そうした判断のなかには、比較的簡単なものもある。たとえば、がんの治療が成功するのなら、髪の毛を一生失うという副作用は支払ってもいい代償といえるだろう。だがほとんどの場合、そこにはもっと複雑な評価が絡《から》んでくる。判断の基準となる方法論を確立しようという試みもあるにはあった。しかし結局のところ、最終的な判断は、会議室で各オプションを秤《はかり》にかける専門家たち次第なのだ。

　その判断プロセスは決して簡単なものではない。二〇〇六年、ドイツのテゲネロという会社が、あるがん治療法を開発した。同社は、ビオンテックの本社があるマインツから東にわずか一五〇キロメートルほどのところにある、ヴュルツブルク大学発のスピンオフ企業だった。この薬は動物実験では特に毒性が確認されなかった。[33]ところが、人間に対する治験で被験者に投与したところ、その数時間後に深刻な症状を引き起こしたのだ。一部の被験者は生涯治らない臓器不全を抱えることとなった。[34]その一〇年後には、ポルトガルのあるバイオテクノロジー企業の依頼によってフランスのレンヌで行なわれた治験で、不安感と慢性痛を抑える薬を投与された被験者のうち一人が死亡、六人が入院するという事態も起きている。この薬は神経伝達物質を分解することで効果を発揮する仕組みで、こちらもやはり動物実験では毒性が確認されていなかった。[35]

　この二つの実験的薬剤は、どちらも体内の生物学的プロセスを阻害するものだった。一方でワクチン、特にｍＲＮＡワクチンはそういった仕組みではない。自然な感染を模倣することで効果を発揮するのだ。だが、こうした過去の事例から、動物実験の結果だけでは全容はつかめないと学んだ規制当局は、推定最小薬理作用量（ＭＡＢＥＬ）と呼ばれる規定を導入していた。これは、治験において新薬またはリスクの高い種類の薬を人間に投与する場合、安全とされる最大量を最初から投与するのではなく、まずは必要な反応を引き起こせる最小量から投与することを義務づけるものだ。これらの分量は実験室および動物での実験に基づいて算出される。さらに、こうした治験ではまず「先兵」役のボランティア一名への投与から始めて、他の被験者への投与を進める前に、この一名をモニタリングしなければならない。

毒性試験でビオンテックのワクチンに深刻な問題が見つかる可能性は低いと、ウールとエズレムは信じていた。脂質ナノ粒子も含めた個々の成分のほとんどは、すでに別の治験で人間において良好な忍容性（副作用がどれだけ受け入れられるものかの程度）を示している。確かに、自社のmRNA製剤を筋肉注射で投与した経験はビオンテックにはない。しかし、患者の血管に直接注入はしてきたし、そのほうが求められる安全性基準ははるかに高いのだ。

第一相試験は、人間のボランティア被験者に害を及ぼす可能性が低くなるよう慎重に設計されています、とエズレムはPEIの専門家パネルに訴えた。「起こり得るリスクを軽減するため」、治験はまず一名の被験者に、非常に少ない分量を投与するところからスタートする。ワクチン接種を受けたこの一名には一晩入院してもらい、副反応の兆候が出ないかをモニタリングする。さらに治験のどの段階においても、投与量や被験者の数を増やす際には、安全性委員会があらゆるエビデンスを検討したうえで承認を下すことになる。また、毒性試験は第一相試験と並行して実施することも考えられ、この場合は動物に異常な兆候が見られたら、すぐさま試験を中断する。PEIの専門家パネルはエズレムの説明に注意深く耳を傾け、大量にメモをとっていた。

「(毒性)試験の実施順序については、変更を認める余地も大いにありました」、当時PEIの専門家パネルの一員として同席していた微生物学者のイザベル・ベケレジアン゠ディンはそう振返る。しかし結局、PEIはもっとデータが必要だとして、通常プロセスの変更を許可しなかった。

ウイルス感染症の流行を数多く目にしてきたPEI所長のクラウス・チチュテクは、この時点でPEI側が「まだ半信半疑」だったことを認めている。つまり、このウイルスがパンデミックにつながるという確信が持てずにいたのだ。「あの時点では、これ(感染拡大)が世界を巻き込むほどの大ごとになるのか、それとも……あっさり消えてしまうかは不透明でした」。クラウスは二〇〇九年の新型インフルエンザのパンデミックが「あっという間に消えた」ことを引き合いに出して、そう説明した。それに、このウイルスがどれくらい危険なものかも当時はまだわからなかったと付け加えた。もっとも、こういったことが毒性試験をめぐる判断に影響を与えたわけではない、とクラウスは強調する。「われわれは、必須の試験を行なうよう求める立場にある。これは明白なことです」。特に、mRNAワクチン製剤が人間の臓器にダメージを与えるかどうかを確かめる試験は、非常に重要だった。

ウールとエズレムも基本的には、ＰＥＩの立場を理解していた。ただ、このステップによって治験の開始が数カ月単位で後ろにずれ込むことを恐れていた。「私たちも安全性の確保に全力で取り組んでいました」とエズレムは言う。「しかし、ｍＲＮＡワクチンを用いたこれまでの臨床経験から考えて、動物を使った毒性試験でこちらが把握している以上のことが判明するとは思えなかったのです」

結局のところ、ＰＥＩがプロセス短縮に賛同しなかった理由は、そのリスクではなく、ベネフィットのほうにあった。夫妻の向かいに座る専門家たちの多くは、いぶかしげな表情を浮かべている。その表情からは、彼らがこの（エボラウイルスほどの致死性はまったくなさそうな）ウイルスのことを、いずれ封じ込め可能なものだろうと考えているのが伝わってきた。「被験者へのリスクという点では、私たちとＰＥＩの想定は同程度のものでした」とウールは言う。「ただ私たちは、この状況下であれば、そのリスクは第一相試験を慎重に行なえば許容しうると考えていました。しかし、向こうの計算式はまったく違っていたのです。彼らにはまだ、制御不能なパンデミックが起こるという可能性が見えていませんでした」

各国の政府や規制当局がこの新型コロナウイルスの真の破壊力に気づくころには、ＰＥＩの姿勢も変わるだろう。しかし、少年時代にラジオに向かう父を見ていて身につけた忍耐力をもって、彼らがウールの思考に追いつくまで待つというアプローチはリスクに満ちていた。

たとえば、一九五七年に発生したインフルエンザのパンデミックでは、感染拡大から数カ月で既存のワクチンを改変したものが供給され、数百万人の命が救われた。しかし、その一〇年後に新たな香港型のインフルエンザが流行したときには、対処が遅れた。この一九六八年のパンデミックでは、最大で四〇〇万人が命を落としている。

さらに、スピードの重要性を示す貴重な教訓となった、より最近の事例がある。二〇〇九年四月、新型インフルエンザの流行に直面したオバマ政権は、ワクチン開発計画を立ち上げた。その六カ月後には、一般へのワクチン接種が始まる。アメリカの公衆衛生機関の推計によれば、このワクチンによっておよそ一五〇万件の感染が未然に防がれたという。しかし、それから数年後にアメリカ疾病予防管理センター（ＣＤＣ）が公表した報告書には、ある批判的な統計データが示されていた。もしワクチンがあと一週間早く供給されていれば、防げたであろう感染者数は三〇パーセント近く増加していたというのだ。二週間早ければ六〇パーセント増加である。そして、ワクチン開発があと八週間早く始まっていたら、数百万人もの感染者が救われていたのだ。[36]

ＰＥＩと審議していた当時のウールは、この報告書のことを知らなかった。だが、一月のあの週末に過去の文献を読みあさった経験から、その基本原則は十分に理解していた。パンデミックが迫るなかで、「一週間の差は決定的です」とウールは訴えた。このウイルスがドイツに到達するまでに、ビオンテックに残された準備期間はごくわずかだ。「この件に関するリスク・ベネフィット評価はおそらく急変することになるでしょう」、彼はそう指摘した。

ウールが語っている間にも、アメリカのワシントンＤＣでは、当時まだ二〇一九年新型コロナウイルス（２０１９‐ｎＣｏＶ）と呼ばれていたこのウイルスのアメリカにおける初の感染例が確認されていた。一週間前に武漢から帰国した男性が陽性となったのだ。ウイルスはすでに世界各地に散らばっている。そして、ワクチンはそれに対抗できる唯一の武器だ。ＰＥＩの役員会議室に座りながら、ウールは想像する。もし、感染拡大によってあまりにも甚大な被害がもたらされ、治験すら中断されるような事態になったら。そうして、世界人口の大半が死滅するのを避けるため、未試験のワクチンが大量の人々に投与されることになったら。

こんな想像は自分の胸のうちにしまっておいたほうが良さそうだ、とウールは思った。

ＰＥＩの専門家パネルとの議論は、決して過熱することなく、常に法廷のような冷静さを保ったまま、もうすでに二時間続いていた。用意されていたポット入りのコーヒーと個包装の小さなクッキーはとっくに尽きている。ミーティングが終わりに近づくころ、ＰＥＩ側は、ヨーロッパ、アメリカ、アジアの規制当局と連絡を取り合って状況を注視していくつもりだと述べた。そして、ビオンテックからの正式な治験開始申請はいつごろになりそうかと尋ねてきた。その質問に込められた先方の想定は、ウールとエズレムの心を一気に暗澹とさせるものだった。「年末ごろですかね？」と専門家たちは尋ねたのだ。

ＰＥＩがいまだに従来どおりのスケジュールでのワクチン開発を想定していることを、その質問ははっきりと示していた。専門家パネルは、ビオンテックがｍＲＮＡのクローニングと治験用材料の製造を加速できるとは思っていないのだ。したがって、規制上のハードルが制限要因になるとも考えていない。専門家たちにショックを与えないように、夫妻はさっと顔を見合わせて、控えめな返答を心がけることにした。エズレムは「詳しいスケジュールがもう少し見えてきたら」連絡します、と告げる。あえて伝えなかったのは、それが数カ月先ではなく、おそらく数週間後になるだろうということだ。

一方のウールは、毒性試験のタイミングを調整するという希望をまだ捨てきれずにいた。提案したワクチン候補の安全性とコロナウイルスのパンデミックがもたらす危険性についての詳細な分析を近いうちにお送りします、と居並ぶ人々に告げて、彼は会議室をあとにした。

子どものころ、父がラジオを直す最善の方法を理解するまでじっと待つことは、ウールにとってそう苦ではなかった。父本人が自力で正しい判断にたどり着くことが、唯一の効果的な説得の道なのだ。それに気づいてからは、実際に「父との関係も改善された」という。しかし、これだけ大きなものが懸かっているいま、そのアプローチは明らかに不十分だった。カール・ポパーはたしかに正しい。現実は――このケースでいえば、コロナウイルスの感染危機という現実は、いずれはＰＥＩを含めたすべての人々に認識されることになるだろう。三月中旬には、世界の感染者は二〇万人を超える。そうしたなかで、一部のワクチン技術については通常の毒性試験を免除する国も出てくるだろう。しかし、そうなるころには、すでに世界はロックダウンに突入し、貴重な数週間が失われることになるのだ。ランゲンからマインツへと戻るタクシーの中で、ウールは「プランB」を始動した。

「コリーナ」彼は呼びかけた。「毒性試験の手配に入ってくれ」

第三章　未知数

マインツにあるビオンテックの特注建設の本社に戻るころには、ウールの思考は新型コロナワクチンの迅速な開発から、もっと家庭的な問題へとシフトしていた。一家は二週間後にスペインのカナリア諸島での休暇を予定していたのだ。それは夫妻が十代の娘に二〇一九年から約束していた旅行だった。当時、会社の上場に向けた準備のせいで、二人は家庭での時間をほとんど取れていなかった。そんな約束の旅行を、直前になって、しかもはるか遠くで流行《はや》っている病を理由に取りやめて、どんよりと暗い寒空のドイツに残るよう娘を説得するなど、ほぼ不可能に近いように思われた。

とはいえ、国を発つにはいろいろと複雑な問題があった。現場での作業が求められるスタッフのなかには、すでに休暇の予定を取りやめた人もいる。ビオンテックで最上位の科学者の一人であるゼバスティアン・クライターはトライアスロンが趣味で、年に三、四回はレースに出ていたのだが、その彼もプロジェクト・ライトスピードの小チームを率いるため、次のレースへの出場を取りやめた。そしてウールは、そんな彼の貢献を先日のミーティングで称えているのだ。

しかしプロジェクトが軌道に乗りさえすれば、貴重な時間を少しばかり余暇にあてる余裕も出てくるはずだとウールは考えていた。それに、このつかの間の休息は夫婦にとって、そして娘にとっても、これから訪れるであろう激動の数カ月を乗り切る支えとなるに違いない。そもそも実質的に、一家がそろって年に三回取っている休暇は、単に目先の景色を変える以上のものではなかった。ウールとエズレムはいつも旅先でのひとときを利用して、後回しにしていた仕事に取り組む。そして、ときおり暇つぶしにビーチに降りる以外は、ホテルの運動場やプールを使って、厳格な運動管理のもと、より健康な体づくりに勤しむのだ。「実のところ、わが家の休暇はまさに軍隊式トレーニングでした」とエズレムは言う。今回のスペイン旅行でも、夫妻は同じことをするつもりだった。二人のやるべき仕事リストに並んでいるのは、主に科学論文のチェックと、電話会議、それにメールのやり取りである。どれも冬の太陽の最後の輝きを味わいながら進められるタスクばかりだ、とウールは結論づけた。彼はいつものごとく、追加の手荷物料金を払ってでも、電子機器をいっぱいに詰め込んだスーツケースを一つ余分に持っていくことにした。思考を整理するうえで欠かせないノートパソコンと二つの巨大モニターも入れる予定だ。さらに、一家は自前のコーヒーマシンと豆挽き機まで持参することにしていた。早朝の仕事をこなすエネルギー源として、いつもと変わらない上質な一杯を確保するためだ。一方、ビオンテックの社員たちにとっても、休暇中のはずの夫妻から仕事の連絡が来るという経験はこれまでもしょっちゅうだった。そのため、自分たちのリーダーが物理的にどこにいようと、会社は多かれ少なかれ通常どおりに回るものと心得ていたのだ。

旅行に伴う感染の危険については、ロックダウンを導入せざるを得ないような事態になるまでは、カナリア諸島のビーチよりも地元のショッピングモールのほうが感染確率は高いというのがウールの意見だった。こうして、夫妻は長いこと話し合った末に、やはり今回の旅は決行しようと決めたのだ。ただし、特大の荷物を抱えて国を発つ前に、一つ気にかけるべき小さな用事があった。半年に一度開かれている、ビオンテックの戦略決定ミーティングである。


二月一三日の金曜日、ビオンテックで働く総勢一三〇〇人の従業員のほぼ全員が、会場となる「アルテス・ポストラーガー」に集まった。マインツの鉄道駅沿いにある旧郵便倉庫を利用したこの施設は、普段はライブや屋台といった街のイベントに使われている。軽いランチが各席に行きわたると、最高財務責任者のジルク・ペティングが演壇に上がり、グラフィティ・アートで飾られた背景幕の前に立った。そして、もはやスタートアップ企業ではなくなった同社の二〇二〇年における野心的な目標を、スライドを交えながら紹介していく。今年はアメリカに拠点となるオフィスを開設し、すでに進行中の一一の臨床試験に加えて、新たに九つの臨床試験をスタートさせる予定だ。

そうした目標のせいもあって、ビオンテックの予定支出は三億ユーロという今年度予算枠をすでにぎりぎりまで圧迫していた。出費増に加えて、二〇二〇年には二〇〇人近いスタッフを新たに雇用する。そのため、会社の財務状況はそう遠からず、ニューヨークでの上場前と同じレベルまで逆戻りするだろう。もし新たな資金調達を行なわなければ、二〇二一年中ごろには会社の資金は尽きることになる、とジルクは説明した。懐事情にさらに負担をかけることが確実なプロジェクト・ライトスピードについては、ここではまだ伏せていた。担当チームに問い合わせが殺到するのを避けるため、取締役会はこの件を社内外のどちらにも公表しないことに決めていたのだ。まだ初期段階のプロジェクトについては多くを公表しないというのが、同社のいつもの方針だった。そして、今回のワクチン開発プロジェクトに関しては、ウールとエズレムもぜひそうしたいところだった。なにしろ、ビオンテックの生まれたての広報部には、三一歳のヤスミナ・アラトヴィチと新規採用のスタッフの計二名しか人員がいない。それに、記者やアナリストや投資家からの質問に答えるのは、実用可能なワクチンの試作品が完成してからにしたかった。

儀礼的な拍手を浴びつつプレゼンテーションを終えたジルクに続いて、ウールが演壇に上がった。登壇時の音楽が鳴りやむと、彼はまずビオンテックがすでに手がけている数々のプロジェクトについて振り返った。mRNA関連のプロジェクトや、抗体療法、それにT細胞とサイトカインの力を利用した医薬品などだ。ただ、彼にはよくあることなのだが、スライド原稿の完成がミーティング直前になったため、ウールの発表内容はあまり多くの人の目によるチェックを経ていなかった。その結果、それからの数分間、ウールは軽食をつまみつつ演説を聴いていた従業員たちに、とんだ秘密をぶちまけることになる。ロックダウンは間近に迫っており、従業員を直接鼓舞できる機会はもうこれが最後になるかもしれないと、彼は理解していたのだ。ウールはまず、スパイクタンパク質、エンベロープ、膜組織、ヌクレオカプシドタンパク質という新型コロナウイルスの四つの構成要素を示した略図を交えて、この新たなウイルスに関する科学的情報をざっと解説した。続いて、ウイルスによって引き起こされる感染症について論文を要約しながら紹介する。この感染症は、このときすでに新型コロナウイルス感染症（ＣＯＶＩＤ－19）と名づけられていた。この日の二日前に世界保健機関（ＷＨＯ）が公表した名称である。そこには、ＳＡＲＳコロナウイルス２（ＳＡＲＳ－ＣｏＶ－２）というウイルス名に代えて、この新たな名称を一般の間で広めたいというＷＨＯの思惑があった。ＳＡＲＳコロナウイルス2という名称は、過去のＳＡＲＳ流行時の苦い記憶を想起させ、「一部の人々に不必要な恐怖を与えるという意図せぬ結果[37]」を招く可能性があるとＷＨＯは懸念していたのだ。

この手の用心深さは、ウールのプレゼンテーションにはみじんもなかった。そこには、世界的な感染拡大のルートと現在わかっている感染データについての彼の厳然たる評価が、ありのままに示されていた。この病原体は感染者一〇〇人のうち〇・三人、場合によっては三人を死に至らしめる致死率を有するだろう、とウールは聴衆に語った。世界的に感染拡大がピークを越すのは六月以降になるとも指摘した。有効な治療法やワクチンもない状態で、三〇〇万人規模の犠牲者が予想されるパンデミックが、すぐそこまで迫っているのだ。ビオンテックの擁する技術的ポテンシャルを考えれば、この迫りくる脅威に立ち向かうべく挑戦するのはわが社の義務だと信じている、とウールは付け加えた。

私がこの本を書いている二〇二一年夏現在、新型コロナウイルス感染症による死者は四〇〇万人を優に超えている。そんな今現在から振り返れば、ウールのこの予言はちょっと信じられないくらいに、不気味なほど的中していたことになる。彼がプレゼンテーションを行なっていたこの日の時点で、全世界で確認されていた感染者数はまだ四万七〇〇〇人。しかも、当初発見されていた二五カ国以外での感染例は確認されていなかった。[38] ウールの最大の懸念材料であった、ウイルスが一見健康な人を介して感染していくという事実は、当時まだ大きなリスクとは認識されていなかった。WHOも「無症状者からの感染は主要な感染経路ではないと考えられる」[39]と発表していたほどだ。マインツでも、そしてドイツ全体としても、危機が迫っているという認識は薄かった。アンゲラ・メルケル首相率いるドイツ政府は、感染のリスクは依然として「きわめて低い」[40]と国民に説明していたし、イェンス・シュパーン保健相は空港における入国時の検温を却下している。[41] だが、ウールの警告は、確かにそこにあった。実際に紙に印刷された形で、八八ページに及ぶこの日のプレゼンテーション資料の中ほどになかば埋もれるような形で。この資料の左下の隅には「社外秘」という小さな透かし文字が入っており、右隅にはミーティングの日付が印字されている。ウールの警告は、この資料の途中に、まるで当然のように示されていた。あまりにも当然すぎて、その数スライド先では何事もなかったかのように従業員のやる気向上に話題が変わっているほどだ。そこから先のスライドには、ビオンテック社のロゴが入った緑色の靴下にサンダルを履いたスタッフたちの写真が並ぶ。その上には、こんなスローガンが書かれていた。

「ビオンテック――社員と同じくらい、唯一無二な会社!」

その二月の午後、洞穴のようなホールの壁に映し出されるスライドがそれらの写真に切り替わる前に、ウールは新型コロナウイルスとの戦いに向けた同社のリソース配分について説明した。ビオンテックの擁するmRNAプラットフォームのうち、ワクチン候補を構築するうえで最も有望だと思われるものの略図をいくつか、次々と表示してみせる。さらに、コロナウイルス特有の抗体を利用して、すでに感染した人への治療の道も模索していこうという社としての決意も表明した。それから彼は、プロジェクトの一員としてすでに動き出していたスタッフたちを紹介し、演壇に上がるように促した。「いずれかの時点で――」、ウールの声がむき出しのレンガ壁に反響する。「わが社のほぼ全員が、このプロジェクトに携わることになるだろう」。ホールは騒然としはじめた。


もし、これだけ初期の段階で、自社の従業員ではなく世間一般の前に立たされていたら、ウールとエズレムの対応はそこまで信頼感を与えるものではなかっただろう。予防ワクチンは、迫りくる世界的危機に対する唯一の永続的な解決策だ。このウイルスの拡大スピードが数カ月で世界人口の三分の二を感染させるレベルでない限り、それは確かだと夫妻は確信しつつあった。だがそれでも、二人を夜な夜な悩ませるやっかいな問いがあった。そもそも、このウイルスはワクチンによって制御できる類のものなのか？

不安の種は山ほどあった。近年の医学史を振り返れば、そこにはありとあらゆるワクチン失敗例が取りそろえられている。なかでも最大の失敗例が、致死性のウイルスであるＨＩＶのワクチン開発だろう。ＨＩＶが初めて発見されたのは一九八〇年代。それから数十年で、いくつかの画期的な治療法により、この病原体の致死率は大幅に低下した。しかし、十分な防御力を備えるワクチンはいまだに存在しない。「ヒト免疫不全ウイルス」の略称であるＨＩＶは、その正式名称が示すとおり、人体の持つ免疫系の力を低下させてしまう。特殊な防衛部隊を弱体化させられた人体は、エイズやがんといった危険な病にかかりやすくなってしまうのだ。科学者にとって悩ましいことに、このウイルスは驚異的なスピードで変異するため、抗原を特定するのが非常に難しい。抗原というのは、いわば「指名手配ポスター」に掲載して免疫系に注意を促すターゲットのことだ。一人の患者の体内に、世界中のインフルエンザ株を合わせたよりもさらに多くの種類のＨＩＶ変異体が存在することも多々あるという。[42] また、肝臓に深刻なダメージを引き起こすＣ型肝炎ウイルスも、あらゆるワクチン開発の試みを今日まですべて頓挫させてきた。「親戚」であるＢ型肝炎については、有効なワクチンが何年も前から供給されているにもかかわらずだ。Ｃ型肝炎ウイルスは一度回復した人も再び感染してしまうほど、変異のスピードがきわめて速い。[43] さらに、重度の下痢や赤痢を引き起こし、貧しい国々で大勢の子どもが犠牲となっている消化器系の感染症の数々についても、ワクチンの効果はあくまでも限定的であることがわかっている。[44] 要するに、新たに出現した特定のウイルスに対して、ワクチン開発が有効であるかどうかは一概には判断できないのだ。

　コロナウイルスに関しても、現在までの成果はあまり芳しくなかった。寒い季節に鼻をグズグズさせている人たちが証明しているように、科学者たちはいまだに一般的な風邪に効くワクチンを開発できていない。というのも、風邪の原因となるライノウイルスやコロナウイルス株の種類は多岐にわたる。そのため、一つのワクチンでこれらすべてに対応することは不可能なのだ（症状が軽いため、ワクチン開発にあまり力が入っていないのも事実だが）。風邪よりもずっと危険度の高いＳＡＲＳやＭＥＲＳといったコロナウイルスについては、研究段階では抗体により中和できる可能性があることがわかっている。しかし、それが人体においても有効であることを証明する具体的な臨床上のエビデンスは存在しなかった。

　さらに、中国と日本から不吉な報告もちらほらと聞こえはじめた。新型コロナウイルス感染症から回復し退院した患者が、数週間後、また同じ症状に見舞われたというのだ。ただし、正確な診断法が確立されていないため、それらはあくまでも信頼度の低い噂話の域を出ない。[45] それに、患者が再び感染したのか、それとも単に病気がぶり返しただけなのかを判別することも不可能だ。とはいえ、こういった不穏なニュースは、再感染が起こり得るという可能性を示唆していた。そして、もしそれが事実であるならば、新型コロナウイルスのワクチン開発者にとって大きな痛手だ。病から回復してもウイルスに対する免疫がまったく、または少量しか獲得できないのだとしたら、ワクチンによって永続的な免疫反応を引き出せる可能性はかなり低くなる。加えて、初期データによれば、この感染症は人によって重症度に明らかに差があるようだ。若者を中心とした一部の人々がまったくの無症状である一方で、重度の肺炎を起こして死に至る人もいる。たとえば前者に対して有効なワクチンが、最も予防を必要としている後者の人々にも同じく効果を発揮するだろうか？

また、たとえ免疫反応をうまく引き出せたとしても、ワクチンの有効性には大きな幅があることを、ウールもエズレムも認識していた。たとえばインフルエンザウイルスは昔からよく知られた敵であり、ワクチンのメカニズムについても何十年も前から詳細に研究されてきた。それでもなお、年に一度のインフルエンザワクチンで得られる発症予防効果は四〇パーセントあまりだ。パンデミックを即時に食い止めるうえでは、十分な有効性とはとてもいえない。そのうえまだ仕組みすらわかっていない新型コロナウイルスに対して、科学者は果たしてそれ以上に有効なワクチンを生み出せるのか？

現時点で、ライトスピード・チームにこうした問いへの答えはなかった。ビオンテックは結果として、それからの数カ月を何も見えない手探り状態で進むことになる。人体はほとんどのケースにおいて新型コロナウイルスを確かに記憶し、これを撃退できるとチームが確信できたのは、六月になってのことだった。二〇二〇年八月には、再感染と認められるケースが世界で初めて確認される。[46] 三三歳の香港の男性が一回目に陽性と診断されてから一四二日後に、再び新型コロナウイルスに感染したのだ。だがこのころには、こうした事例は心配するほど頻繁には起こらないことが、すでに明らかになっていた。それから数週間後、ウールとエズレムは世界に向けて、ワクチンは接種者の大部分に対して重症化予防の効果をもたらすと公表することになる。それまでの間、夫妻は「未知数と隣り合わせで生きていました」とエズレムは言う。

ただし、ワクチンが効くかどうかは、重要度でいえばあくまでも二次的な懸念だった。ビオンテックは、一部の狭い業界の外ではほぼ無名の企業である。そんな同社がこれまで地道に築き上げてきた評判を賭けてまで打ち出そうとする製品は、構築を一つ誤れば、利益より害をもたらしてしまうような代物なのだ。これについてもやはり、最悪のシナリオをたどった事例は過去に数多く存在する。

一九六〇年代後半、アメリカのワシントンDCで、子どもたちを対象にある歴史的な治験が行なわれた。呼吸器合胞体ウイルス（RSウイルス）に対するワクチンの治験である。RSウイルスは広く流布しているウイルスで、大人が感染しても一般の風邪のような比較的軽い症状ですむことが多い。だが、新型コロナウイルスと同じく一本鎖のRNAからなるこのウイルスは、乳幼児が感染すると、しばしば重度の肺炎を引き起こし、場合によっては死に至る。毎年何百万人もの乳児がRSウイルスが原因で入院しており、これに対するワクチン開発は医学における大きなブレイクスルーとなるはずだった。ところが、この治験は製薬業界の歴史においても最悪レベルの臨床上の惨事に終わってしまう。ワクチン接種を受けた子どもの八〇パーセントが、RSウイルス感染時に重度の呼吸器疾患を患い、[47]その後二人が死亡したのだ。ワクチンはウイルスを中和するどころか、逆にその力を強めてしまったのである。この悲惨な結果は科学者たちを当惑させた。ワクチンに含まれていたのはRSウイルスの不活化されたコピーのみで、増殖する力はないはずだ。一部の科学者は、合成ウイルスの不活化に用いた液体ホルムアルデヒドが有害な反応を引き起こしたのではないかと考えた。しかし、この化合物は他の多くのワクチンで何年も前から使われており、安全上の問題は特に認められていない。それからの数十年間、研究者らはワクチン失敗の原因を突き止めようと苦闘を重ねた。彼らは治験参加者の肺の細胞を調べ、[48]ワクチンの効果を人間とマウスとの間で比較した。[49]そしてついに、二〇〇九年に原因が判明する。問題は、ワクチンが引き起こす免疫反応によって子どもたちの体内でつくられた抗体が、RSウイルスを正しく認識できていない点にあった。これにより、抗体は確かに危険なウイルスに結合するのだが、それを中和するどころか、むしろ健康な細胞への侵入を助けてしまうのだ。

一月のあの運命の土曜日、コロナウイルスに関する大量の研究論文に目を通していくなかで、ウールは戦慄《せんりつ》とともに学んでいた。過去のSARSウイルスとの戦いでも似たような落とし穴があったのだ。[50]二〇〇五年、カナダの研究者らが、改変を施したポックスウイルスを用いてスパイクタンパク質を発現するワクチンを構築した。スパイクタンパク質とは、コロナウイルス特有の王冠のような見た目のもとになっている、例の突起部分のことだ。これが肺細胞の受容体に結合することで、感染が起こる。研究者らは構築したワクチンをフェレットに投与してテストした。その結果、このワクチンには予防効果がないばかりか、接種後にウイルスに感染した動物たちが対象群よりも重症化することが判明したのだ。[51] 同様の現象（「重度の急性肺障害」）は、香港の研究者らによるアカゲザルを対象とした実験でも確認されている。[52] ＳＡＲＳウイルスに続いて現れたＭＥＲＳウイルスでも、マウスやウサギによる実験[53]で同じく深刻な結果が報告されていた。

いったい何が原因なのか。絶対の確証こそないものの、科学者たちの間ではある有力な仮説があった。ウールの脳内で、それは大きなネオンの警告サインのように点灯していた。抗体はうまく機能すれば、ワクチンが免疫系の活動を促すうえで最強の武器となる。極小のＹ字型をしたこの物質は、侵入者（コロナウイルスの場合は、スパイクタンパク質）と結合することで、その最も重要な機能を阻害する。その機能とは、健康な細胞の受容体に結合し、まるで鍵穴に差し込まれた鍵のように働くことで細胞に侵入し、感染させることだ。ただし、専門化された攻撃部隊である抗体がターゲットに正しく結合できないと、Ｙ字のとがった軸の部分は逆にウイルスを手助けしてしまうことになる。細胞膜を突破するまったく新しいメカニズムを侵入者に提供してしまうからだ。こうなると、ウイルスはもはや特定の受容体に結びつく必要もなく、抗体の突起部分を新たな侵入ルートとして好き勝手に細胞を攻撃できる。別の言い方をすれば、こういうことだ。侵入者に向かって投げつけた槍がほんの少しでも的をそれたら、その槍は敵に拾われ、逆に体自身に突き立てられてしまう。

抗体依存性感染増強（ADE）と呼ばれるこの現象は、決して新しい発見ではない。一九六〇年代に初めて報告されており[54]、以来、規制当局が新しいワクチンを評価するうえで最も気にする要素の一つとなっている。ほんのわずかでも設計を誤れば、新たな予防ワクチンが死者を出す事態となりかねないのだ。研究者らはこの障害を乗り越えようと、長い年月をかけて挑戦と失敗を繰り返してきた。だが、ビオンテックにはそのような時間はない。ウイルスがもはや食い止められないほど拡散してしまう前に、緊急ワクチンをつくり上げるためのチャンスは、たった一度きりだ。

最も近しい相談役であるゼバスティアン・クライターとムスタファ・ディケンとの協議のなかで、ウールは三つの可能性を提示した。第一の、最も楽観的な可能性はこうだ。ビオンテックは幸運に恵まれる。設計したワクチンは粗削りだが、幸いにもADEやその他の有害事象にはつながらない。次に、最も悲観的な第二の可能性は、全力でワクチン開発に力を尽くしたにもかかわらず、結局ADEは回避できないというものだ。そして第三の、最も科学者の情熱をかきたてる可能性は、綿密に構築したワクチンによってリスクの排除に成功するというシナリオである。「いくつか異なる候補を設計する」、ウールは言った。「試験を行なって、どんなデータが出てくるかを見るんだ」

＊＊＊

コロナウイルスのワクチンを開発するうえで、安全面と効率面のどちらにおいても最善の方法は、スパイクタンパク質の完璧なコピーを生成することだ。この点については、ビオンテックの主導陣はまず間違いないと考えていた。コロナウイルスの表面から突き出た無数の突起が、この病原体が人間に感染するうえで主要な役割を果たしていることは二〇〇九年の研究で判明している。この論文によれば、ＳＡＲＳコロナウイルスに対して人体が自ら起こす自然な免疫反応も、主にこのスパイクタンパク質を標的としている。コロナウイルスという脅威を食い止めるうえで、それが最も効果的な方法だと認識しているからだ。「私たちは幸運でした」とエズレムは言う。他の多くのウイルスは、まるでスイスのアーミーナイフのように多種多様な形状のツールを用いて、健康な細胞への侵入を図る。しかし、「このウイルスはかなり一元的で、肺細胞への侵入手段となる分子がはっきりしていました」。したがって、ライトスピード・チームがやるべきことはシンプルだった。免疫系の各部隊が敵を精査し攻撃準備を整えられるよう、「指名手配ポスター」という形で、この分子をワクチンによって複製すればいい。

ただし、ＡＤＥのリスクを抑えるためには、免疫部隊には正確にピンポイントで敵を攻撃してもらう必要がある。そのためには、天然のスパイクタンパク質とまったく同じ、ある特定の形状を有したスパイクタンパク質を人工的に生成しなければならない（ワクチンはこれを利用して、部隊にあらかじめ「訓練」を施すわけだ）。

これは決して簡単なタスクではなかった。スパイクタンパク質は肺細胞に取りつく直前、脚の長い杯《ゴブレット》のような形状に変化する。[55] そして細胞に結合すると、さらに形を変えて鋭い飛び出しナイフのような形状になる。このナイフを細胞膜に突き刺すことで、ウイルスは健康な細胞と融合し、そのゲノムを細胞内に送り込んで複製できるようになるのだ。ワクチンを正しく機能させるには、この二つの形状のうち、ゴブレット状の形を再現できるように設計することが求められる。そうすれば、ウイルスが細胞内に侵入するため飛び出しナイフ状に変形するよりも先に攻撃をしかけるよう、免疫系の各部隊に指示できるからだ。うまくいけば、これでウイルスの強力な結合メカニズムを阻害できる。

ワクチン開発会社のなかには、生きた新型コロナウイルスを研究室で不活化するという方法を採用している会社もある。ただしこの方法では、ウイルスを無力化するために使われるホルムアルデヒドや高温処理の影響で、スパイクタンパク質のゴブレット状の形が正確に再現できない可能性がある。一方で、ビオンテックのように、人体に遺伝子情報を与えて自力でスパイクタンパク質をつくらせる方式の場合、問題となるのは、スパイクタンパク質の構造が本質的にとても不安定だということだ。スパイクタンパク質の遺伝子配列（製造時の設計図のようなもの）がｍＲＮＡによって送り込まれた際、本来必要な完璧なコピーではなく、わずかに異なる構造のスパイクタンパク質が体内で生成されてしまう可能性があるのだ。

これにより、体内の対ウイルス部隊がコロナウイルスを正しく認識できないと、そのワクチンは効果なしということになりかねない。それどころか、むしろ害をおよぼす危険さえある。それはまさに、おそらくは一九六〇年代に起きたＲＳウイルスの悲劇の原因となり、ＭＥＲＳやＳＡＲＳの試作ワクチンで事故を引き起こしたのと同じシナリオだった。

だが幸いにも、ウールは週末のリサーチ中に、ある人物の研究に行き当たっていた。この人物はマインツから遠く六〇〇〇キロメートル以上離れた地で、自らの研究人生を捧げて「ウイルス抗原の安定化」に取り組んできた。ＲＳウイルスやＨＩＶなどに対抗できる有効な医薬品がいつの日か開発されることを夢見て。その人物とは、バーニー・グレアムである。

バーニー・グレアムは免疫学とウイルス学を専門とする、アメリカ国立衛生研究所（ＮＩＨ）のベテラン研究者だ。カンザス州の養豚農家に生まれ育ったグレアムは、数学を学んだのちに、その興味を生物学へと移した。そして、一九八〇年代に大流行したエイズの悲惨さを目の当たりにしたことで、ＨＩＶやＲＳウイルスといった手ごわいウイルスの研究に没頭していく。やがて彼は、タンパク質の形状変化がワクチン開発を妨げる要因であることに気づいた。免疫系の狙撃兵たちに示すための標的を特定しにくくなるためだ。そこで、グレアムはタンパク質の形状をとどめておく方法の研究にとりかかった。そして二〇一二年、最新のバイオ工学技術を用いて、「構造変化前《プレフュージョン》」の形状を維持する抗原をつくりだすことに成功する。これにより、安全なＲＳウイルスの開発に向けた希望の光がついにもたらされたのだ。[56]

グレアムはその後すぐに、MERSウイルスでも同じことを試みた。このころ博士課程の学生の一人がメッカ巡礼のためサウジアラビアに渡航し、帰国後にインフルエンザのような症状を示していた。サウジアラビアはMERSウイルスが初めて発見された国である。そこで、彼はこの学生からサンプルを採取することにした[57]。そして遺伝子配列のわずか二カ所のアミノ酸を巧みに置き換えるだけで、スパイクタンパク質の形状を安定させ、さらに強力な抗体反応を引き出すことに成功したのだ。この画期的な発見[58]についての文献を、ウールはあの一月の週末に目にしていた。そしてすぐさま、これこそが新型コロナウイルスのワクチン開発を成功に導くうえで重要な要素となり得るものだと見抜いたのだ。

グレアムがすでに新型コロナウイルス感染症の研究に着手しているかどうかは定かではなかった。だが、上海で解読された新型コロナウイルスの遺伝子配列を見るかぎり、このウイルスとMERSウイルスとの類似性はおよそ五四パーセント。経験をもとに何らかの推測を導き出すには、十分な類似性だ。ウールは二つのウイルスのゲノムをさらに見比べた。そして、武漢で発見された今回のウイルスについても、グレアムの方法を使えばスパイクタンパク質を安定化できそうだと気づいた。この設計を用いれば、ビオンテックのワクチンの有効性も、そして深刻なADEを回避できる可能性もはるかに高まるだろう。

ウールはもっぱら腫瘍免疫学を専門にしてきたため、感染症を専門とするグレアムとはそれまで面識がなかった。そのうえ調べたところ、グレアムはすでにmRNA企業であるモデルナと提携している。同社はコロナウイルスのワクチン開発に取り組んでいることを大々的に公表していた。だが、こうした事情はまったく気にならなかった、とウールは言う。「同じ科学者としての使命感を信じればいいと思っていましたから」。ウールはためらうことなくグレアムに自己紹介のメールを送り、学術上の善意を請うた。

ありがたいことに、グレアムはすぐに返事をくれた。こうして、二人の間には電話とメールによる友好的なやり取りが生まれる。ウールとグレアムは、新型コロナウイルスのスパイクタンパク質の構成について現時点でわかっているエビデンスを討議した。偶然にも、グレアムも新型コロナウイルスの遺伝子配列が一月一一日にアップロードされて以来、熱心にこれを研究していたという（実際、彼はその公表を強く求めた著名な科学者の一人でもあった）。対話のなかで、グレアムはウールが必要とする情報を惜しみなく与えてくれた。鍵のかかった金庫を開けるパスワードに等しい、その分子の情報をだ。「ウールはすばらしい科学者です」、白髪交じりのヤギ髭《ひげ》をたくわえたグレアムは、そう語る。彼の書斎には、ウイルスのタンパク質をかたどった3Dモデルがいくつも飾られていた。「もし自分がワクチンを開発するとしたらどうするかを、そのまま彼に説明しました。九八六番目と九八七番目のアミノ酸が、スパイクタンパク質を安定化させる鍵だと」

モデルナとの特許上の問題はないかという問いも、グレアムはあっさりと否定した。「私は公共に仕える身ですから」と、いまはもう引退したベテラン研究者は言う。「すべては、より迅速に、より良いかたちで物事を進めるためです」。また、モデルナとの提携はどのみち形式的なものだったという。さらにＮＩＨ内では、構成機関の一つであるアメリカ国立アレルギー・感染症研究所のアンソニー・ファウチ所長との間で、ある議論が行なわれていた。新型コロナウイルスに対抗する世界的な試みを支援できるのであれば、アメリカ政府機関の有する専門知識をオープンに提供すべきではないかという議論だ。「状況は危機的に思われました。そこで、知的財産権や機密保持といった点にはこだわらないことで所内で合意したのです」、グレアムはそう回想する。こうして、ビオンテックの事業開発チームとＮＩＨとの間にはやり取りが生まれ、提携の合意が交わされたのだった。

とはいえ、スパイクタンパク質をめぐる試行錯誤は、まだ終わりにはほど遠かった。さらに研究を進めていくうちに、ウールは研究者の間で二つの意見が対立していることに気づいた。多くの研究者は、スパイクタンパク質の全体を複製すべきだと主張している。一方で、一部分だけを複製するほうが優れた結果が得られると信じる研究者もいた。その一部分とは、受容体結合ドメイン（ＲＢＤ）と呼ばれる部位だ。受容体結合ドメインはスパイクタンパク質の先端の部分で、肺細胞の受容体に結合する役目を担っている。この部分のみを再生するタイプのワクチンは、理論上、多くの開発者にとってはるかに都合がいい。なぜなら、ワクチンに仕込む「指名手配ポスター」をつくる際、侵入者の顔のごく一部だけを正確に再現できればいいからだ。スパイクタンパク質の全容をそっくり再現した完璧な似顔絵をつくる必要がない。さらに、このワクチンは遺伝子の「ジャンク」、すなわち無駄な部分が少ないという点で、よりシンプルになると提唱者たちは主張していた。タンパク質の構成ブロックであるアミノ酸の総数はわずか二〇〇個。これがスパイクタンパク質全体となると、その数は一二〇〇個となる。そのうえ、抗体にとっての標的が小さくなるため、ADEの生じるリスクを大幅に抑えることができるのだ。スパイクタンパク質のその他の部位に抗体が結合することもないため、例のY字型の抗体が誤ってウイルスを助けてしまう確率は低くなる。さらに、集中した抗体反応を引き起こせれば、ウイルス一つにつき二五から四〇個あるスパイクタンパク質すべてを中和できる可能性もそれだけ高まるのだ。[59]受容体結合ドメインに標的を絞ることで、免疫系の軍勢はウイルスのあまり重要でない部位に戦力を割くことなく、最も大事なところに集中できる。すなわち、ウイルスが健康な細胞に押し入るときに用いる鋭い武器の切っ先を鈍らせることに全力を注げるのだ。

受容体結合ドメイン型のワクチンを支持する研究者のなかには、科学界の大物もいた。中国疾病対策予防センターのトップであるジョージ・フー・ガオ（高福）もその一人だ。高福はオックスフォード大学とハーバード大学で教育を受けた免疫学者で、グレアムとは昔からの友人どうしだった。両者は互いの信じる異なるアプローチについて、長年議論を重ねてきた。グレアムは安定化したスパイクタンパク質全体を再現する自らの設計を、より優れたものと信じていた。しかし、ウールに対しては、受容体結合ドメインに絞ったワクチンをさりげなく勧めようと試みた。「ジョージ・ガオを助けてやろうと思ってね」とグレアムは言う。当時、モデルナはすでにスパイクタンパク質全体型の設計で開発を進めていた。だが、もう一つのオプションを試してみる会社もあったほうが（万が一にも、そちらのほうが優れている可能性も考えれば）、世界のためになるだろうというわけだ。

ウールはグレアムの主張に心を動かされていた。確かに、受容体結合ドメインは「突然変異のホットスポット」だ。もし、通常よくあるようにウイルスの変異株が現れだしたら、スパイクタンパク質全体を標的としたワクチンのほうが長期的には有効性が維持される可能性が高いだろう。しかし科学の世界では、単なる予想だけでは意味がない。受容体結合ドメイン型と全体型はどちらも、ＳＡＲＳおよびＭＥＲＳウイルスのワクチン開発時に前臨床段階で研究されている。ただ、両者を直接比較したり一定の基準に従って評価したデータは存在しない。どちらを支持する側からも、説得力ある論文が数多く発表されている。とはいえ、このグレアム対高福の論争において、勝者を決する方法はただ一つだった。すなわち、プロジェクト・ライトスピードは二つのメソッドをどちらも試し、出てくるエビデンスに従うということだ。それはウールの愛する哲学者である、経験主義者のカール・ポパー流のやり方だった。

時間的な余裕のない状況で、このやり方は無謀とすら思えるものだ。新型コロナウイルスのワクチン開発に挑む組織のほとんどは、すでに進路を一本に絞っていた。モデルナと同様、オックスフォード大学もスパイクタンパク質全体型の採用を決めている。ロシアと中国の科学者たちもだ。しかしウールとエズレムは、このウイルスに関しては二つの抗原、すなわちワクチンの標的を比較検討することが、成否を分ける鍵になると信じていた。

呼吸器疾患というのは、恐ろしく戦いにくい相手だ。空気中を漂うウイルス粒子に対して免疫系の軍勢が攻撃をしかけるチャンスは、ウイルスが鼻や口や肺の内側を覆っている細胞に着地してからその内部に侵入するまでの、わずか数ミリの旅路の間だけだ。もし人体が大量のコロナウイルスにさらされ、抗体の応戦が間に合わなければ、病原体は細胞膜を突き破って細胞の内部に侵入してしまう。そして、そこで数万から数百万もの複製をつくりだし、急速に増殖していくのだ。初期に発表された論文によれば、新型コロナウイルスのスパイクタンパク質は驚くべき速さで、まるで面ファスナーのように強固に受容体に結合する。このため侵入前にすばやくウイルスを中和することは、なおさら難しくなる。ワクチンによって軍勢を動員するうえでは、バリアを破られるより先に敵を足止めすることがきわめて重要なのだ。

この問題に対処するためには、非常に強い抗体反応を引き起こすようにワクチンを設計する必要がある。ウールとエズレムは、大半の人が十分な防御力を得るには、ワクチンの二回接種が必要になるかもしれないと見積もっていた。しかし、ワクチンに求められるのは抗体を引き出すことだけではない。ウイルスを撃退し、さらに再感染を避けるためには、ワクチンのつくりだす抗原（それが受容体結合ドメインであろうと、スパイクタンパク質全体であろうと）によって、免疫系の総力を引き出すことが不可欠となる。

特定のウイルスに対して動員される体内の狙撃兵には、大きく分けて二つのタイプがある。一つ目は、液性免疫と呼ばれる第一の防衛ラインを構成する抗体だ。この抗体は、血流に乗ってうろついている異物が細胞に取りつく前に、これを攻撃する。第二の防衛ラインは細胞性免疫と呼ばれ、第一の網をすり抜けた敵に対処するのが役目だ。この防衛ラインを構成する特殊部隊《ＳＷＡＴ》はＴ細胞と呼ばれる細胞からなり、すでに感染してしまった細胞を攻撃し破壊する。

広く一般に見られる病原体のなかには、こうした特殊部隊が出るまでもないものもある。たとえば、狂犬病は抗体のみで撃退することが可能だ[60]。しかし、結核やＨＩＶやマラリアなどのように、抗体が中和するよりも速く細胞に侵入し感染させる力を持った病原体の場合は、Ｔ細胞の存在が不可欠となる。ＳＡＲＳから回復した患者に関する過去のいくつかの研究では、このＴ細胞が動員されていたことが明らかになっている。これは今回の新型コロナウイルスについても、免疫系の総力を挙げて戦う必要があることを示唆するものだ。

ビオンテックのチームはがんの治療法を開発する過程で、これらの反応を引き出すメソッドを築き上げてきた。がん治療において、Ｔ細胞の重要度はさらに高くなる。彼らは異なる能力を持った二種類のＴ細胞を発動させるべく、粘り強く努力を重ねてきた。ヘルパーＴ細胞とも呼ばれるＣＤ４陽性Ｔ細胞は、初期の免疫反応を呼び起こし、これを統率する司令塔だ。他の免疫細胞が活発に動けるよう支援するとともに、長期記憶を有しており、一度出会った病原体は数カ月後や数年後でも認識することができる。もう一つのＣＤ８陽性Ｔ細胞は、細胞傷害性Ｔ細胞（キラーＴ細胞）とも呼ばれる。このキラーＴ細胞には、感染した細胞を見分けるすばらしい能力が備わっている。たとえウイルスが細胞膜の内側に潜んでいようと、難なく見つけだせるのだ。キラーＴ細胞は感染した細胞の表面に現れる小さな断片物質を検知することができる。これにより透視能力に等しいパワーを得たキラーＴ細胞は、哨戒部隊として、たとえ敵がカムフラージュしていようと探し出し殲滅するのだ。

一月にコロナウイルスに関する過去の文献を調べていたとき、ウールは一五年前に発表されたある論文を目にしていた。この論文によれば、キラーＴ細胞にはＳＡＲＳウイルスの致死性を低く抑える効果があるという。ＳＡＲＳウイルスとの類似性を考えれば、今回の新型コロナウイルスによる死亡を防ぐうえでは、強力なＴ細胞応答を引き起こすことが決定的に重要となりそうだ。

ただし、Ｔ細胞を活性化しすぎることもまた、多くの危険をはらんでいた。抗体にＡＤＥ誘発のリスクがあるように、多すぎるＴ細胞は「サイトカインストーム」と呼ばれる現象を引き起こすおそれがある。これは免疫系が過度に働きすぎて暴走し、[61]体に害を与えてしまう現象だ。Ｔ細胞は正しく発動されれば、命を守る救助隊員となる。だが戦場に駆けつけるのが少しでも遅れ、ウイルスが臓器の奥深くに潜り込んでしまったら、「敵」への攻撃は健康な細胞まで巻き添えにしてしまうのだ。それはときに患者の命すら奪うことになる。こういった身の凍るような予測の数々を思うと、「気が変になりそうだった」とウールは振り返る。彼は、有効なワクチンの開発は、特殊部隊に作戦指示を出すようなものだと説明してくれた。正しい指示のもと訓練を受けた部隊なら、市民への被害を最小限に抑えつつ、敵に包囲された建物を奪還することができる。しかし指示が誤っていたり、敵が深く守りを固めたあとで駆けつけたりしたのでは、防衛するはずの街全体がやみくもな砲火によって破壊されてしまうのだ。

これらの特殊部隊を正しく召集し訓練できるかどうかは、抗原、すなわちワクチン標的の選択と、ワクチンに含めるｍＲＮＡをどう設計し送り込むかにかかっていた。このことを念頭に、夫妻は何日もかけて、免疫系の各部隊の戦い方とＳＡＲＳウイルスの過去のデータを照らし合わせていった。この手の探偵めいた作業は、ウールとエズレムのＤＮＡに深く刻み込まれている。医学研究の世界というのは政治色がとても強い。研究者は自分の信じる学説を守ろうとする意識がとにかく強く、自説を否定した相手には生涯にわたって恨みを抱く人もいるほどだ。だがそうしたなかで、二人はどんな立場にも依存せず、確固たるデータだけを信じる姿勢を貫いてきた。今回のワクチン開発においても、バーニー・グレアムの主張する安定化したスパイクタンパク質から高福の受容体結合ドメインまで、幅広い抗原を用いたワクチンを検討している。ただし、ワクチン候補が増えれば増えるほど、プロジェクト・ライトスピードが複雑化していくことも事実だった。そして、ビオンテックはとにかく急がねばならないのだ。

ウールはすでに社内の上級スタッフ二〇人に、複数のワクチンをできるかぎり迅速に開発し、人間を対象とした治験に備えるためのプランを考えてほしいと依頼していた。一月に行なったプロジェクト初期の従業員ミーティングのときとは違って、このころには脅威が迫っていることを示すエビデンスも増えてきた。クルーズ船「ダイヤモンド・プリンセス号」では、乗客数百人が新型コロナウイルスの検査で陽性と判明。同船は日本の港で隔離措置を受けている。この事例は、ウイルスの感染スピードの速さを物語るさらなる証拠といえた。ドイツでは各地の薬局でマスクが品切れになっていた[62]。

それでもなお、ビオンテックの専門家たちのあいだには、ウールの切迫感に対して一歩引いた慎重な空気があることを彼は感じ取っていた。そして、夫妻が前々から予定していた休暇に出かけるわずか数日前、その不安は現実となる。ウールはその日、今後のスケジュールについて討議するためチームミーティングを予定していた。ところがミーティング開始の数時間前になって、マネージャーの一人から携帯電話にメッセージが送られてきた。画面にポップアップしたメッセージには、こう書かれている。〝念のため先にお伝えしておきます。担当者たちが、九月より前の治験開始は不可能だと言っています〟

その日の午後、ウールは二〇数人のスタッフがぎゅうぎゅうに集まったオフィスに足を踏み入れた。室内には、重苦しい空気が流れている。各部署のチームリーダーたちは緊張した面持ちで、第一相試験の開始準備が整うまでに少なくとも数カ月はかかることを説明した。人体に投与できる複数の新型コロナワクチンを用意するのに必要となるステップを一つひとつ挙げていく。候補となるmRNAプラットフォームについての詳細なデータ収集、個々のワクチン候補の比較検討、一カ月に及ぶ毒性試験、被験者全員に行きわたる量のワクチンの生産。

「言いたいことはわかる。だが、われわれはスピードアップしなくてはならないんだ」、ウールは集まった人々にそう訴えかけた。彼は穏やかな口調で、なぜプロセスの各工程を加速できないのか、理由を説明してほしいと頼んだ。「もし物理法則の下では不可能だと説明できるのなら、私も受け入れよう」。その場にいたチームリーダーの科学者たちは、自分たちが試行錯誤を重ねて練り上げた工程に疑問を呈されたことに軽い苛立ちを覚えていた。「『だが、私が博士課程の学生のころはできていた』と彼は言うんです」、バクテリアを用いたワクチン抗原の遺伝子配列クローニングを担当するシュテファニー・ハインは言う。「それで、私たちは言い返しました。『でも、大腸菌が育つまで待たないといけないんです！』と」

するとウールは、たった数時間しかかからない別の方法をすぐさま提案したという。とにかく彼が伝えたかったのは、こういうことだった。ワクチンがウイルスに打ち勝つチャンスを生み出すためには、なんとしても並行してタスクを進めなくてはならない。このプロジェクトのスローガンは、「まず最速を、それから最高を目指せ」なのだ。ビオンテックは完璧なワクチンの候補ができあがるまで待ったりはしない。彼らがやるべきことは、最も有効な抗原とmRNAプラットフォームはどれかを検証し、最後まで残った候補を採用するという、ただそれだけだ。「まずは人々を守れる安全なワクチンをつくって、危機的状況の封じ込めに寄与する。そのうえで、さらに必要なら、より優れた第二世代のワクチン開発にあらためて取り組めばいい」、ウールは室内の人々にそう語りかけた。最優先すべきは、二つの未知数を解き明かすことだ。すなわち、ワクチンは有効に機能するか、そして、人体に害を及ぼさないか。

議論が進むにつれて判明したのは、この二つの問いに大幅にスピードアップした工程を経て答えを出すことは、理論上は不可能ではないということだ。もっとも、それが現実に可能だと信じていたのは、その場にいる人間のなかでもごくわずかだったが。実験室でのテストや動物実験に用いるためのワクチン原料をできるだけ大量に社内生産するため、普段は小ロットのがん医薬品を製造している工場を二四時間稼働にするつもりだ、とウールは説明した。ただ、外部のサプライヤーに同じペースを求めるのは難しいだろうとも認める。それでも、治験開始に向けた彼の目標はあくまでも明確だった。「四月には治験を開始する」、そうウールは告げた。

これらの指示をあとに残して、ウールとエズレムと十代の娘は、カナリア諸島のランサローテ島へと旅立った。パソコン用の巨大モニターとコーヒーマシンの入ったスーツケースを引きずって、慎重に人混みを避けながら。そして太陽がさんさんと降り注ぐ目的地に到着したところで、クルーズ船「ダイヤモンド・プリンセス号」で初の死者が出たというニュースが漏れ聞こえてきたのだ。彼らの不安はしだいに増していった。

予想どおり、休暇中も二人の日々の時間はもっぱらプロジェクト・ライトスピードに費やされていた。スケジュールに従って、ときおり少しだけランニングや水泳、ジムでの運動、高負荷トレーニングなどをこなす。マインツでワクチン設計を進めているチームへの指示に加えて、中国の製薬大手である復星医薬《フォースン》との提携プランがにわかに加速しはじめたことで、夫妻は手いっぱいになっていた。この複合企業は武漢に二つの病院を有しており、新型コロナウイルスの感染拡大をじかに体験している。そして、ウールが一月の取締役会でこの新たな病原体と戦うというプランを打ち明けた直後に、ビオンテックの最高戦略責任者であるライアン・リチャードソンにコンタクトしてきたのだ。復星の担当者からの問い合わせは実に単刀直入だった。「御社はコロナウイルスのワクチン開発に取り組んでおられますか？　もし取り組んでいる場合、お話がしたいのですが」

復星は知るよしもなかったのだが、このとき彼らが押し開けようとしたドアは、実はすでに開いていた。というのも、ビオンテックの取締役会はウイルスが最も流行している国で治験を行なえないかと、すでに検討中だったからだ。有用な結果を得るには、被験者にある程度感染の可能性があるような地域で治験を行なう必要がある。「私たちはちょうど、『いずれ中国にパートナーが必要になるな』と考えていました」とライアンは語る。彼はすぐさま、復星からのアプローチについてウールに伝えた。こうして一月二九日、ウールは上場企業である復星の経営幹部で、同じ腫瘍学者でもあるボストン在住のアイミン・フイ（回愛民）と電話で会談することになった。実際に話してみると、回愛民はビオンテックの技術について、がん医薬品の治験結果も含めて非常に詳しく把握していた。「他のトップレベルのｍＲＮＡ企業と比べても、ビオンテックには優れた点があると気づきました」と回愛民は語る。「私が最も重視したのは、同社が多彩なプラットフォームを有している点です。これはワクチン開発の成功率を高める要素です」。さらに、ウールの耳に届く回愛民の声には切迫感が混じっていた。彼の妻は数週間前、感染拡大の影響でやうやく中国国内に足止めされそうになっている。その後辛くも出国できた妻から、彼は祖国の惨状を聞いていた。ウールがこれまで対話してきたヨーロッパの意思決定者たちと違って、回愛民は世界に脅威が迫っていることを、説明されるまでもなく理解していたのだ。

実は中国の他のいくつかのグループとも様子見の対話はしていたと、ライアンは言う。彼はビオンテックの中国大陸進出の道を探るため、アジアで多くの時間を費やしていた。ところが、復星からの打診は「まさにトップから降ってきた」のだ。そこで、回愛民との電話からわずか二週間後、ウールは急ぎボストンに飛び、この経営幹部と直接顔を合わせることになった。当初、二人の会合は軽いディナーを交えつつ一、二時間程度の予定だった。ところが、「結局、私たちは三時間近く話し込んでいました」と回愛民は語る。「しかも、食事をするのも忘れてね」。二人は中国における治験プランの概要を、食卓上のナプキンの裏に走り書きしながら話し合った。

（このときの中国は、奇妙にもいまだに単なるエピデミックに分類されていた感染症の震源地《エピセンター》と化していた。）会合から数日後、二社の間で機密保持契約が交わされ、これにより初期データのやり取りが可能となる。そしてウールとエズレムがカナリア諸島に滞在している間に、包括的な研究開発プランが策定され、中国の規制当局である医薬品審査評価センター（ＣＤＥ）に復星から打診が行なわれた。

二月二二日土曜日の早朝五時。夫妻はすでにぐったりしつつ、ホテルのスイートルームの簡易キッチンにウールが設置したモニターの前にいた。ＣＤＥとのビデオ会議でプロジェクト・ライトスピードについて説明するためだ。回愛民が手配してくれたチームの助けも借りて、二人は数時間前から今回行なうプレゼンテーションのリハーサルをしていた。娘はその間、プールサイドで本を読んでいる。概要資料は、以前にドイツのパウル・エールリヒ研究所に提出したものをマインツのスタッフに頼んで手直しした。それを復星のチームが一晩で翻訳し、中国の規制当局に提出してくれたのだ。そして今、十数人のＣＤＥの専門家たちが、画面の向こうからじっとこちらを見つめている。彼らは北京の大きな会議室に座って、詳しい話を聞こうと待ち構えていた。ウールとエズレムの眼前に広がるその光景は、ヨーロッパ人の目にはなじみの薄いものだった。専門家たちは互いに距離を空けて座り、しかも全員がマスクを着けていたのだ。このウイルスの壊滅的な力を目の当たりにした人々に、気の緩みは一切ないのだと二人は気づいた。

下はビーチ用の短パン、上はビジネス用のワイシャツという装いで、ウールはビオンテックの擁するＲＮＡ技術の数々を紹介した。数分ごとに言葉を止めて、通訳が同じ内容を中国語で繰り返すのを待つ。続いて、ドイツから参加しているアンドレアス・クーンが製造工程について詳しく説明した。やがて、エズレムが会社の治験戦略について紹介する番がやってくる。彼女は緊張していた。「自分のスライドに目をやっても、全部中国語になっていて読めないんです」とエズレムは振り返る。「合間にときどき混じっている『ＢｉｏＮＴｅｃｈ（ビオンテック）』という文字以外はね」。しかし、続いて（英語通訳を介して）立て続けに浴びせられた質問からは、先方がエズレムや他の発表者たちの話を確かに理解していることが伝わってきた。ミーティングは二時間の予定だったが、「結局、四時間続きました」と回愛民は言う。ライトスピード・チーム側が追って詳細をリスト化して送付することを約束して、会議は終了した。

そのまさに翌日。中国で起こっている終末的な光景がじきにヨーロッパでも見慣れた光景になることが、さらに確実に思われる事態が起きた。三人目の死者が確認されたイタリアで、当局が厳格な措置に踏み切ったのだ。イタリア北部の感染拡大を抑えるための措置である。学校は休校になり、スーパーマーケットが閉まり、サッカーの試合は中止になった。[63] さらに、長期滞在先のホテルにいた一家のもとに、すぐ近くのテネリフェ島から不穏な知らせが届く。[64] この島のホテルに滞在していたイタリア人の医師とその妻が新型コロナウイルスの検査で陽性と診断され、一〇〇〇人近い宿泊客と従業員が隔離されているというのだ。医療システムが崩壊し、感染者が自宅待機を余儀なくされ、家族にも感染の危険が及ぶような事態になることを懸念して、ウールは非常用の物資を買い集めはじめた。「パパは大量のものをアマゾンで衝動買いしてました」と彼らの十代の娘は振り返る。ウールは手袋と全身防護服の大人用と子ども用サイズを注文し、マインツの自宅に届くよう手配した。

さらに一家の不安を増大させたのは、サハラ砂漠からカナリア諸島に吹きつける、いつになく強い風だった。この強風によって、ここ数十年で最悪レベルの砂嵐が起き、すべての空港が閉鎖されてしまったのだ。あと数日で帰国予定だというのに、窓から外を眺めても、目に入るのはオレンジ色の砂塵だけだ。だが幸いにも天気はじきに回復し、一家は大いに安堵したのだった。こうして、彼らは予定通りの便で休暇先からドイツに戻ってきた。自宅に戻ると、一家はすぐさま地元のスーパーマーケットに日用品を買い込みに出かけた。レジに近づいたところで、娘がちょっと待って、と夫婦を呼び止めて、スマートフォンで自撮りをする。新たに流行りだしたファッションアイテムを記録に残しておくためだ。三人は全員、マスクを着けていた。

第四章　ｍＲＮＡバイオハッカー

ジルク・ペティングがオーストリア・アルプスでスキーを楽しんでいるとき、電話が鳴った。相手の声はやや落ち着きを失っていた。ドイツ南西部を走っていた中距離路線の列車が、中世の趣を残す小さな町の近くでパトカーと救急車の車両隊に止められたという。[65] 全身防護服を身につけた救急隊員が客車に乗り込み、少し調子の悪そうな男性を一人連れて出てきたらしい。ビオンテック人事部の社員が電話越しに読みあげた通信社の記事によると、その乗客は数時間前にイタリアから空路ドイツに入っていて、イタリアではミラノを通過していた。フランクフルト空港から列車に乗り、ナーエ川沿いを走っているときにインフルエンザのような症状が出てきたため、最悪の事態を恐れて、新設されたコロナウイルス・ホットラインに電話したのだという。救急隊が現場に動員され、感染が確認されたときに追跡できるよう乗客の詳細を記録した。

この出来事に不安を覚える人はほとんどいなかった。ラインラント＝プファルツ州の地方テレビ局で速報が出たが、ほかではたいして取り上げられなかった。これは二月二六日の出来事であり、感染者数は急増していたものの、その時点でイタリアで報告されていたのは四〇〇人にすぎない。問題の乗客が新型コロナウイルスに感染している可能性はきわめて低かった。とはいえ、その一件があった場所を聞いてジルクはぞっとした。俳優ブルース・ウィリスの生誕の地として最もよく知られるイーダー＝オーバーシュタインは、地図上のどこにあるのかほとんどのドイツ人はよく知らない。しかしビオンテック最大の製造拠点がある町であり、がん治験で使われる物質がそこでつくられていたのだ。現地のチームは、既存の施設に手を加えて新型コロナワクチンの初期出荷分を製造できないかすでに検討していた。流行があまりにも接近していて予断を許さない状態だったからである。

「とりあえずのところはわかった」、ジルクはそう言って電話を切った。休暇はおそらく切り上げなければならない。ゴーグルとスキーグローブを外し、一月にビオンテックの役員会で新型コロナウイルスについて初めて話し合った直後に立ち上げた危機対応特別作業班のメンバーに、スマートフォンで短いメールを打った。「至急集まろう」

名目上は最高財務責任者《CFO》として会社の金庫を預かっていたが、ジルクは社員の管理も担当していた。それまでビオンテックで彼が導入していた健康対策といえば、せいぜい同社のイントラネット（いみじくもＩｎｔｅＲＮＡと呼ばれている）に動画をアップロードして「ハッピーバースデー」の歌に合わせて手を洗う方法を示したり、廊下に殺菌ジェルを置いたりするぐらいだった。列車停止の知らせが届いたちょうど前日には、ジルクはビデオ会議ソフトを試してみようと提案して一部の中間管理職を戸惑わせてもいた。ビオンテックはアメリカのボストンにある小さながん治療薬企業、ネオン・セラピューティクス社の買収交渉をまとめようとしていたところで、ジルクは両国を行き来するのがやがて不可能になると確信していたのである。「ただ、まだ数日余裕はあると思っていました」と彼は振り返る。

イーダー＝オーバーシュタインのニュースについて特別作業班と話し合ったあと、ジルクはさらに踏みこんだ対策をとる気になっていた。ヨーロッパ各地で見本市やスポーツ・イベントが中止されていて、スーパーマーケットの棚からはパスタやトイレットペーパーが消えていた。地方を走る列車の乗客一人のためにこれだけの大混乱が起こるのなら、ビオンテックのモバイルワーカーや海外スタッフが感染しようものなら、会社は工場を数週間にわたって閉鎖せざるを得なくなるかもしれない。妻と四人の息子がスキーを続けるなか、ジルクは厳しいガイドラインの案をつくりはじめた。その案では、感染者数が多い《ホットスポット》場所から戻ってきた者や、そうした場所を最近訪れた人と暮らす者は、二週間、会社の構内に立ち入りを禁じられる。

ウールとエズレムは新しいルールを強く支持した。プロジェクト・ライトスピードのチームは新型コロナワクチン開発に向けて二四時間体制で働いていたが、ほかの社員のなかにはウイルスが大規模拡散される可能性のあるイベントにそれと知らずに参加した者もいて、二人はすでに不安を覚えていたからである。そのイベントとは、年に一度のマインツのカーニバルだ。ウールとエズレムはそれを避けて街から逃げ出すのだが、この祭りは大人気で全国放送されるほどである。

巨大な山車《だし》（多くが政治家を下品に戯画化したもの）や大騒ぎしながら通りを練り歩く何十万もの人の写真が新聞の一面を飾る。地元住民のほとんどが見逃したくない恒例行事だ。「衣装を着て出かけました――まさに、いつもの年と同じように」とビオンテックで実験室を管理するフランソワ・ペリノーは言う。「すさまじく混みあっていました」。イベント後、フランソワは「風邪」と思われる症状で寝込んだ。全社規模の感染拡大の「患者第一号」になるのにどれほど近いところにいたのか、いまでもフランソワにはわからない。

個人的にもウールは絶えず不安に駆られていた。二月終わりに一家がカナリア諸島から戻ってきて間もなく、娘が家で本を読んでいると、エズレムから電話がかかってきた。「あらまあ、体調が悪いんだって？」、ウールといっしょにいたエズレムは大声でわざとらしく尋ねた。ティーンエイジャーの娘は健康そのものだったので驚いたが、すぐに事情を察した。両親が参加したイベントは思っていたよりも人が多くて、ウールはそこから逃げ出すうまい口実を必死に探していたのだ。「大丈夫だからね」、エズレムは芝居がかった口調で続けた。「すぐに帰って看病してあげるから」。しばらくするとウールが玄関から駆けこんできて、バスルームに直行して手と顔をせっけんで洗った。

朝のランニングのときエズレムは、その後すぐに全国的に有名になるシャリテー－ベルリン医科大学のウイルス学者、クリスティアン・ドロステンが出演する新しいポッドキャストを聴くようになった。初回はイーダー＝オーバーシュタインを通過する列車が止められたまさにその日に配信された。当時ドイツでは数十人しか感染者が記録されていなくて、防護服や消毒薬をまだ中国へ送っていた[66]。最初のＳＡＲＳウイルスの発見に関与し、ＭＥＲＳの研究にも取り組んだことがあったドロステンは、人がイタリアに行き来することはさほど問題視していなかった[67]。しかし、新型コロナウイルスの検査が広範囲で行なわれていない状況のもとでは、実際の感染者数はわからず、おそらく公式の数字よりもはるかに多いだろうと強調していた。ドロステンが断言していたことがひとつある。パンデミックは確実に起こっている[68]。

ポッドキャストから切り換えて、いつも軽快に脚を前へ運ばせてくれる八〇年代ポップスのヒット曲ミックスを流しながら、エズレムはドロステンが断言していたことについて考えた。このウイルスとの戦いでは、ビオンテックはスタートラインから数メートル後ろにいる。時間がかかり煩雑《はんざつ》な方法に頼る従来のワクチン製造業者には、重要な強みがいくつかあった。それらの企業のプラットフォームは試験され検証されていて、それに基づいた薬は何億もの人に安全に接種された実績がある。人員が完全に整った既存の製造施設が出番を待っていて、数十億回分の投与量を生産する準備が整っている。それとは対照的に、ｍＲＮＡの薬品が一般向けの使用を認められたことはなかった。

同業のｍＲＮＡ企業モデルナとは異なり、ビオンテックには自社のｍＲＮＡプラットフォームとそれを筋肉に注射するときに使う特定の脂質との具体的な組み合わせについてのデータがなかった。研究室での実験では、同社のイノベーションの基礎を支える複雑なメカニズムは信頼できることが証明されていた。しかしそれが人体でどう働くのか、ほとんど研究されていない病原体に対していかに機能するのかは予想できなかったのだ。多くの点においてビオンテックは、市場に出せる新型コロナワクチンをつくる企業の候補としては最も見込みが薄いように思われた。

しかし、ビオンテックには独自の強みがあることをエズレムは知っていた。長年の研究によって、エズレムとウールのチームは数週間で効果的なワクチンを開発できるところまできていたのである。真っ暗な空に星が整列していた。コロナウイルスは倒せる敵のように思われた。スパイクタンパク質はかたちがはっきりしていて、武装解除するのはさほどむずかしくない。タイミングも良かった。その前の二、三年で同社は、小さな分子に強大な力を与えるｍＲＮＡをついに免疫の道具箱に加えていたのだ。一連の特別な脂肪酸組成物を手に入れていて、壊れやすいｍＲＮＡをヒト細胞に忍び込ませるのに十分なあいだ保護ができるようになっていた。新型コロナウイルスが動物から人間にうつったのが少しでも早い時期だったら、こうした技術はどれもまだ治験で使える状態にはなっていなかっただろう。一世紀以上のあいだで最悪の公衆衛生上の危機のときに、医療のブレイクスルーを起こすのに理想的な体制が偶然整っていたのである。

＊＊＊

ビオンテックがすでに登っていた山と、二〇二〇年にプロジェクト・ライトスピードのチームが新たな高みに到達するのを助けた道具を理解するには、一七九六年までさかのぼる必要がある。エドワード・ジェンナーが自分の庭師の息子に牛痘《ぎゅうとう》を初めて接種し、現代の予防接種に道をひらいた年だ。

ジェンナーが用いた方法は、原理上はその後二〇〇年のあいだほとんど変わらなかった。酪農場で働く女性が牛痘ウイルスにさらされると、それと似ているがさらに致命的な天然痘にほとんどかからないことに気づいたジェンナーは、その少年を生きた牛痘ウイルスにあえてさらして天然痘から守った。そうすることで、その子の免疫系が活動しだしたのだ。重要なのは、その子の体の防御機構が人体にとってより危険な敵である天然痘に出くわしたとき、脅威を思いだしてより大きな力でそれに反応するということである。これはきわめて大きな効果を発揮するが、背後にある考えは技術的にはシンプルだ。免疫系を陸軍キャンプに喩《たと》えるなら、ワクチンは見張り兵である。捕まえた敵の戦闘員を引きずりながら門から飛びこんできて、手のあいている隊員たちに、いかなる犠牲を払ってでもこの敵やそれに似たものをみな抹殺するよう命じるのである。

当然ながらジェンナーとその同時代人は、この仕組みの背後にある分子レベルの仕組みについては何も知らなかった。ウイルス学や免疫学の分野はまだ存在せず、ウイルスを目で見て調べられるようになるのは一九三〇年代に電子顕微鏡が発明されてからだ[69]。現在投与されているワクチンに含まれているのは、生きたウイルスや細菌ではなく弱毒化されたものや完全に不活化されたものだが、基本的な技術はいま行なわれるほとんどのワクチン接種でも変わらず根幹をなしている。このおかげで、二〇世紀だけで三億人の命を奪った天然痘を世界から根絶し[70]、ポリオとはしかをほぼ撲滅することができたのだ。

しかし従来の予防接種にはずっと難点があった。ジェンナーの時代には、牛痘を人から人にうつすには、感染者からウイルスを含む膿《うみ》をとり、それをほかの人に投与するしかなかった。効果はあったが、このぞっとする〝腕から腕へ〟の方法では孤児が利用されることも多く、また梅毒などほかの病気の蔓延を招くこともあった。のちに医師たちは、人間ではなく動物の皮膚からとった膿を使うようになる。このやり方はより実際的だったが、それでもリスクはさほど減らなかった。

現在のワクチンでは、はるかに安全なやり方で免疫系の歩兵たちのもとにウイルスが届けられる。しかし人口全体の相当部分に予防接種をするには、標的になるウイルスかそれに非常に似たウイルスを大量に複製しなければならない。その工程は繊細で時間がかかり、汚染の恐れが絶えずつきまとう[71]。これはペトリ皿やフラスコで行なわれることもある。その場合は、ウイルスを育てるのに完璧な環境をつくりだす培養器に入れられて、常に摂氏三七度で正確な湿度に保たれる。しかし、私たちが今日病原体を取り除いてくれるものとして信頼を置いているワクチンのほとんどは、実験室で細胞培養によってつくられているわけではない。鶏卵を使ってつくられるのである。

たとえばインフルエンザのワクチンを見てみよう。毎年、大手製薬会社の専門技術者のもとに世界保健機関（ＷＨＯ）から薬びんのセットが届く。中身は、その冬に最も流行するとＷＨＯが考える季節性インフルエンザの株のサンプルである。数百万回分のワクチンの材料をつくるには、製薬会社はこれらのウイルスを複製して数百万倍にしなければならない。そこで卵が登場する。一つの有精卵に一つのウイルス株を注入し、増殖したら科学者がそれを精製して、多くの場合高熱あるいは殺菌剤を使って不活化する。この骨の折れるプロセスは、必ずうまくいくとは限らない。ウイルスは卵のなかで培養されているあいだに変化することもあり、そうなった場合には流行しているインフルエンザ株と完全には一致しなくなって、投与できるワクチンの数が減ってしまう。

ミスが起こりがちであるのに加えて、鶏卵を使うやり方にはほかにも当然の制約がある。一九七六年に豚インフルエンザが大流行したとき、対応を協議するために大統領顧問委員会を招集したジェラルド・フォード米大統領のもっぱらの関心事がこれだった。フォード大統領が最も懸念していたのは、十分な量のワクチンをつくれるだけの鶏卵が国内にないことだったのである。当時の農務長官は「アメリカの雄鳥たちは務めを果たす準備ができています」と大統領に請けあったといわれるが、そのとき以来、アメリカはパンデミック時の需要急増に備えて何百万個もの卵を秘密の場所に貯えている。[72] ほかの先進国のなかにも、同じようにしているところがいくつかある。

だからといって、それによってインフルエンザワクチンの製造が大幅にスピードアップしたわけではない。二〇〇九年にオバマ政権が新型インフルエンザに対処しようとしたときも、ニワトリの生殖システムと同じ速さでしか動けなかった。「怒鳴りつけたところで早く育つわけではありません」。当時の疾病予防管理センター（ＣＤＣ）所長、トーマス・フリーデンは、大量の卵について記者たちにそう語っている。[73] アメリカは何十億ドルもかけて卵に代わるワクチンのプラットフォームを開発しようとしてきたが、どれも強度が足りなかった。ＮＡＳＡの物理学者は、三時間ごとに空全体の天体図をつくる新しい望遠鏡の試験をし、ダークマターについて新見解を示していた。一方で地上のパンデミックについては、「使える道具は、われわれが望むほど新しくもなければ敏速でもない」とフリーデンも認めていた。新型インフルエンザのワクチンが市場に届くまでにはおよそ六カ月かかり、[74] 第二波のピークに間に合わなかった。

この方法でのワクチン製造は、ここ数十年で安価にできるようになり、最大の効率が得られるよう工程も改良されてきた。変更を加えた技術を採用して、卵を必要としない「組み換えタンパク・サブユニット」ワクチンをつくっている研究者もいる。ウイルス全体を複製するのではなく、病原体の断片をスチール製の巨大な反応装置で培養して、体の免疫を担う部隊にそれを伝えるのである。ただし、この方法（ノババックス社やサノフィ社などが新型コロナワクチンに採用している）はすべての断片で使えるわけではなく、どのタンパク質がワクチンで複製できるのかを明らかにするのに何カ月もかかることが多い。

科学者はより有望な技術に徐々に集中するようになってきた。一九五〇年代はじめに、ジェイムズ・ワトソンとフランシス・クリックがＤＮＡの複雑な分子構造を発見する。子ども向けの理科の教科書に必ず載っている階段状の二重らせんだ。この発見以来、ＤＮＡへの関心の高まりにあと押しされて、ワクチンの新領域が開かれた。生きたウイルスや実験室で育てたウイルスを体内に入れるのではなく、理屈のうえでは、遺伝物質によって体内の細胞を工場にし、自分たちでタンパク質をつくるよう指示できるのである。陸軍の会議室に駆けこんでくる見張り兵は、もう手錠をかけた襲撃者を引きずってこなくてもいい。ＤＮＡというかたちで一連の指示書を持ってきて、侵入者にそっくりのレプリカを大量につくらせればいいわけだ。先に挙げた喩えでいうところの「指名手配ポスター」である。それを標的として使って部隊を訓練することになる。

だがＤＮＡを使ったワクチンはおおむね失敗し、それをめぐる盛り上がりも、当初はいくつかの動物向けワクチンの開発につながっただけだった。ほかのさまざまな手法も模索された。たとえばよく知られたウイルスから害を与える力を奪い、複製力を制限したうえで、それに遺伝的指令を入れて体内に送り届けるといった方法である。こうした「トロイの木馬」はウイルスベクターと呼ばれ、画期的なエボラ出血熱ワクチンで初めて用いられて、二〇二〇年にはオックスフォード大学とアストラゼネカのチームおよびジョンソン・エンド・ジョンソンのチーム、またロシアのスプートニクや中国のカンシノが新型コロナワクチンをつくる際に使用するが、その成功の度合いはまちまちだった。

しかし、ウールとエズレムがコロナウイルスに目を向けるようになったときには、はるかにエレガントで汎用性があり効果的だと二人が考える解決策がすでに手もとにあった。ジェンナーの裏庭での実験から離れて、ついに科学を前進させられる見込みのある解決策である。これは長年の地道な努力の成果であり、その努力の目的はただ一つ、がん患者にとってよりよい成果を出すことだった。

＊＊＊

ウールとエズレムの免疫学への関心は、もともと感染病と結びついていたわけではない。一九九〇年代に若き医師だった二人は、免疫系をきちんと理解すれば、その複雑な力を利用して、患者を死に追いやっている悪性腫瘍と戦えるかもしれないと考えていたのである。

当然ながらこのように考えていたのは二人だけではない。「免疫療法」という大きな分野が登場していて、多くの熱心な研究者が同じ目的を達成しようとしていた（そしておおむね失敗していた）。しかし、ウールとエズレムが交際初期にともに仕事をはじめたころには免疫革命が起こりつつあり、そうした治療が再び有望視されるようになっていた。免疫系が自ら組織化する驚くべき方法が非常に細かく解明されつつあって、一つひとつの発見がきわめて興味深いものだったのだ。異常な速さでブレイクスルーが起こっていた。その結果、ジェンナー以降二〇〇年近くのときを経て、科学者はワクチンがどのように機能するのかを理解しはじめていたのである。

免疫系は数百万年のあいだに分子のかたちで特別な武器をつくり、細胞のかたちで専門の部隊を訓練して、病原体から人間を守り防衛してきたことが明らかになりつつあった。そのあいだにこの軍団は、あらゆるトリックを使って捕まらずに逃れるさまざまなウイルスに遭遇したが、それでも体は狡猾《こうかつ》な侵入者に打ち勝つ方法を最終的に見つけてきたのである。こうした戦術について理解されるようになるにつれて、新しい可能性が開かれていた。豊富な貯えをもつ兵器庫とよく訓練された部隊がまさにそこに、患者の体のなかにあるのだから、その矛先を転じてがん細胞に対峙させればいいとウールとエズレムは気づいたのだ。

免疫系は、健康な体のなかで大きくなるがんを無視する。危険だと認識しないからだ。腫瘍は出現前にはその見た目を予想できないため、その姿かたちを示した「指名手配ポスター」を予防ワクチンで複製することでそれが大きくなるのを防ぐのはそもそも不可能だ。その代わりにウールとエズレムが、また世界中の少数の腫瘍免疫学者が目指していたのは、免疫系の力を利用したがんの治癒法《セラピー》を開発することだった。体内に存在するがんを脅威と認識するよう体を訓練し、部隊を展開してそれらに攻撃をしかけ縮小させるのである。こうした薬はワクチンと同じ仕組みを活用しようとするものだが（科学の世界では、実際これはがんワクチンと呼ばれている）、それをするには、ウールとエズレムは免疫系の複雑な言語を解読する必要があった。

ほぼ一世紀にわたって科学者は、免疫系についての理解を高めるブレイクスルーをときおり起こしていた。たとえば、体内には二つの防衛部隊があることを突き止めた。一つは自然免疫と呼ばれるものであり、肌から筋肉、臓器まであらゆる場所に駐屯して異物をすべて攻撃する多目的の連隊からなる。軍隊の喩えを使って話を続けると、これは標準的な歩兵であり、たとえば切り傷ができたばかりの場所にたちまち結集して細菌を破壊する病原菌キラーである。もう一つが適応免疫として知られるものであり、そこにはすでに見た高い技術をもつ狙撃兵がいる。特定の脅威をピンポイントで正確に狙えるように訓練したいとワクチン製造業者が望んでいるのが、抗体やT細胞といったこの狙撃兵だ。この二つの部隊が別々に動くわけではないことは、ずっと前からわかっていた。通常の軍隊の場合とまさに同じように、狙撃兵は歩兵とともに行動し、調整をはかりながら攻撃するのである。[75] しかしウールとエズレムがホンブルクで医師として経験を積んでいるあいだに、研究者たちは次々と報告される一連の発見によって、部隊間のコミュニケーションがどのようにとられているのかをついに解明しつつあったのだ。

この新しい理解に到達するにあたって鍵になったものの一つに、タコのような奇妙な構造がある。一九七〇年代にラルフ・スタインマンというカナダ人免疫学者が初めて発見したものだ。マンハッタンのアッパー・イースト・サイドにあった実験室で、スタインマンは特別な顕微鏡を使って「樹状細胞」を見つける。木のような枝がたくさん出ていることからつけられた名前である。二〇一一年にノーベル賞を受賞するスタインマンの発見は、[76]免疫系についての科学者の理解において未解明だった部分を埋めるものだった。その後の数十年間で、樹状細胞（DCと業界では呼ばれる）がさまざまな役割を果たしていることが明らかになる。「番人」として皮膚や組織に陣取り、細菌やウイルスなど外からの侵入者がいないか体をパトロールする。触手を使って侵入者を捕らえると、体内の決められた場所へと連れていく。そこでは、T細胞などの特別な狙撃兵が武器を磨きながら動員を待ち、抗体をつくるB細胞が戦闘準備を整えている。標準的な歩兵隊である自然免疫系と、高度な技術をもつ部隊である適応免疫系を橋渡しするのが樹状細胞の役目なのだ。

ウールとエズレムのイメージでは、樹状細胞は免疫軍の高位の将校であり、周囲の環境やほかの細胞から情報を集めて分析し、その情報を使って部隊を戦略上の前哨地点に向かわせる。樹状細胞について自分たちでも研究をはじめていたウールとエズレムも、夢中になって「樹状細胞《DC》」のさまざまなカンファレンスで話を聴き（スタインマン自身による話も何度か聴いている）、人体の免疫反応において樹状細胞が果たすきわめて重要な役割について同業科学者たちの研究を追いかけていた。

免疫系のコミュニケーションのとり方が新たにわかり、それについての理解が深まっていくのにあと押しされて、がん免疫学者たちはおびただしい数の臨床試験をはじめた。標準的な治療法が行き詰まった患者を集め、新たに確認した固有の腫瘍の特徴を描いた「指名手配ポスター」を、ペプチド、タンパク質、ウイルスベクターを使って被験者の体に届ける。次々と発表される学術論文では、こうした方法のなかには実際に被験者の体内でT細胞の反応を引き起こしたものもあることが示されていて、それを励みにウールとエズレムは研究を続けた。

しかし二人は、こうした初期の結果に大喜びするのは時期尚早だとわかっていた。多くの研究者が理解していなかったのが、敵の手ごわさである。病原体とは異なり、がんは内部の敵だ。健康な細胞から出現し、薬が投与されるときにはすでに全身に広がっていて、免疫系の狙撃兵が敵と味方を区別しにくい状態になっている。

敵の部隊の規模も圧倒的だ。たとえば直径一センチメートルの小さな腫瘍でも、最大で一〇億個のがん細胞からできている。五センチメートルまで大きくなったものには、すでに一二五〇億個の細胞が含まれていて、毎日そのすべてが間断なく分裂して数を増していくのである。T細胞を鼓舞して戦闘に参加させるだけでは足りない。「当時のがんワクチン技術で生み出すことのできた免疫反応はあまりにも小さくて、私たちの計算では必要な量の一〇〇分の一から一〇〇〇分の一しかありませんでした」とウールは回想する。「免疫系の部隊は、これらのがんワクチンではまったく出動しないか、あるいは数が多くて圧倒的に優勢ながん細胞に太刀打ちできる見込みがないかのどちらかだったのです」

それほどの強敵を相手に細胞と細胞の戦いで勝利するには、T細胞の巨大部隊を動員しなければならない。それをウールとエズレムは理解していた。「ほかの種類のワクチンが必要であることはわかっていました」とウールは言う。「このアイデアで成功を収めるには、はるかに強力で効力のあるものでなければいけなかったのです」

ほかにもよりよい技術を考え出さなければならない理由があった。ウールとエズレムが研究を進めるうちに、すべての患者のがんが異なることに世界中の研究者が気づくようになっていったのである。あまりにも異なるので、すべてに使える薬で治療はできない。当初、がんワクチンの可能性に喜び勇んでいた腫瘍免疫学の研究者たちは、この方法で腫瘍と戦うのは思っていたほど簡単ではないという現実を受け入れざるをえなかった。失意からほかの研究テーマに切り換える科学者も増えていったが、ウールとエズレムはザールラント大学の実験室でさらに研究を深めていった。「がんがすべて異なるのなら、一人ひとりの患者の腫瘍に合わせて調整できるワクチン技術を開発すればいい」というのが二人の考えだった。

それを実現するには、二つのことを成し遂げる必要があった。「一つは免疫の部隊とコミュニケーションをとる汎用的な方法を見つけて、敵の分子特性を正確に伝えられるようにすることです」とウールは言う。「もう一つは警鐘を鳴らして、優先事項としてこの情報に基づいて行動するように強調することです」。実際にはこれは、将校に相当する樹状細胞たちにメッセージを直接届け、接近する敵の特徴を詳しく知らせて、免疫系の部隊を大規模に展開させるということである。

ウールとエズレムが最初に目を向けたものの一つがＤＮＡだった。

従来のワクチンとは異なり、ＤＮＡを使った直接の接種では、もはや「指名手配ポスター」に使われるタンパク質を細胞培養や卵で生産して体内に入れる必要はない。その代わりにこの技術では、医師は遺伝情報そのもの、つまりタンパク質をつくる一連の指示を届けることができるのである。樹状細胞がそれをきちんと受け止めたら、体は指示に従ってタンパク質のかたちで独自の「指名手配ポスター」をつくり、がんとの戦いでとりわけ重要なＴ細胞がそれを射撃訓練に使えるようにする。ウールとエズレムはマウスを使ってＤＮＡワクチンを試し、初期の良い結果に喜んでいた。しかし人間の樹状細胞で同じ実験をしようとすると、失望を味わうことになる。

ＤＮＡは遺伝情報のいわゆる「ハードコピー」なので、普通は細胞の核、つまり中心の奥深くにある。齧歯《げっし》動物の細胞は分裂する際、外からきたＤＮＡの鎖がその裂け目に入れるようにしてくれるが、人間の細胞はそれほど親切ではない。人間の樹状細胞によるＤＮＡ鎖の取り込みは、不規則で不十分であることがわかったのである。

二人はすぐにその問題を回避する方法を見つけた。「ＤＮＡがＲＮＡをつくり、ＲＮＡがタンパク質をつくる」という、フランシス・クリックが最初に提唱した分子生物学の中心原理《セントラルドグマ》に基づいた方法である。つまり遺伝情報のハードコピーを持つＤＮＡがタンパク質づくりの指示をＲＮ

Ａに伝え、ＲＮＡがそれを細胞の生産ラインに持っていく。合成ＲＮＡは簡単につくることができ、二人が知るかぎり安全だった。ＤＮＡを患者の体に入れ、それが今度はＲＮＡをつくって、そのＲＮＡが細胞工場に命じてタンパク質すなわち「指名手配ポスター」をつくらせる、というプロセスを経るのではなく、仲介者を抜いて単純にＲＮＡだけを送りこめばいいわけだ。

さらにいい方法があった。メッセンジャーＲＮＡ、つまりＤＮＡから細胞の生産ラインに本物の指示を運ぶＲＮＡが担うのは単純な仕事ひとつだけであり、その仕事のほとんどをタンパク質づくりの激務が行なわれる細胞のなかの大きな領域、つまり柔らかい外皮である細胞膜のすぐ内側にある細胞質で実行する。ウールとエズレムは仮説を立てた。ｍＲＮＡを細胞のこの部分に届けるのは、外部のＤＮＡを不親切な細胞核まではるばる届けるよりもはるかに簡単なはずだ。

ｍＲＮＡの実験は、それに先立つこと二〇年の一九七〇年代に始まっていた[77]。細胞機構の働きをよりよく理解したいと望んでいた科学者たちが、おもに事実を突き止めるために取り組んでいたのである。一九九〇年までにアメリカの遺伝子治療の先駆者ジョン・ウルフが[78]、マウスの筋肉に注射したｍＲＮＡは取り込まれ、そのｍＲＮＡにコードされたタンパク質がつくられることを発見していた。これは、「ワクチン開発への従来とは異なるアプローチ」になりうるとウルフは主張していて[79]、その後間もなく、リヨン近郊のフランスの研究者たちも同様の実験で好ましい結果を出す[80]。ｍＲＮＡに入れこんでいたこの雑多な集団は、医学の主流から完全に外れていて、ウールが言うには「この小さなコミュニティのなかでさえ、私たちは互いのことにほとんど目を向けていませんでした」。真剣に受け止められることがなければ、発見が否定されることもない。こうした発見はほぼ完全に無視され、多くの研究者はほかの領域へと移っていった。ベテラン免疫学者たちは、ｍＲＮＡは見込みのあるワクチンの一種であるとは考えてすらいなかったのである。それにはもっともな理由があった。

さまざまな問題点があるとはいえ、ＤＮＡは何週間も棚で保存でき、それなりに丈夫である。この分子を扱うとき、技師は滅菌マスク、手袋、実験用白衣を着用しなければならないが、こうした基本的な注意を払うのはさほど特別なことではない。だからこそ刑事は犯罪の現場でたいした手間もかけずにＤＮＡを簡単に採取できるのである。ｍＲＮＡは化学的に安定していて高温にも耐えられるが、人間の髪、息、皮膚の表面などあらゆるところに存在する「リボヌクレアーゼ（ＲＮアーゼ）」と呼ばれる酵素によって即座に破壊される。ホンブルクの街で最初にｍＲＮＡを扱いはじめたとき、ウールとエズレムはこの脆い物質を守るためにすさまじい苦労を強いられた。一つのビーカーに誤って指紋を一つつけただけで、研究がすべて台なしになるのである。「ガラス製品は三〇〇度を超える高温で焼きました」とエズレムは言う。「それに、特別なピペットも開発したのです」。のちに二人の研究室に加わったゼバスティアン・クライターは、初期の実験に取り組むうちにかなり疑心暗鬼になっていったと回想する。「前腕をすべてビニール袋に入れて、表面にくまなくスプレーをかけました」とゼバスティアンは言う。リボヌクレアーゼを含まない高価な水と特別な洗浄道具を使うのである。「不安に怯《おび》えながら暮らしていました」

さらに悪いことに、ｍＲＮＡは細胞に入ったあとも同じく不安定で、通常は細胞工場が十分な量のタンパク質をつくる前に破壊されてしまう。しかし、ほかの人たちがみなｍＲＮＡの脆さを克服不可能な問題だと考えていたのに対して、ウールとエズレム、またこの技術に独自に取り組む雑多な研究者たちは、その分解を「金の卵」だとみなしていた。

まず、役目を果たしたあとに分子が自然に分解するということは、人体に害を与える可能性がはるかに低いということである。ただ、さらに重要なのは、酵素にｍＲＮＡを排除させるようになった進化の偶然が、実はがん治療法の開発者たちにとって好都合だったことだ。

一九九〇年代の革命のなかで免疫学者が発見したことの一つが、ジェンナーがつくったようなワクチンが効果を発揮するのを助けていた「きまりの悪い事実」である。ワクチン製造の初期から科学者は、不活化した細菌と組み合わせた薬のほうがはるかに効果があることを認識していた。また、一部の製造業者はアルミニウムなどの異質な物質をわざとワクチンに加えて効力を高めていた。二〇世紀の終わりにさしかかると、こうした方法が機能する理由が明らかになった。[81]三人の研究者（ジュール・ホフマン、[82]ブルース・ボイトラー、[83]チャールズ・ジェンウェイ[84]）がそれぞれ独自に発見したところによると、樹状細胞のような免疫細胞は特別なセンサーで覆われていて、危険な病原体に一般に見いだされる特定の物質に触れるとそれが作動するのである。将校たちがパトロールして情報を集めるだけでは不十分で、その将校たちが侵入者の成分を感知し、ある程度のパニック状態に陥って、警鐘を鳴らし部隊を召集する必要もあることがわかったわけだ。本物の将校と同じで、すべての戦闘に全戦力を投入するわけではない。脅威を評価し、「防衛準備態勢《デフコン》」のレベルに基づいて判断を下すのである。初期のワクチンで使われていた不活化された細菌は、厄介な物質が侵入してきたことを樹状細胞に知らせるつたない方法だったのだ。最善のやり方は、特定の「アジュバント」（ラテン語のadjuvareに由来する言葉で、助けるという意味）を加えることである。この物質が新たに発見された警報ボタンを直接かつ安全に作動させ、免疫系を活性化させるのを助けるのである。[85]

ワクチン・プラットフォームとしてのｍＲＮＡがすばらしいのは、一つにはそれが自然のアジュバントとして働くからだ。その理由は単純だ。人類への脅威として最も古くから知られるものは、二一世紀に発見されたコロナウイルスと同じような、ＲＮＡからつくられたウイルスである。五万年ほど前に、ＲＮＡウイルスに対する遺伝子上の防御手段をネアンデルタール人がわれわれの先祖に伝え、[86]それ以来、これらの番人が人体のさまざまな入り口を守ってきた。そのただ一つの使命は、ＲＮＡの脅威を食い止めることである。ＲＮＡの脅威には、たとえばインフルエンザ、ＨＩＶ、ジカ熱、エボラ出血熱、Ｃ型肝炎などの恐ろしいウイルスがある。こうした理由からリボヌクレアーゼという酵素が進化して、外からやってきたＲＮＡが皮膚を通り抜けたり体の孔《あな》から体内に入ってきたりするのを防いでいるのである。

体の細胞は、安全なｍＲＮＡは自身の細胞核からやってくるものだと思っていて、外から突然やってくることは想定していない。したがって、こうした侵入者に対するさらなる防御手段を発達させてきた。外からきたｍＲＮＡに遭遇すると、細胞に組み込まれたセンサーが作動して警報を発し、部隊を急行させてその分子を武装解除する。このいわゆる「内在性のアジュバント機能」はワクチン開発に非常に役立つだろうとウールとエズレムは考えていた。とはいえ、ｍＲＮＡは有望ではあるがまだダイヤモンドの原石であり、その効力を調節するのは難しかった。パニックを起こさせすぎるのはよくない。強い副作用を招くからだ。二人とチームの面々は、免疫部隊がきちんと情報を受けとり、それと同時にほどよく刺激を受けるようにする方法を考えなければならなかった。ｍＲＮＡを微調整するとともに、それを体の正しい場所へ効果的に届ける方法を見つけ出す必要があったのだ。

ウールとエズレムが研究の初期に出くわしたある論文に、ｍＲＮＡ技術が克服しなければならないハードルの完璧な一例が示されていた。アメリカで博士研究員として働いていたスミタ・ナイルは、細胞ベースのがんワクチンを研究していた。運命を決した一九九五年のある日、同僚（で将来の夫）のデイヴィッド・ボチコウスキから「治療薬（The Cure）」[87]というラベルのついた試験管を手渡された。中身は腫瘍細胞から採取したｍＲＮＡである。むき出しのｍＲＮＡを血流の中に直接注入するとなかなか生き残ることができないが、二人はその代わりにマウスから採取した健康な樹状細胞にｍＲＮＡを入れ、その移入済みの細胞を同じマウスに戻した。翌年二人が発表した論文によると、強力な免疫反応が引き起こされ、その結果、マウスは一部のがんから守られたという。[88] ナイルとボチコウスキの研究室のリーダー、エリ・ギルボアはこの発見に大喜びして、すぐにｍＲＮＡの企業を立ち上げた。

これは重要で前向きな発見だった。樹状細胞を使うことで、ｍＲＮＡによる治療はＴ細胞の反応をある程度誘発できるということだ。しかしボチコウスキやナイルらのチームの方法は煩雑で費用がかさんだ。実際にがんの薬として再現するとしたら、その方法だと患者から採血し、健康な細胞を培養して分離し（このプロセスには二週間ほどかかることがある）、生検によって腫瘍のサンプルを採取して（十分な材料を得るには二、三度行なわなければならないこともある）、ｍＲＮＡを抽出し、それを健康な細胞に導入して、その細胞を患者の体に戻すことになる。一つひとつの段階で高い汚染《コンタミネーション》リスクがあり、このプロセスは設備の整った病院でしか実行できない。考え自体はすばらしいが、技術面の効率はジェンナーの方法と大差がなかった。「ｍＲＮＡのエレガンスと単純さが失われていました」とウールは言う。「もっとシンプルな方法があるに違いなかったのです」

ウールとエズレムはよりシンプルな方法を粘り強く模索し続け、その結果、一九九九年にヨハネス・グーテンベルク大学マインツに行きついた。マインツが生んだ最も有名な人物で印刷機の発明者にちなんで名づけられた大学である。二人はそこに招聘《しょうへい》され、ドイツ研究振興協会が資金を提供しオーストリアの腫瘍学者クリストフ・フーバーが統括する独立した研究グループを立ち上げることになったのだ。二人はクリストフと意気投合した。クリストフは、全身性の免疫反応を誘発して体にがん細胞を殺させようとする初期の免疫療法の試験に参加していたが、この薬はうまく機能せず、それに加えて患者は重い副作用に苦しんだ。ウールとエズレムと同じく彼も、解決策はきわめて的を絞ったやり方で免疫系を活動させることにあると考えていて、まさにそれを実現すべく研究者が試験をできる環境をつくったのである。

ただしマインツへ移る前にウールは一年間の休みをとり、チューリッヒ大学病院の名高い免疫学講座でスキルを磨いた。[89]エズレムが研究グループのメンバーを集めているあいだ、ウールは平日をスイスで過ごして、週末になると列車でドイツに戻った。ひっきりなしに行き来することになったが、それだけの価値はあった。ウールはチューリッヒでトマス・キュンディヒと友達になる。キュンディヒは医師で、ＤＮＡワクチンの実験を行ない、マウスの脾臓《ひぞう》にそれを注入するとほかのルートをとるよりも免疫反応をうまく引き起こせることを突き止めていた。ワクチンが「指名手配ポスター」を届ける場所が非常に重要だとウールは学んだのである。

マインツのウールとエズレムのチームは、のちにこの理由に気づいた。樹状細胞すなわち将校は、平等につくられてはいないのである。リンパ組織（その最大のものが脾臓）にいる将校たちは、ｍＲＮＡを捕まえてそれが運んできた指示を実行させるのが特にうまい。腋《わき》の下、股間、体のほかのいくつかの前哨地点にある、こうした豆のような形のリンパ節が、免疫系の情報拠点なのである。それらはエリート守備隊の集合場所として機能している。生物学上の国防総省《ペンタゴン》であり、樹状細胞が集めた情報を処理して、待機している部隊に指示を出すのだ。

さらなる実験で明らかになったのは、これらのペンタゴンにいる樹状細胞は驚くべきすばやさで任務を遂行するということである。リンパ節に注入されたｍＲＮＡは予想どおり数分以内にリボヌクレアーゼによって破壊されるが、そこにいる樹状細胞が大量のｍＲＮＡを十分な速さで吸い上げるのだ。そしてｍＲＮＡにコードされたタンパク質も大量につくり、それが免疫系の部隊に警告を与える「指名手配ポスター」として機能する。樹状細胞はよそ者のＲＮＡを絶えず偵察するよう進化しているので、免疫学者はこの特徴を利用できるわけだ。「マクロ飲作用《ピノサイトーシス》」と名づけられたこの特別な仕組みは、[90] のちにマインツのグループによって明らかにされる。

皮肉なことに、ウールとエズレムがＤＮＡワクチンの最初の試みを断念したのは、樹状細胞のためだった。樹状細胞がＤＮＡをうまく取り込まなかったのである。ＤＮＡの「醜いアヒルの子」としてずっと軽んじられていたｍＲＮＡの場合、樹状細胞は問題にはならなかった。樹状細胞は免疫系の陸軍基地で待機する兵士たちを目覚めさせるのに重要な役割を果たしてくれたのである。

免疫系がどのように機能し、それを活用するにはワクチンに何が求められるのかを明らかにするのは、戦いの半分にすぎなかった。残りの半分は、この知見を使って二人のお気に入りのプラットフォームであるｍＲＮＡを改良し、患者の治療に効果を発揮する薬に応用できるようにすることにあった。ウールとエズレムはその後の二〇年をまるまる費やして、これらの課題に並行して取り組んだ。

マインツに到着するとすぐに、ウールとエズレムが取り組む二つの仕事についての噂が急速に広まって、同様の研究テーマに関心をもつ科学者たちの興味を惹きつけた。最初に反応したのがゼバスティアン・クライターである。医師として訓練を受け、一九九〇年代なかばにウールとエズレムとともにホンブルクのザールラント大学で博士課程を修了したが、その後二人とは連絡をとっていなかった。たまたまゼバスティアンもマインツに行き着き、クリストフ・フーバーのもとで働いていたものの、学問の世界でのキャリアに行き詰まりを感じていた。辞めて病棟で働く医師に戻ろうかと思っていたが、その前にエズレムに助言を求める。エズレムはマインツにやってきたばかりで、研究室立ち上げのために与えられた九〇平方メートルの空間の設備を整えている最中だった。空っぽの部屋にたった二つ用意された椅子に座り、一時間近く二人で話をしたとゼバスティアンは言う。そのときエズレムからさまざまなキャリアの選択肢について助言を受けた。そして最後にこう言われたという。「でももちろん、うちの研究室に加わってもかまわないけど」

結婚のために少し時間をあけたあと、二〇〇一年の夏にゼバスティアンはウイルスベクターの薬を研究するつもりで研究室に加わった。それを理由に、これまでの自分の研究テーマから離れることを上司である二人から認めてもらっていた。しかし新しい環境に腰を落ち着けるやいなやウールに言われた。「そのことは忘れてくれ。mRNAの研究をする」

二〇〇〇キロメートル離れたトルコのアンカラでは、ムスタファ・ディケンが分子生物学と遺伝学を学んでいた。二〇〇〇年代初めの夏に彼がインターンとして働いたイスタンブールの企業では、ウールとエズレムがかつて発明した技術を活用していた。SEREX法と呼ばれるもので、科学者が腫瘍抗原を発見するのに役立つ技術である。ムスタファはこの革新的な手法に興味をそそられ、それを支える科学論文を調べた。すると、著者たちの名前が否応なく目にとまった。「〝おもしろい、ドイツにいるトルコ人科学者だ!〟と思ったんです」とムスタファは言う。「そして論文に記されていたアドレスにメールを書きました」。ウールとエズレムが同国人の親しみを覚えてくれることを期待して、ムスタファは二人の研究室に博士課程の学生として加わりたいと問い合わせたのである。返事はなかったが、ムスタファはあきらめずに連絡を続け、ある日、エズレムからのメッセージが受信箱に届いた。近いうちにトルコの家族のもとを訪れるつもりなので、時間をとって話をしてもいいという。

顔合わせは首都アンカラ中心部の混みあった小さなカフェで行なわれ、うまく事が運んだ。ムスタファはトランスレーショナル医療に関心があることを説明し、ムスタファの決意と謙虚さはエズレムの心に響いた。エズレムはmRNAについての論文のリストをムスタファに手渡し、それらの文献によく目を通しておくようにと伝えた。ドイツ当局とうまく折りあいがつけば、ムスタファはマインツでのエズレムらのプログラムに加わる候補者として最適だと思われたのだ。数カ月後、ムスタファは空路フランクフルトへ向かい、笑顔のウールに迎えられて、ドイツでの最初の夜を二人の家のソファで過ごすことになる。

ほかの一五人とともに、ゼバスティアンとムスタファは結束の固いチームの中心メンバーになり、ウールとエズレムに導かれながら革新的な科学と医薬品開発のあいだを橋渡しした。チームの面々は、のちにビオンテックの道具箱でかなめの位置を占めることになる技術をひそやかに磨いていったのである。その道具箱は二〇二〇年初めに新型コロナウイルスとの戦いで開かれることになる。

＊＊＊

二〇〇二年春のある日、ウールとエズレムは科学の間隙を埋める仕事からつかの間の休みをとって結婚した。壮大な結婚式の予定はなく、しゃれた会場も予約していない。それどころか、二人とも細かいことはほとんど気にかけていなかった。結婚式の前日に「二人は、私と私の同僚に立会人になってくれないかと頼んできたんです」とウールとエズレムの長年の個人アシスタント、ヘルマ・ハイネンは言う。ヘルマは慌てて花を買いにいき、翌朝、マインツの登記所で雇い主である二人に合流した。ちょっとした式のあと、四人は職場に戻り、新婚の二人は研究室に直行した。「べつにおかしなこととは思いませんでした」とヘルマは言う。「いつも仕事のことばかりでしたから」

***

仕事では、何よりの課題は樹状細胞に入ったｍＲＮＡの効力を大幅に高めることにあった。ウールとエズレムが考えるがん治療法にとってこれが特に重要だったのは、何十億もの腫瘍細胞を攻撃して成功を収めるには、途方もなく強力な反応を引き出さなければならなかったからだ。したがってマインツのチームは、合成ｍＲＮＡにコードしたとおりのタンパク質、つまり免疫系の兵舎のあちこちに貼るいくつかの「指名手配ポスター」を樹状細胞に大量につくらせ、しかも免疫系の狙撃兵たちがきちんと訓練されるまでそれを続ける必要があった。

しかし問題は、体の外からもたらされたｍＲＮＡと、細胞にもともと存在するｍＲＮＡが、タンパク質の生産ラインを使う時間を取り合うことにある。ウイルスや細菌が危険なのは、それらが敵対的な方法を使ってこの戦いに勝つことが多いからだ。細胞に侵入して既存のｍＲＮＡの翻訳を阻止し、自分たちが優先されるようにするのである。ウールとエズレムは、原理上、侵略的なウイルスのやり方を合成ｍＲＮＡに学ばせることができると考えていた。もう一つの方法として考えられたのは、体内の普通のｍＲＮＡがあまりタンパク質をつくらない一方で、一部のｍＲＮＡが大量のタンパク質をとりわけうまくつくる理由を突き止めることだった。それと同じように、二人の薬のｍＲＮＡを細胞の生産ラインで優先させることができれば、樹状細胞の〝やることリスト〟のトップにそれが置かれ、しばらくそこにとどまることになる。この目標を追求すべく、新たに結成されたコアチームの研究者たちはバイオハッカーの精鋭部隊と化した。

ｍＲＮＡの基本構造はすべて同じで、最大で数千の糖とリン酸のグループが交互についた一本の鎖である。糖のグループの一つひとつには四つの塩基があり、それぞれＧ、Ａ、Ｕ、Ｃの文字で示される。ｍＲＮＡが運ぶ遺伝情報は、これらの文字の配列によって決まる。

ｍＲＮＡの鎖の中心には、どの鎖にも共通する開始と終止のサインによって区切られたコーディングのための比較的大きな部分があり、そこにはｍＲＮＡが細胞につくらせるタンパク質の設計図が含まれている。鎖のこのコーディング領域の左右の部分、いわゆる「背骨《バックボーン》」はタンパク質には翻訳されないが、一つひとつに特別な役割がある。それらが一緒になって、さまざまな機能を果たす。たとえば、鎖がきちんと解読されるかたちで細胞の生産工場に入っていくようにしたり、鎖がすでに細胞のなかにいるｍＲＮＡに追い出されないようにして、細胞の組み立てラインに長くとどまり、コードされたタンパク質のコピーをたくさんつくれるようにしたりといった具合だ。

グループは、これらの構成要素の一つひとつに焦点を合わせて研究を進めた。長年かけてさまざまな最適化を体系的に検討し、〝ＶＩＰパス〟に相当するものを合成ｍＲＮＡに与えられないか模索する。それができれば、メッセージが将校に無視されることがなくなり、タンパク質の生産ラインで優先して扱ってもらえるようになる。

＊＊＊

必死の努力は実を結んだ。二〇〇四年一二月のある朝、チームの面々がフローサイトメーターのまわりに集まった。これは嫌われ者の旧式レーザープリンタのような見た目をした機械だが、細胞を数えて分類することができる。その七二時間前、チームで最も手先の器用なラウーフ・ゼルミが、爪やすりサイズのメスでマウスの腋の下を慎重に切り開き、小さなリンパ節をあらわにした。ポーズをとってこの歴史的瞬間を記念する写真におさまったあと、ラウーフは最適化されたｍＲＮＡをピンポイントの正確さで注射した。いま、成否を分かつ結果がコンピュータの画面に表示されつつある。タコのような形をした樹状細胞は、ｍＲＮＡを取り込んだだけでなく、免疫系の狙撃兵を大規模展開するためにｍＲＮＡにコードされていたタンパク質を十分につくってもいることがわかった。スキャン画像では、青い塊として見えるリンパ節がひどい発疹《ほっしん》でもできたかのように無数の紫の点に覆われていた。この斑点こそが、ウールとエズレムが長年かけてなんとか働かせようとしていた特別兵器、Ｔ細胞だった。バイオハッカーたちは攻撃目標を操ることに成功したのである。軽視されていたｍＲＮＡに基づく新世代のがん治療薬が、突如として現実味を帯びたのだ。

二〇〇六年までに二人とチームの面々は、いくつかの微調整を一つのｍＲＮＡバックボーンにまとめ、ｍＲＮＡの一つの鎖によって引き起こされる免疫反応を五〇〇〇倍に増やすことに成功していた。ウールはドイツ連邦教育科学研究技術省が主催する全国規模のコンペでこのブレイクスルーのデータを発表し、受賞者の一人に選ばれた。賞金は六〇〇万ユーロであり、二年以内に会社の立ち上げに使うことを条件に授与された。ビオンテックの礎石が据えられたのである。

海を越え数千キロメートル離れた場所では、もう一人の根気強いバイオハッカーがｍＲＮＡの問題点への独自の解決策を探っていた。

一九七六年、カタリン・カリコは母国ハンガリーの南部の街、セゲドの大学講師からこの分子のことを初めて教わった。興味を持ったカタリンはすぐに博士課程でこのテーマを研究することに決め、タバコの煙が立ちこめる研究所の実験室で実験を始めた。ペンシルベニア州のテンプル大学からさらに研究を進めるようオファーをもらい、そのおかげで当時まだ共産主義国だったハンガリーを逃れることができた。政府は五〇ドル相当を超える外貨を国外に持ち出すことを禁じていたため、カタリンは家族の自動車を九〇〇ドルで売り、夫の小遣《こづか》いとあわせて一〇〇〇ドル相当の現金を娘のテディベアに詰め込んで[91]アメリカへ向かったという。

しかしその後の二〇年間では、厳しい挫折を次々と経験した。ｍＲＮＡの鎖を注射しようとすると、死んでしまうマウスもいた。大量投与への免疫反応による炎症のせいかもしれないとカタリンは言う。それに加えて、生化学者であるカタリンもウールやエズレムと同じような問題に直面していた。ｍＲＮＡによる指示が細胞によって十分に翻訳されないという問題である。異動先のペンシルベニア大学は、やがてカタリンが長年取り組んできた研究に資金を出すのを渋るようになり、降格か新しい研究分野への移行かのどちらかを選ぶよう迫られた。

降格を選んだカタリンには、しかしすぐに運が巡ってくる。免疫学者のドリュー・ワイスマンが、国立衛生研究所であのアンソニー・ファウチのもとで働いたあと、フィラデルフィアに来ていた。一九九八年、二人はコピー機の順番待ちをしているときに出会う。学術誌がオンラインで簡単に読めるようになる前の時代には、コピー機はひっぱりだこだった。二人はカタリンが抱えていたｍＲＮＡの問題について語り合う。そしてｍＲＮＡを安定させ、細胞に導入したときにタンパク質を豊富につくるよう刺激できる方法をともに見つけたのだ。

ｍＲＮＡコードのＵ（ウリジン）をメチルシュードウリジンなどの自然発生する代替物に代えることで、その分子は事実上「隠密《ステルス》モード」に置かれることに二人は気づいた。免疫系にもともと備わる受容体は外から入ってきたｍＲＮＡに反応するよう進化しているが、それに発見されなくなるのだ。ほぼ気づかれずにすり抜けられるようになる。

これについては二〇〇六年に特許を取得したが、こうしたブレイクスルーを成し遂げても、カタリンは引き続き仕事で屈辱をこうむる。二〇一三年に日本での学会から帰国したときには、オフィスの椅子が廊下に出されていて、ほかの研究者のために部屋が空けられていた。同じ二〇一三年、オリンピックのボート選手である娘の試合を観戦するためにヨーロッパを訪れたときに、カタリンはビオンテックまで足を運んでウールに会った。彼女のイノベーションに関心を示していたキュアバックはすでに訪れていて、ｍＲＮＡに情熱を注ぐ仲間たちの会社にいると安らぎを覚えた。「ＲＮＡがいいものだと説明する必要がなかったのは人生で初めてです。そこにいる人はみんな信者でしたから」とカタリンは言う。しかし、マインツでの歓迎にはさらに心を奪われた。ウールと何時間も話をし、共通の関心事について情報交換したあと、事業に加わらないかとウールに誘われた。数カ月後、ビオンテックはカタリンを副社長としてチームに迎えると発表する。「社長は笑っていました」とカタリンは回想する。「『うちの会社にはウェブサイトすらないんだ！』って」

実際、ビオンテックは無名のままだったが、ウールとエズレムのチームは絶えず働いていた。二〇一二年、マインツのグループはマウスでの実験を終えて、開発したものを人間で試すことになった。ドイツの規制当局から承認を得たのち、進行性黒色腫の患者の股間にあるリンパ節にむき出しのウリジンｍＲＮＡを注射する。この手順はやっかいだった。胎児のエコー検査によく使われるような超音波装置とゼリーを使用して、針が豆形の器官のなかまで届いているのを確認する必要があったからだ。しかし、それだけの手間をかけた値打ちのある結果が出た。数十人の患者で、コードされたがん抗原、つまり標的に対するＴ細胞の強い反応が見られたのである。「わずかなｍＲＮＡを一つのちっぽけなリンパ節に注射しさえすれば、あとの仕事は体がやってくれることを証明したのです」とゼバスティアン・クライターは言う。人間の樹状細胞、とりわけ体のペンタゴンにいる樹状細胞は、熱心にｍＲＮＡを取り込み、その指示に従って動くことが明らかになったのだ。

仕組みは解明されたかもしれないが、股間に注射するという投与の方法は理想的とは言いがたかった。そのほかにもウールには気になっていたことがある。脚のつけ根の二つのリンパ節に注射したことでこれだけ大きな効果があったのなら、「体中のリンパ組織すべてにワクチンを注入して、そこにいる樹状細胞をすべて活動させたら、どれだけ大きな免疫反応が得られるだろう？」

ウール、エズレム、チームの面々は実験室に戻った。最も広く体系的に薬を体内に行きわたらせるには、静脈注射がいちばん効果的であることはわかっていた。しかし、ＲＮＡを攻撃する部隊が存在するため、ｍＲＮＡが血流を抜けてリンパ節まで移動できるようにするには、なんらかの保護が必要だった。保護の技術には手の込んだものがいろいろとあったが、グループが選んだのは最もシンプルなものだ。脂質製剤である。こうした製剤の一つ、脂肪のごく小さな粒子が、何年ものちにビオンテックの新型コロナワクチン計画のきわめて重要な要素になる。脂質は巡回中の酵素からｍＲＮＡを守り、目的地へ向かう途中でｍＲＮＡが肝臓や肺で足止めを食らうのを防ぐのだ。

二〇一〇年代には、ウールとエズレムおよびチームの面々は化学組成をわずかに変えた何十もの脂質を繰り返し試して、自分たちのｍＲＮＡプラットフォームに完璧に合うものを探した。「最初はただただ試行錯誤でした」とエズレムは言う。「でもその後、いろいろなことがわかりはじめたのです」。脂質の種類だけでなく、ｍＲＮＡと組み合わせる際の比率も重要であることをグループは理解しはじめた。何百回も実験を重ねたのち、特定のｍＲＮＡを含む特定の大きさのナノ粒子と脂質の割合がポイントであることを突き止める。

ｍＲＮＡにコードされたメッセージは、血流に乗って体のペンタゴンにいる将校たちのもとへ届けられる。その内容に注意を十分喚起されると、将校たちは指揮下の部隊を訓練する。マインツのグループがｍＲＮＡの構造を「ハッキング」し、これらの脂質で覆ってつくったワクチンへの免疫反応は、きわめて良好だった。「指名手配ポスター」が免疫の用心棒の宿舎に貼り出されていたのである。

ウールとエズレムは、静脈注射が可能で効力のあるｍＲＮＡがんワクチンをつくるという当初の目標の達成が近づいているのを感じ、臨床に向けて研究を加速させた。二〇一四年、ビオンテックは新しい臨床試験に着手し、新発明された、この脂質に覆われたmRNAワクチンで最初の患者の治療を行なう。[92] このブレイクスルーは権威ある《ネイチャー》誌に画期的な論文として発表された。[93] それから数年を経た二〇一七年、ウールはmRNAが次世代を担う技術だと「絶対的に確信している」と自信たっぷりに同誌に語っている。期待外れのDNAワクチンとは異なり、mRNAは「誇大宣伝されたものではありません」とウールは記者に言う。「長年、目立たないままでしたが、ようやく可能性を発揮できるところまで成熟したのです[94]」

二〇一八年一〇月、ウールはmRNAを静脈注射した二〇一四年の試験の追跡調査の結果を発表する。「科学でいのちに息を吹き込む」と題したイベントで、タイムズ・スクエアにあるニューヨーク・マリオット・マーキスの大会場[95]に集まった免疫学者に、この研究で治療した黒色腫の患者数十人のデータを示した。その前日には、体内に存在する防御力を結集させて進行性腫瘍と戦わせる研究で本庶佑《ほんじょたすく》とともにノーベル生理学・医学賞を受賞したばかりの[96]がん免疫学者、ジェイムズ・P・アリソンが登壇して熱狂的な歓迎を受けていた。聴衆はついにがん免疫療法の時代に入りつつあることを確信し、ウールの報告がさらなる喝采を呼ぶ。エズレムが聴衆にまぎれて見守るなか、ウールはビオンテックのmRNA医薬を投与されたのちに数人の患者の腫瘍が縮小したと発表したのである。すべての例でT細胞の強力な反応が見られ[97]、なかには数十億の「狙撃兵」が動員されていたケースもあった。「病の帝王」がついに強敵に直面した。免疫系の兵器庫のすべての武器が、この恐ろしい病気に一斉に集中して向けられたのである。

二〇〇年を超える予防接種学の歴史を経て、ようやくジェンナーの初歩的な手法に代わる効果的な方法の見通しが示された。最適化されたｍＲＮＡが適切に脂質に包まれてリンパ組織に届けられさえすれば、それらの器官でうろうろしている樹状細胞、つまり将校が十分な音量で警鐘を鳴らし、強力な免疫反応を呼び起こすのだ。

しかしウールとエズレムは、自分たちが完成させようとしている技術がわずか一五カ月後に、はるかに大きな舞台で脚光を浴び、パンデミックに終止符を打つそのポテンシャルに人類がみな息をのむことになるとは知るよしもなかった。

第五章　試験

ＣＯＶＩＤ－19は感染症だが、二〇二〇年一月の時点では、ビオンテックはまだおもにがんを扱う企業だった。人類最大の強敵を打ち負かしたいという共通の望みをきっかけに結びついたウールとエズレムは、ウイルスに関心がなかったわけではない。腫瘍を攻撃目標として開発してきた自分たちのさまざまな技術は、ワクチンを改良してほかの病気を治療するのにも使えるとずっとわかっていたのである。二人が最初につくった企業、ガニメドのビジネスモデルには、新しい病原体の遺伝子配列をすぐに突き止めてそれに対する抗体を開発する、ウールが発明した技術も含まれていた。「当時すでに、エピデミックとパンデミックは私たちの重要な関心事だったのです」とエズレムは言う。

この発明は投資家の商業的関心に合うようなかたちで医療に応用されてはいなかったので、ガニメドはもっぱらがんに集中することにした。のちにビオンテックでウールとエズレムに余裕ができたとき、二人はこのイノベーションを感染症のワクチンに応用するアイデアを再検討した。免疫学の観点からすると、そうした製品はがん治療薬よりも開発が容易である。しかし感染症ワクチンの市場は少数の保守的な大企業に支配されていて、それらの企業は二人の新技術に懐疑的だった。独自での展開も選択肢にはならなかった。そうしたワクチンを開発するには、がん治療よりもはるかに大規模な第三相試験が求められ、何万人もの被験者と世界規模の流通・商業化ネットワークが求められる。巨額の投資をして何千人もの従業員を雇わなければならないが、ビオンテックはマインツの大学発の小さなスピンオフにすぎない。

ウールとエズレムは長期的な目標に集中することにした。一般的な感染症には、不完全とはいえすでに薬が存在する。そうした感染症に対するワクチンを開発するという簡単な仕事は、ほかに委ねてもいいと考えたのだ。「自分たちの強みに集中したかったんです」とウールは言う。「HIV、結核、マラリアという〝三大感染症〟のような病気は、非常に複雑だったり治療が難しかったりして従来の技術では十分に対処できません」

とはいえ、まずは簡単な仕事に取り組んで、感染症チームの土台を築かなければならない。チームの面々とともに、二人はまずインフルエンザに集中することにした。長年研究されてきて、よく知られているウイルスである。インフルエンザワクチンはすでにたくさん存在したので、着々と中身を充実させつつあったビオンテックのmRNA道具箱の技術に基づいて薬をつくるとしたら、従来の薬と比べることでそれが実際どれだけうまく機能するかを判断しやすいこともあった。二〇一一年、ビオンテックはこの試験的事業のためにドイツ政府の助成金を獲得したが、ウールとエズレムはあえてこれが人目に触れないようにしていた。

その二年後、感染症に特化したノウハウを持つ最初の社員が入社する。シュテファニー・エアバーは当初、自分はビオンテックの業務にとって中心的な存在ではないと感じた。「みんな感染を恐れていました」。がん研究に取り組む同僚についてシュテファニーはそう語る。「私は誰もいない午後か夜しか実験室で仕事をさせてもらえませんでした」。最初に割り当てられたオフィスは〝トーテ・タウベ〟、つまり「死んだハト」の部屋だった。天窓にぶつかって死に、ゆっくり腐敗していったハトにちなんで名づけられた部屋である。

二〇一四年、二人目のウイルス学者で動物の疾病を専門にする若手研究者、アンネッテ・フォーゲルが採用されると、状況は好転した。アンネッテはドイツ南部に生まれ、テュービンゲンで学んだのち、その中世ゆかりの街に拠点を置く連邦政府の研究所に加わった。数年後、研究所がリームスというバルト海の小さな半島に移転する。感染症の専門家と試験に使われる数十頭の羊と乳牛のほかは、ほとんど誰も暮らしていない場所だ。孤独に耐えられずに仕事を辞めようとしていたとき、ビオンテックで働く友人から連絡があった。同社はまさに彼女のようなスキルを持つ人を探しているというのである。しかしオンラインで募集要項を探してみると、悪い冗談に引っかかったのではないかと疑いはじめた。それらしい検索結果がまったくあがってこないのだ。わずか六年後に医薬品史上最も重要な薬を開発するビオンテックには、二〇一四年の時点ではまだウェブサイトがなかった。

それでもエズレムと電話で話し、マインツを訪れたあと、アンネッテは感染症の〝チーム〟に加わることにした。そして、特定の病原体の性質を理解している学術機関の協力を得ながら、ウイルスとの戦いに向けてシュテファニーとともにビオンテックのがんテクノロジーを慎重に応用しはじめる。がんワクチンに取り組む同僚たちが築いた基礎のことをおそらく知らなかったであろうアンネッテの目には、ウイルス学は「ビオンテックにとってまだほとんど趣味」であるように映った。

二〇一五年に専門技術者が一人採用され、感染症のチームは二人から三人になって、最初の本格的なプロジェクトに取り組みだした。予防と治療のためのＨＩＶワクチン開発のプロジェクトで、インペリアル・カレッジ・ロンドンが主導するＥＵの事業である。さらに、家畜用のワクチン開発でバイエル社の動物用医薬品部門と協力し、さまざまな病原体についてペンシルベニア大学とも共同研究を行なった[98]。その後間もなくゲイツ財団から投資を受け、二〇一八年にはファイザーとの本格的なインフルエンザ・プロジェクトが始まる。しかし、同じｍＲＮＡ企業のモデルナやキュアバックが感染症ワクチンの臨床試験を始めていたのに対して、ビオンテックはまだがんの事業を優先していて、同様の計画は模索段階にとどまっていた。

新型コロナウイルスが中国を襲ったとき、同社の感染症ワクチンで臨床試験に最も近づいていたのは、インペリアル・カレッジ・ロンドンの免疫学の第一人者ロビン・シャトックとの緩やかな協力体制のもと準備していたものである。イギリス政府の助成を受けたエボラ出血熱、マールブルグ・ウイルス、ラッサ熱のワクチンについて、イギリスの規制機関である医薬品・医療製品規制庁（ＭＨＲＡ）に第一相試験の申請をしていたが、許可を受けて実行に移せるのはまだ何カ月も先の話だった。この事業や同様の事業は、ビオンテックの一般向けプレゼンテーションではほとんど言及されていなかった。二〇二〇年はじめにサンフランシスコで開かれた〈ＪＰモルガン・ヘルスケア・カンファレンス〉でのウールの発表では、ビオンテックの感染症関連の新薬候補は四二枚目のスライドのいちばん下でようやく言及されている。同社は、いまなおがんに取り組んでいる会社だとバイオテクノロジー業界の目には映っていた。もちろん、表には出ていなかったが、マインツで働く何百人ものスタッフが、ウイルスと戦うワクチンの開発に従事していた。しかし、ウールがプロジェクト・ライトスピードを立ち上げたときには、明確に感染症に取り組む部署（いまはアンネッテが率いている）のスタッフはわずか一五人にすぎなかった。

科学の面からいえば、これはたいして妨げにならない。確かにウールとエズレムが免疫療法の世界に深く入り込んで長年取り組んできた仕事のほとんどは、がんを念頭に置いたものだった。しかしエズレムの説明によると、この仕事は「ウイルスを回避するために発達した免疫系の自然なメカニズムをほかに振り向けるものでしたので、実はわずかなステップでこの知見をすべて活用して免疫系本来の目的に、つまりウイルスからの保護に向けることができたのです」。

ビオンテックはかなりの知見を蓄積していた。ひそかに四種類の合成ｍＲＮＡを開発していて、ｍＲＮＡが自然に持つ力を増大させるべく、個々の構成要素を取り除いたり置き換えたり変更したりしていたのだ。一つ目のバージョンで、最も広く検討されていたのが、ウリジン含有ｍＲＮＡ（ｕＲＮＡ）である。ｕＲＮＡには、その「アジュバント」、つまり警報信号の活動のおかげで、特に強力なＴ細胞の応答を呼び起こす力があった。静脈注射用にビオンテックがつくった脂質で包んだｕＲＮＡは、非常に少量できわめて大きな免疫反応をがん患者の体内で引き起こしていたのである。しかしｕＲＮＡは、新型コロナワクチンの注射に必要とされる筋肉注射用の脂質とはまだ組み合わされたことがなかった。それらの脂質にはそれ自体の補完的な「アジュバント」が含まれているため、脂質とｕＲＮＡの両方を含むワクチンはあまりにも強力になりすぎて、インフルエンザのような症状を引き起こしかねなかったのだ。

　二つ目のバージョンが修飾ヌクレオシドｍＲＮＡ（ｍｏｄＲＮＡ）だ。このプラットフォームには、ウールとエズレムがほどこした改良に加えて、カタリン・カリコとドリュー・ワイスマンが特許を持つ発見も含まれる。分子コードの四文字の一つを置き換えて、ｍＲＮＡを「ステルスモード」にする発見である。ビオンテックはこの二人の画期的な発見の使用許諾を受けていて、そのおかげで人体にｍｏｄＲＮＡを見逃させ、副反応をあまり起こさないようにできた。しかしｍｏｄＲＮＡをつくる際に加えた変更によって、ｍＲＮＡ分子にそもそも含まれる「アジュバント」の力、つまり体外から投与されたときに、パトロールしている免疫系の将校たちをパニック状態に陥らせて行動させる力が鈍らされた。ｕＲＮＡとは反対で、ｍｏｄＲＮＡの場合は鈍った力を埋め合わせるために「アジュバント」効果のある筋肉注射用の脂質の助けを必要とする。しかし、脂質のこの小さな球が不足分を補えるかはわからなかった。
自己増殖ｍＲＮＡ（ｓａＲＮＡ）とトランス増殖ｍＲＮＡ（ｔａＲＮＡ）[100]がビオンテックのラインアップに加わったのは、より最近のことである。いずれもとてつもなく有望な新人だ。名前からわかるように、これらは自前の「コピー機」、つまり複製能力を持っていて、細胞内の製造ラインで新型コロナウイルスのスパイクタンパク質のようなワクチン抗原をつくる際に、その生産量を劇的に増やして生産時間も長くする。しかしこれらは新しいプラットフォームであり、脂質の有無にかかわらず人間で試験されたことは一度もなかった。ｓａＲＮＡやｔａＲＮＡに基づく薬剤を注射されたマウスで観察されたワクチンの効力が、人間で再現されるかはわからなかった。

コロナウイルスがやってくるずっと前から、これらのプラットフォームは、二〇一三年にウールがつくった「最適《オプティマル》ｍＲＮＡチーム」[101]と呼ばれる学際的研究グループによって継続的に改良されていた。隔月のミーティングではさまざまな技術の最新の実験データが詳しく議論され、科学的に厳密な視点から吟味される。仮説が提示され、その後それが葬られるか立証される。この活気ある集まりは、ときには大学のディベート・クラブのように感じられた。参加者はみな、経験の長さに関係なく相手と反対の立場をとって主張に磨きをかけるよう促され、コーヒーとクッキーがそれをあと押しした。予定されている実験の結果について賭けをする。こうした議論によって、調整を加えてワクチンの効力を高められるようｍＲＮＡの構造におびただしい改良がもたらされたうえ、製造と精製の方法も改善されて、収率が高まりｍＲＮＡの活動が向上した。チームの一つひとつの発見が、それ以前の数々のブレイクスルーの上に積み重ねられていく。「完璧の域に到達することはありません」とウールは言う。「最適バージョンは、いつだってそのときの最適バージョンにすぎないのです」

こうした改良は二〇二〇年二月の時点でもまだ進行中で、ライトスピード・チームのメンバーは、根拠になる臨床データがないままどれか一つのｍＲＮＡフォーマットに賭けたくはなかった。ビオンテックの道具箱の中から新型コロナワクチンに使うイノベーションを一つだけ選ぶのをしぶっていたのは、各ｍＲＮＡプラットフォームの優劣を検証したいという気持ちからだけではない。特定の脂質と組み合わせたときにこれらの技術がどう機能するのか、それを示す証拠がなかったからでもある。何年も前にがんワクチンの最適化に取り組んでいたとき、ウールとエズレムはこれらの脂質の覆いによって「ｍＲＮＡの効果が増大」することを発見していた。脂質の球は、調整を加えることでｍＲＮＡの静脈注射や筋肉注射を可能にするだけでなく、ｍＲＮＡの正確な行き先を調節し、ワクチン製造業者が「荷物」を届けたい器官や細胞種を選べるようにもできるのだ。プロジェクト・ライトスピードで使う脂質が、同社のｍＲＮＡプラットフォームの一つひとつと組み合わされたときにどのように働くのか、それはまだわかっていなかった。

ウールとエズレムが脂質ナノ粒子の技術について初めて知ったとき（股間のリンパ節ではなく、

がん患者の血流にがんワクチンを直接注射できるようにするのが目的だった）、二人とチームの面々は一気に多くのことを学んだ。拡大を続けるビオンテックの専門家グループは、引き続きいろいろな目的のためにさまざまな脂質の組み合わせを体系的に試験し、そのうちの一つによって、のちにワクチンを人間の筋肉に直接注射できるようになる。

これらの新しい脂質の使命は、がんワクチンのために開発したものと同じだった。体の中の特に大きなリンパ節、国防総省《ペンタゴン》にいる樹状細胞すなわち将校のもとにｍＲＮＡを届けることである。ビオンテックのチームは柔軟なアプローチを続け、すでに分子を変装させる高い技術を持っていたにもかかわらず、自分たちの脂質組成のほかに、より専門的な他企業がつくったものも試験していた。見つけたもののなかで最高水準にあったのが、カナダの企業アクイタス社がつくった製剤だった。

人間に使用するには、薬の成分はすべて反復可能かつ品質を管理されたやり方で製造されなければならない。脂質ナノ粒子製剤ではこのプロセスは特に困難であり、準備を整えるのに一年はかかる。ウールとエズレムが新型コロナワクチンの開発を決めた二〇二〇年一月の運命的な週末より前には、ビオンテック社内では筋肉注射する薬の製造を急いでいなかったので、ただちに製造できる筋肉注射用の脂質は一つしかなかった。アクイタス社の製剤であり、もともとはファイザーと協力してビオンテックのインフルエンザワクチンで試験されることになっていたものである。

二月の初回のミーティングで、夫妻とチームの面々がドイツの規制当局に示したのがこの脂質だった。安全であることはわかっていたが、長年開発を続けてきたｍＲＮＡプラットフォームの効力がこの製剤によって強まるのか、あるいは弱まるのかはわからなかった。すでに新型コロナワクチンのプロジェクトを立ち上げていたモデルナとキュアバックには、使用予定のｍＲＮＡフォーマットと脂質製剤の臨床データが豊富にあった。ビオンテックにはまったくなかった。

また別の理由からも、ビオンテックは新型コロナワクチンの開発において最も見込みが薄い候補のように思われた。二〇二〇年の終わりまでに開発するというウールの計画など論外だった。ビオンテックは競合他社からまるまる一周分の後れをとっていたからである。追いつくには、ライトスピード・チームはうまく機能するワクチン候補を至急見つける必要があった。完璧を目指して改良を重ねていく時間はない。新型コロナワクチンの考えられる組み合わせを最低でも二〇種類、さまざまな投与量で並行して試験しなければならないのだ。アクイタス社製の脂質に包まれ、スパイクタンパク質全体、または受容体結合ドメインのわずかに異なるさまざまなバージョンをコードしたｍｏｄＲＮＡ、ｕＲＮＡ、ｓａＲＮＡ、ｔａＲＮＡを同時に評価するのである。

専門技術者は昼夜を問わず働き、免疫系の連合軍、つまり狙撃兵であるＴ細胞と抗体をそれぞれのワクチンがどれだけうまく召集し、その効果がどれだけ長くもつかを確認する。一方、同じフロアでは、それらのワクチン製剤を哺乳動物にも安全に使えるかテストする実験を専門家チームが設計する。あとで時間を節約するために、材料は最初から臨床試験で求められる高い基準を満たすようにつくられる。

がん治療に目標を定めて以来、ウールとエズレムが獲得した科学と経営の専門知識がすべてこの病気に投入される。二人のチームは、世界中の数十億人に届けることのできる候補を消去法によって割り出すことになる。しかしまずは、試験用のワクチンをつくるという小さな仕事があった。

＊＊＊

二〇二〇年一月一一日、新型コロナウイルスの遺伝子コードがオープンソースのウェブサイト、Virological.org にアップロードされ、ほかのワクチン製造業者と同じくビオンテックもそれを利用できるようになった。これは上海公共衛生臨床センターの張《チャン・》永振《ヨンジェン》教授によるすばやい仕事のおかげで解読されたものである。その月末の運命の週末、ウールはこの分子の青写真を調べ、それを使っていくつかのワクチン候補の設計図をスケッチしていた。しかしそれらは机上の、あるいはもっと正確にいうなら画面上の案にすぎなかった。

実際のワクチンの材料を用意するにあたって、最初の一歩となるのは、それらの候補の元となるＤＮＡの〝ハードコピー〟をつくることである。それが今度は、ＲＮＡをつくる際の鋳型《テンプレート》として使われる。ビオンテックの「RNA倉庫」、すなわちワクチンや治療の標的となる抗原を物理的に貯めておく場所の補充を担当する分子生物学者のシュテファニー・ハインは、それらのテンプレートの遺伝子配列を染色体上に位置づけるべく急ぎ仕事を進めた。それらは最大四〇〇〇のヌクレオチドを含み、G（グアニン）、A（アデニン）、T（チミン）、C（シトシン）の四種類のヌクレオチドからなるエラーのない完璧なコードとして、五〇から八〇のより小さな構成要素から組み立てられなければならない。完成すると、その配列のクローンをつくって正確であることを確認する。

ビオンテックでは、遺伝子合成として知られるこの方法を実験室で行なう手順が何年も前に確立されていて、すでにルーティン作業になっていた。しかし、一部の候補のDNAテンプレートのクローンをつくるのが意外にも厄介だった。シュテファニーと彼女のチームがいくら試しても、一つひとつのヌクレオチドを正しい順序で組み合わせることができなかったり、断片を正しく一つにまとめられなかったりしたのである。考えつくかぎりすべての解決策を試したが、クローンしたテンプレートを分析すると、毎回配列のどこかがおかしかった。

実際のワクチン候補をつくる準備をするために、もう一つのチームがDNAを受け取るのをすでに待ち構えていて、この遅れのためにウールの野心的なスケジュールが後ろ倒しになるおそれがあった。はるかに大きな困難があとで待っているのに、二月なかばの時点で、ライトスピード・チームは最も低いはずのハードルでつまずきかけていたのである。

この思わぬ難関について、ウールは哲学的に回想する。「ときには実験室が呪われているんじゃないかと感じることがあります。十分に試行を重ねた日常的な手順が突然うまくいかなくなって、エラーが忍び込む。トラブルシューティングを始める。すべてを疑ってみる。試薬を変えて、一つひとつのステップを繰り返して、それでもやっぱりすべてがうまくいかない。ボールがおかしな方向へ跳ねていって簡単なパスすら通せない、そんなサッカーチームでプレーしているような気持ちになります。自信が揺らぎます。こうした状況では、チームにプレッシャーをかけてはいけません。批判してはいけない。励まして自信をつけさせなければならないのです。すると突然、ボールがまた転がりだして、みんな世界チャンピオンのようにプレーしはじめます」

当初、このような突然の変化は起こりそうに思えなかった。それどころか、同僚の一人が妊娠し、シュテファニーはさらなる困難に直面する。クローニングの過程で使うカナマイシンという抗生物質は胎児に毒になることがあるため、その女性はたちまち実験室から遠ざけられたのだ。「チームは三人から二人になって、そのうちの一人はパートタイムでした」とシュテファニーは言う。シュテファニーはやむをえず二年ぶりに実験用白衣を身につけ、自らピペット操作をした。

その後、二月のある日にトマス・ツィーゲンハルスとヨハンナ・ドレゲミュラーという二人の生化学者がうまい回避法を思いつく。合成が成功するのを待つことなく、製作チームはビオンテックの「RNA倉庫」にある既存のDNAテンプレートを使って工程を計画しはじめてはどうかと提案したのである。それらのテンプレートは特徴が似ていて、長さも新型コロナワクチンに必要なものと同じぐらいだった。このやり方のおかげで、シュテファニーと彼女の遺伝子合成チームのプレッシャーは減った。プロジェクト全体を停滞させているわけではないと思うことができ、エラーの修正に集中できるようになったのである。するとクローニングの問題は、出現したのと同じぐらい突然解消した。新しくできたクローンの配列は正しかったのだ。シュテファニーのチームは次から次へと完璧なクローンをつくりはじめる。最初のワクチンの構造は二月末に完成した。

三月二日、トマスとヨハンナの「倉庫」案に沿ってこの段階の準備を整えていた製作の専門家が、シュテファニーの成功したDNAテンプレートを使って第一陣のRNAをつくった。これは五〇ミリリットルの袋に入れられ、分子を安定させるための措置としてすぐに摂氏マイナス七〇度で急速冷凍された。ビオンテックのマインツ本社の外では自動車が一台待機していて、高い費用をかけてそれをウィーンにある家族経営の企業ポリミューンに運んだ。ポリミューン社にはmRNAをアクイタス社の脂質と組み合わせる専門技術があり、ビオンテックは同社と関係を築いていたのである。その二日後、ワクチンで満たされ冷凍された薬びんが入った発泡スチロールの小箱が、国境を越えてビオンテックに車で戻ってきた。二〇種類の製剤の一つひとつで、この往復の旅が繰り返される。大統領に随行するシークレットサービス職員の連絡のように、最新の状況を伝えるメールが絶えず行き来した。「RNAが建物を出ました」、あるいは単に「移動中」

といった具合だ。

ボールがまた転がりだし、チームはチャンピオンのようにプレーしていた。

＊＊＊

第一陣の薬びんが間もなくマインツの本社に戻ってこようかというタイミングで、アンネッテ・フォーゲル率いるチームが二〇の候補を互いに競わせるワクチン・コンテストの案を練りはじめた。目的は、どの候補が特に少ない投与量で免疫反応を引き起こせるかを明らかにすることである。その基準を使って、ライトスピード・チームはさらなる臨床試験のための候補を絞り込む。それらの基準は、数カ月後にビオンテックがどのワクチンを第三相試験に進ませ、最終的に世界に供給するのかを決める際にも参考にされる。

チームが計画した第一の最もシンプルな試験は「イン・ヴィトロ」で、つまり文字どおりガラス（ヴィトロ）の皿で行なうものである。二人の専門技術者が細胞にｍＲＮＡを移入し、コロナウイルスのスパイクタンパク質の完璧な複製がつくられるか確認する。科学的には地味な作業だが、こうした試験はのちに臨床用や商業用に生産するワクチンの質を確認するためにきわめて重要になる。

その次が動物実験であり、これは別の場所で行なわれる。この実験では、八匹のマウスのグループにワクチンの候補を小、中、大と異なる分量で投与する。すべてのマウスに投薬して副反応や副作用の兆候を観察したら、六週間のあいだに何度か間隔をあけて血液を採取し、何百もの試験を行なって成否を確認する。

レーナ・クランツとマティアス・フォアメアが率いるグループは、そのサンプルを使って二つの種類のT細胞を探す。ヘルパーT細胞としても知られ、免疫反応を引き起こして調整するCD4と、カムフラージュした敵を見つけて殺すことを可能にする〝透視能力〟をそなえてパトロールしているCD8である。ビオンテックの「モルダーとスカリー」（ドラマ「X－ファイル」に登場するFBI捜査官コンビの名前）、以心伝心のレーナとマティアスは、大学院生として同社のがんワクチン開発に参加し、その後、世界トップレベルのT細胞捜査官になっていた。二人は、ワクチン候補の狙いどおりにT細胞がコロナウイルスのスパイクタンパク質に反応したか否かがわかり、また望んでいた免疫反応を起こしたか、それとも感染者にとって新型コロナウイルス感染症を悪化させかねない免疫反応を起こしたかがわかるのである。しかしレーナとマティアスの試験は複雑であり、完了までに時間がかかる。

一方で、ワクチン製剤がマウスで十分な抗体を誘導しているかを確かめるために、アンネッテのチームは、「酵素結合免疫吸着測定法」というすでに確立された手法を用いる。この測定法は、業界では〝ELISA《イライザ》〟と親しみを込めて擬人化して呼ばれている。

のちにパンデミックのさなかに、無症状での新型コロナウイルス感染症の蔓延を調べるために、また回復した患者の抗体の有無を確かめるために広く使われるものと同じように、ＥＬＩＳＡも比較的シンプルな試験である。しかし、単にウイルスに結合した抗体と、脅威を中和して健康な細胞に入るのを防ぐかたちで結合している抗体とを見分けることはできない。抗体が効果を発揮しているかを調べるために、アンネッテのチームはウイルス中和試験（ＶＮＴ）として知られる「絶対的基準」となる実験を開発する必要があった。

ビオンテックには、中和抗体を見分ける技術面での力はあった。インフルエンザワクチンについてファイザーと協力したとき、その初期段階でこうした試験を行なっていたからだ。チームはウイルスを培養し、中和作用をもつ可能性のある抗体を含んだ血清とともにそれを健康な細胞に加える。そして五日後にその細胞が死んでいるか、つまり感染が防がれたか否かを確かめるのだ。インフルエンザの取り扱いは簡単な規制の対象にしかならないので、これはすべてビオンテックの実験室で行なうことができた。しかし、二〇二〇年二月末までに世界で三〇〇〇人の命を奪っていた[102]感染力の高い新型ウイルスの取り扱いについては、さらなる安全措置が規制当局によって求められていた。

一九七〇年代以降、危険な微生物の取り扱いについて一連の安全対策が導入され、レベル分けの制度が整えられた。死亡率がおよそ九〇パーセントにのぼるエボラ出血熱の実験の場合、そのウイルスは最も危険な病原体の一つに分類されるため、「バイオセーフティー・レベル（ＢＳＬ）４」の特別な実験室で行なわなければならない。ウイルスを扱う者はパニック映画で見られるような全身防護服を身につけ、個別に供給される空気で呼吸することを求められる。何百年も前から存在し、ほとんどの人間がある程度の自然免疫を持っているインフルエンザは、専門用語でいうところの「ＢＳＬ２」に分類される。作業をする者は手袋やマスクの着用といった標準的な予防策をとらなければならないが、特別な装備はほとんど必要とされない。新型コロナウイルスの生きたサンプルは、この二つのあいだのＢＳＬ３に該当する。つまり、「生物学用安全キャビネット」という、ガラススクリーンで保護されていて専門技術者が腕を差し込む小さな隙間がある作業空間の中でしか取り扱うことができない。実験室自体は、気体を通さない壁、天井、床にしなければならず、密閉できるドアがついた前室をそなえていて、地震に耐えられるよう設計されている必要がある。空気の流れは厳密に管理されなければならず、すべての設備は業務用の薬品による定期的なクリーニングに耐えられるようにできていなければならない。[103]

ビオンテックにはＢＳＬ３の実験室がなかった。中和抗体の試験は外部で受託業者を使って行なわなければならなかったのだ。何千ものサンプルを冷凍コンテナに入れて行き来させる必要があるため、非常に大きなコストがかかるうえに開発のペースも落ちる。当然ながら委託先の会社は通常の勤務時間にしか作業をしないし、同時並行ではなく順番にサンプルを試験していくからだ。ライトスピード・チームがデータを初めて目にするのは、すべてのデータが収集され、整理され、エラーがないか二重にチェックされたあとの三、四週間後になる。ワクチンの評価は大幅に遅れるだろう。

実はさらに大きな問題もあった。急に依頼して中和抗体の試験を最も首尾よくやってくれる外部の業者は、たまたまイタリアのトスカーナ州の中心部にあり、そこは急速に新型コロナ感染のホットスポットになりつつあったのだ。イタリア北部はすでに一部ロックダウンされていて、ウイルスはイタリアの二〇の州すべてで確認されていた。仮に委託先のスタッフが集団感染せずに実験室の稼働を続けられたとしても、マウス血清のサンプルをその地域に行き来させるのは非常に困難になる可能性が高かった。ビオンテックは別の方法を至急見つける必要があったのだ。すると奇跡的に、思いもよらない場所から解決策が浮上した。

地元で教育を受けた生化学者アレックス・ムイクは、ライトスピード・チームには入っていなかった。このプロジェクトのことは他部署のさまざまな会議に出ていた同僚から初めて聞き、ウォータークーラーを挟んで話し合うなかで、アンネッテの班が問題に直面していて試験のプロセスを前進させられずにいることを知る。アレックスは同社のがん治療薬の仕事で忙しかったが、この新情報は、まるでバットマンを呼び出すシグナルのように感じられた。何年も前に科学の世界でキャリアを歩みはじめたころ、アレックスはさまざまな特殊技能を身につけていたが、いまの勤め先では使う機会があまりなかった。しかしいま、彼の専門技術が活かされるときがきたのだ。

マインツに移る一〇年前、アレックスは初期の免疫療法に取り組むべく腫瘍溶解性ウイルスの研究をしていた。[104] 腫瘍溶解性ウイルスは、とりわけ効率的に腫瘍細胞に入ってそれを引き裂く特定の病原体である。そうしたウイルスの一つが水疱性口内炎ウイルス（ＶＳＶ）だ。これは狂犬病の親類だがそこまで危険ではなく、人間にインフルエンザのような症状をもたらす。博士課程の大学院生のとき、アレックスは神経系を傷つけるＶＳＶを調整して、それを安全にがん患者に投与できるようにする研究に取り組んでいた。この作業は、ほかのウイルスの無害なタンパク質にＶＳＶを接合することによって行なっていたが、アレックスはＶＳＶがいじくりまわされても素直にそれに従うことに気づいた。この過程は〈ジェンガ〉のタワーからブロックを抜き取るようなものだ。構造の全体を崩すことなく、ウイルスのなかの重病を引き起こす部分だけを慎重に取り除くことができるのである。アレックスはＶＳＶの毒性を一〇〇万分の一に減らすことに成功した。

二〇一六年、臨床に応用できるイノベーションに取り組みたいと思っていたアレックスは、ビオンテックでの仕事に応募して採用された。野心的なスタートアップに加わることができてとても嬉しかった一方で、それまでの専門技術のほとんどが活かせなくなることはわかっていた。ビオンテックでは腫瘍溶解性ウイルスではなく、がんへのＴ細胞応答を高める免疫療法の研究に取り組むことになる。そこへＣＯＶＩＤ‐19がやってきた。

三月二日、プロジェクト・ライトスピードの試験が陥っている苦境を耳にしたあと、アレックスはアンネッテにメールを書き、中和抗体をどのように試験するつもりか丁重に尋ねた。その後のやり取りのなかでアレックスは、新型コロナウイルスの感染拡大にすぐに襲われるであろうイタリアの企業を利用する計画を知った。それに代わる方法、つまり必要な特殊設備をすべて整えたバイオセーフティー・レベル３（ＢＳＬ３）の実験室を社内につくるのは時間がかかりすぎる。しかしアレックスには案が一つあった。〝自分なら社内で行なえる試験を開発できる〟

コロナウイルスの生きたサンプルを使う代わりに旧友である水疱性口内炎ウイルスを使えばいい。以前の職場でアレックスは、ＶＳＶのジェンガ・タワーの危険なブロックを無害なタンパク質に置き換えていた。今回は有害な部分を新型コロナウイルスから分離したスパイクタンパク質に置き換えればいい。そのスパイクタンパク質はウイルスの脂質二重膜《エンベロープ》に統合されるが、感染力は失う。こうしてできるのは偽ウイルスであり、ビオンテックがワクチンの標的にしたいコロナウイルスの部分を含んではいるが、ＣＯＶＩＤ‐19は引き起こせない。アレックスがつくるのは無害な「物まね芸人」にすぎないのである。

ビオンテックのワクチン製剤が動員する抗体がＣＯＶＩＤ‐19を撃退できるほど正確で強力かを確かめるには、ライトスピード・チームはＶＳＶを外側に使って完璧に複製されたスパイクタンパク質を不活化できるか観察すればいい。最も重要なことに、ＶＳＶ偽ウイルスはＢＳＬ１に分類されるため、ビオンテックの既存の実験室で扱うことができる。「あくまで一つの案です」とアレックスはアンネッテに書いた。「どう思いますか？」

中和抗体の働きを示す初期の兆候を知るために、科学者がそうした試験をよく使うことをアンネッテは知っていた。しかしビオンテックではそれまでこの方法を使う必要がなく、研究用ではなく実際の薬品開発を支えられる高い水準で偽ウイルス試験の準備をゼロから整えるのは困難な仕事になると思われた。専門的な器具をリストアップして注文し、試薬を購入し、一貫した結果が出るようにすべての要素を調整しなければならない。しかしアレックスには自信があった。過去の経験を頼りに、アレックスはアンネッテに試験の準備はすぐに整えられると告げた。「それが可能だとしたら、ほんとうにすばらしい」とアンネッテからは返事があった。「でも私は、まったく身動きがとれない状態で。お手伝いできる余力がないんです」

それにくじけることなく、アレックスは準備に着手する。しかしまずは若手科学者としての日々のほとんどをともに過ごしたウイルス、VSVを手に入れる必要があった。具体的には、必要なのはプラスミド、つまり病原体のコードが含まれるDNAの断片を含む分子である。ビオンテックはVSVを使っておらず、そのような材料は保管していなかったので、アレックスは昔の友人数名に電話をかけ、「VSVプラスミドが必要なんだ、いますぐに」と頼み込んだ。そして数日後、ドライアイスを入れたクーラーボックスを白のフォルクスワーゲン・ゴルフの後部座席に積み、緊急注文品を受け取りに向かった。

しかし重要な材料がまだ一つ足りなかった。手を加えたVSVがスパイクタンパク質を発現させるには、その突出部の遺伝物質を原型で、つまりシュテファニーと彼女のチームが社内でつくろうと苦心していた安定化されたバージョンではないかたちで手に入れる必要があったのだ。アレックスの知らないところで、彼の上司はすでに数歩先を行っていた。二月二一日、ウールはプロジェクト・マネージャーのコリーナ・ローゼンバウムにメールを書き、フランクフルト西部に拠点をもつ中国企業、シノ・バイオロジカル社が、新型コロナウイルスのスパイクタンパク質の完全な配列をコードしたＤＮＡテンプレートを取引先に提供していることを知らせた。息子を幼稚園へ送りにいっていたコリーナは、すぐにシノ・バイオロジカルに電話して詳細を確認する。それからコーヒーを二つ買い、ビオンテックに向かってシュテファニーのオフィスの前で待った。その製品がライトスピード・チームの試験に必要なものと合致するか、一刻も早く確かめたかったのだ。確認した結果、合致することがわかったが、そのＤＮＡテンプレートは中国で合成されると聞いていたので、到着までには数週間かかるはずだった。コリーナがそうした懸念をウールに伝えたところ、こんな答えが返ってきた。「わかっている。だからもう自分のクレジットカードで注文したよ」

三月五日、アレックスが独創的な試験のために道具や材料を集めていると、ウールからメッセージが届いた。良い知らせは、スパイクタンパク質のＤＮＡコードが入った試験管がマインツに届いたこと。悪い知らせは、シノ・バイオロジカルが荷物をＴＲＯＮの受付に届けてしまったこと。ＴＲＯＮは一〇年前にウールとエズレムが恩師のクリストフ・フーバーとともに創設した研究所で、同じ通りのすぐ先にある。ジルク・ペティングの指示のもと、ライトスピード・チームは感染を避けるために部外者との接触を最小限に抑えていた。試験管を受け取りに出向くのは危険だと思われたので、アレックスはビオンテック本社の向かいの屋外でＴＲＯＮの職員と会う手はずを整える。数分後、マスク姿の二人の男がバス停の待合所に歩み寄り、受け渡しが行なわれた。通りがかりの人には麻薬取引のように見えたに違いない。

＊＊＊

アレックスがこの貴重なＤＮＡテンプレート、すなわちビオンテックの敷地内に初めて入る実物と同じ新型コロナウイルスの断片を複製しているあいだに、アンネッテと彼女のチームのもとには脂質に包まれたｍＲＮＡの第一陣がウィーンから届いた。三月九日、初期段階の動物実験にかろうじて足りるだけの材料が入った数十本の薬びんをのせて、ポリミューン社から夜通し走ってきた黒い自動車が本社の前にとまる。ワクチンがマウスに注射されつつあった三月一一日、世界保健機関（ＷＨＯ）はパンデミックを宣言する。

事態は急速に悪化しはじめた。三月一三日には、ドイツの大半の州が学校と保育園をただちに閉鎖するよう命じる。マインツを州都とするラインラント＝プファルツ州はそこには含まれていなかったが、連邦政府の制度のためにジルクはすぐにスタッフの問題を抱えるようになった。ライトスピード・チームのメンバーの多くは隣接するバーデン＝ヴュルテンベルク州とヘッセン州から通勤していて、そこではエッセンシャルワーカーの子どもしか幼稚園に預けられなかったのである。これらの州の当局は、ビオンテックのワクチン計画どころか同社の名前すら聞いたことがなく、社員の子どもの面倒を見るのを拒んでいた。緊急の託児所が本社内の役員会議室に設置される一方、ジルクのチームは、ビオンテックがコロナウイルスとの戦いに欠かせない企業であると地元の役所に記してもらった手紙を集めて回る。

同様の問題によって、チームは個人用の防護具を入手することもできなかった。手袋とガウンが不足していて、必要不可欠だとみなされる機関のために確保されていたのである。ビオンテックはそれに該当しなかったので、実験室の管理を担当するフランソワ・ペリノーと同社のコミュニケーション責任者ヤスミナ・アラトヴィチが政治家に電話をかけて進行中の仕事について説明し、安全確保用の製品を優先的に購入できるようにするには何が必要なのかを確認した。使い捨てエプロンなどの不足は深刻で、ライトスピード・チームの記録破りの取り組みの足をすでに引っ張っていたのである。新しいパートナーである中国の復星医薬《フォースン》からはマスクの提供まで受けた。「手袋を再利用しなければいけないときもありました」とフランソワは言う。「ひどい状態だったんです」

ドイツとオーストリア、フランス、スイスとの間の国境も閉鎖されつつあり、感染率が高い地域では夜間の外出禁止令が出ていた。アンゲラ・メルケルは全国規模のロックダウンを課すには至っていなかったが、ジルクは在宅学習になった子どもたちのためにピザを買いに出かけたときに規制強化のニュースを次々と耳にして、その前兆を感じていた。数日前にはドイツで初の新型コロナウイルスによる死者が確認されていて、死者数はたちまち八人に達していた。[105] プロジェクト・ライトスピードの立ち上げからわずか六週間で、ジルクは部下の危機対策チームと相談したのち、必要不可欠なスタッフを除くビオンテックの社員はみな自宅にとどまるよう指示する。

感染への懸念をさらに高めていたウールは、その一歩先を行っていた。会議のはじめにみんなと握手する習慣は何週間も前にやめていた。署名が必要な書類に触れるのもいやがり、あとで必ず手を洗う。ビオンテックの業務部にメールを書き、オープンテントを調達して駐車場にそれを立てて、もっと安全に会議をできないかと尋ねたが、調達に時間がかかるうえに実際的でないとして却下された。ウールとエズレムは、ほかの社員よりはるかに早い時期から自宅で仕事をするようになっていた。チームが指示を最も必要とするときに、ウイルスのせいで身動きがとれなくなっていては困ると考えたのだ。

わずか二つの寝室、多目的のリビング兼ダイニングルーム、小さな建て増し部分からなるシャヒン＝テュレジ家は、コロナウイルス感染拡大の前から手狭だった。もっと大きな住まいに引っ越す選択肢はずっと前からあったが、ウールは自ら認める都会人で、郊外へ移るのをいやがっていた。いまの家の近くでもっと大きな住まいを探すのは難しい。いまやウール、エズレム、娘がみな小さな家に閉じこめられ、アパートはすさまじく狭苦しい空間になった。ティーンエイジャーの娘はビデオ会議を使って学校の勉強や友だちとの連絡を行ない、親はズームで規制当局、提携先企業、供給業者と絶えず打ち合わせをする。二人と世界初の新型コロナワクチンの開発をつないでいたのは、ただインターネット回線だけだった。

ビオンテック社員のほとんどは、たいした説得の必要もなく同様の運命に身を委ねた。マインツの建物はすでにはち切れんばかりに満員で、デスクを置く空間や会議室が不足していた。新規採用者を受け入れるべく導入されたオープンオフィスは、まさに病気を拡散するためにつくられたかのような間取りだったのだ。ジルクが命令を発したとき、社員のほとんどがしきりに知りたがったのは、実際的な段取りのことではなく時間面での見通しだった。「『これはいつ終わるのですか?』とみんな尋ねるんです」とジルクは言う。彼の答えは、「わかりません」だった。

しかし、プロジェクト・ライトスピードを進めるために、五〇〇人を超える社員が引き続き出勤する必要があった。ビオンテックは感染リスクを抑えなければならなかったが、それに必要なガイドラインをつくった経験がない。実験室を管理するフランソワはエアバス社、バイエル社、それにニベアの製造元バイヤスドルフ社で働く友人たちに相談した。ソーシャルディスタンスの確保やそれに類する対策をどのように実施しているか尋ね、それらの会社のルールを一部採り入れたのである。「最初はまったく何もない状態でした」とフランソワは言うが、ビオンテックはすぐに必要不可欠な社員を二つのグループに分け、異なるシフトで働かせる仕組みをつくった。

中核を担う科学者を除けば、現場に残った社員のほとんどは実験室を稼働させたり掃除したり、製造施設の番をしたり手入れをしたりする者だった。ただひとり事務職員として建物に残っていたのがコリーナである。数少ない空き会議室の一つに作戦司令室を立ち上げ、自宅では幼い子どもが走りまわっているので、週末も含めて会社で仕事をすることに決めていたのだ。目を覚ましているあいだはほとんど一人でオフィスに閉じこめられることになるとわかっていたので、家から大切なものを一つ持ってきてデスクに置いた。家を描いた小さな絵。二歳の息子の作品だ。

＊＊＊

一方、アレックスは偽ウイルスの試験に取り組んでいた。バス停でDNAテンプレートを受け取った五日後の三月一〇日には機能する試作品ができていたが、完璧からはほど遠かった。ワクチンに誘発された抗体がコロナウイルスを中和しているかを調べる手順は複雑である。新型コロナウイルスが肺細胞で結合するのと同じ受容体を持つ、アフリカミドリザルに由来する健康な細胞をマフィン型に似た小さなくぼみ（96穴プレート）に入れる。それとは別に、試作RNA（中和抗体を誘導すると期待されるもの）を接種されたマウスの血液を、コロナウイルスのスパイクタンパク質と蛍光グリーン色に光る酵素を持つVSV偽ウイルスと混ぜる。一時間ほど経つと、この二つが結合する。偽ウイルスが細胞に感染していたら、つまりビオンテックのワクチンによる抗体が感染を食い止めるのに失敗していたら、感染した細胞は特別な顕微鏡で見たときに緑色に光る。マウスの血液中の抗体がコロナウイルスのスパイクタンパク質を武装解除するのに成功していたら、偽ウイルスはサルの細胞にはまったく、あるいはほんのわずかしか感染していない。その場合、緑の光は見られない。

しかし抗体がない状態で感染する細胞の数は、プレートのくぼみに入っている全細胞のうちほんのわずかにすぎない。四万分の五〇〇だ。顕微鏡で見ても、感染した細胞が五〇〇個なのか五〇個なのかを見分けるのは、つまりワクチンがどれだけ効力を発揮したかを知るのはほぼ不可能である。その後の数週間、アレックスと唯一の同僚であるビアンカ・ゼンガーは、手もとにある機械の助けを借りてその作業に取り組もうとした。しかしフローサイトメトリー（細胞を一列に流した状態で分析する方法）の装置はあまりにも動作が遅く、データのノイズも多すぎる。マイクロプレートリーダー（多数のくぼみがついたプレートに入ったサンプルを測定する装置）も同じく不正確だった。

こうした状況のさなかに、加わったばかりのファイザーのチームからアンネッテのもとにメールが届いた。ニューヨークで試験を再現できるように、アレックスの実験の「ＳＯＰ」（業界用語で標準作業手順書のこと）がほしいという。求められたのは、必要とされるすべての材料、道具、手法の詳細を記した何ページものステップ・バイ・ステップの説明書だ。アンネッテがこのリクエストをアレックスに転送すると、笑い顔の絵文字が返ってきた。そんな文書は存在しなかったのである。業界の多くの人と同じように、汚染を避けるためにアレックスは普段、ノートを実験室に持ちこんでいなかった。わかったことは使い捨てのペーパータオルに走り書きしていたのだ。最終的にはそれを説明書にまとめることになるが、アンゲラ・メルケルが第二次世界大戦以来最大の困難に直面しているとドイツ国民に警告するなか、[106]さしあたりアレックスが世界最大級の企業に提供できるのは、机にうずたかく積み上げられたしわくちゃのペーパータオルだけだった。

しかしアレックスの方法は実を結ぶ。三月二七日、まさに望んでいた結果が出た。それをもたらしたのは、電子レンジくらいの大きさで高感度の蛍光検出器がついた細胞分析装置である。この装置は、わずか数分で96穴すべての蛍光グリーンの量を正確に示すことができる。ノートパソコンでこのデータをグラフにすると完璧なS字曲線が現れ、細長い線がSの字を描きながら上昇していた。八五〇〇キロメートル離れた場所で得体の知れない新病原体が拡散していることをウールが初めて新聞で読んでから二カ月で、mRNAワクチンが新型コロナウイルスの最も強力な武器を奪ったことが証明されたのである。ビオンテックのワクチン候補によってできた抗体が、死に至ることもある感染を途中で食い止めたのだ。

この結果をメールで知らされたウールは、チームの成果にねぎらいの言葉をかけた。アレックスとビアンカはハイタッチで祝福し、すぐに仕事に戻った。

ほかにも何十ものサンプルを試験する必要があったが、このプロセスはまだ定まっていなかった。大手製薬会社にはアレックスが使っている細胞分析装置が複数あり、使われずに遊んでいることも多い。ビオンテックにあるのは一台だけだ。がんのプロジェクトですでに頻繁に使われていたが、この装置は稼働させるごとに最低でも一〇分、間隔をあけて冷ます必要がある。アレックスは装置を製造するザルトリウス社に連絡し、立てつづけに使用したら壊れるのかと尋ねた。同社はそうしてもかまわないと答え、故障しないように祈りながら使うようにと付け加えた。そして、オーバーヒートした場合には「電話してください」と言ってくれた。

この機械を使える時間は限られていたため、それを最大限活用するためにアレックスとビアンカは一〇時間の交代制でシフトを組んで働きはじめる。毎日、人間も機械もバーンアウト寸前だった。最終的には専門技術者が二人、実験室に派遣される。数十年のイノベーションが実を結ぶか否かをわずか数週間で試験しなければならないチームは、合計四人に増員されたわけだ。

しかし、あらゆる困難があったにもかかわらず、ビオンテックは有効なワクチンを完成させるのにきわめて重要な一歩を踏み出していた。いま必要とされているものをmRNAによって提供できると確信していたアンネッテでさえ、マウスを使った試験の最初のデータを見たときに「鳥肌が立った」と認めている。「曲線にちょっとしたでこぼこはありましたが、それでも何かが起こっていることが示されていました」とアンネッテは言う。新たに映し出された画像では、心臓モニターに示されるものとも似た波線が見られ、抗体が戦闘に動員されていることがわかったのである。しかしながらライトスピード・チームの設計したワクチンがT細胞応答を呼び起こしたことを示すデータはまだなかった。その試験はもっと複雑であり、結果が出るまでにかかる時間も長いからだ。ビオンテックはアンネッテとアレックスの研究結果に基づいて、またウールとエズレムの研ぎ澄まされた直感を頼りに、臨床試験用の候補を一つ選ばなければならない。ただウールはウールなりにこの成果を祝っていた。この小さな波線のグラフは、彼のパソコンのスクリーンセーバーになった。

第六章　同盟締結

大文字で強調されたロイターのニュース速報がパソコン画面に現れ、ロシュニ・バクタは新型コロナワクチンをめぐるファイザーとの提携を初めて知った。ロシュニはアメリカ人の分子生物学者で、帰国するドイツ人の夫についてこの地にやってきた。特許と許諾の分野で専門知識を蓄え、本人いわく「機械工が自動車のセールスウーマンになった」のちにビオンテックに採用される。科学者として同社の技術をよく理解していて、熟練した商取引のやり手として同社の知的財産を最大限に守る術を心得ていた。医薬品開発企業との提携が次々と結ばれるなか、ロシュニの役割はビオンテックの事業開発において中心的な位置を占めるようになりつつあった。ウールはその性格からして新しい提携先を信頼しがちで、関係する研究者と意気投合したときには特にそうだ。この信頼を悪用されないようにするのがロシュニの役目である。「私の仕事は会社を守ることです」と彼女は言う。だからこそ、三月一三日金曜日の朝、デスクトップ・パソコンの画面に出た速報には驚いた。

「ファイザー社――自社の抗ウイルス療法の開発を進め、ｍＲＮＡコロナワクチン候補について

ビオンテックと協力」と速報にはあった。お茶を淹れたばかりだったロシュニはびっくりして振り返り、その朝に唯一オフィスにいたビオンテックのコミュニケーション責任者ヤスミナ・アラトヴィチのほうを向いた。「これって……本当？　うちの会社、ファイザーと提携したの?!」。ロシュニの部署の社員は三人だけで、中国の復星医薬《フォースン》とのあいだで準備中のもののほかは、誰も連携の予定について話していなかった。ヤスミナも何も聞いていない。これはインフルエンザワクチンでのファイザーとの提携の一部ではありえないことをロシュニは知っていた。その合意のもとでアメリカ側がさらなる薬品を開発するオプションは存在しなかったからだ。

事情はすぐに判明した。ロイターの記事が発表された三〇分後の午前九時には、ロシュニの上司でビオンテック最高商務責任者のショーン・マレットからメールが届く。ロイターの記事へのリンクが張ってあり、指示が一行だけ記されていた。「条件概要書《タームシート》をまとめてください」。これは企業用語で、ファイザーとの連携がどのようなかたちをとるのか、その概要を記した社内用の「ほしいものリスト」のことである。金銭と科学の面でビオンテックがどの権利を主張すべきか、何を提携先に提供すべきかをリストアップしたものだ。ロシュニは至急その書類の準備にとりかかり、一五時間後、土曜日の午前一時三〇分にショーンに送信した。

ひと息つくと、ロシュニにも提携案の背後にあるロジックが見えてきた。発表のされ方は異例だったが、この動きはさほど意外ではなかったのである。ウールが新型コロナワクチン計画の詳細を発表したのち、ビオンテックの経営陣と管理職のあいだでは、単独では初期の研究と初期段階の試験より先に進めないことが明らかになりつつあったのだ。当初は、感染症流行対策イノベーション連合（ＣＥＰＩ）やゲイツ財団などの国際組織が小規模バイオテクノロジー企業に手を差しのべて原料を確保し、製造規模を拡大して、薬品開発の後期段階を手助けできるかもしれないと思われたが、こうした計画は現実に直面してたちまち崩壊する。ほとんどの企業は、独自で事業を進めるか、自国と提携することを望んでいたのである。ビオンテックは、政府に頼る代わりに何らかの要求を受けるか、巨大製薬企業のどこかを説得して支援を求めるか、そのどちらかを選ぶ必要があった。

ビオンテックの常勤監査役、ヘルムート・イェグレは後者を推していた。ｍＲＮＡの製品を多くの人に広く受け入れてもらうには、製薬大手のどこかの力を借りる必要があると感じていたからだ。それにワクチンは、少なくとも初回実施分は超低温で冷凍して世界中に運ばなければならず、こうした複雑な物流管理《ロジスティクス》に慣れている企業の助けが必要だった。大手企業と提携すると、訴訟からもある程度身を守ることができる。特にアメリカでは、裁判で負けた場合には費用を請求しない弁護士が、不満を持つ少数の患者を言いくるめ、新薬をつくる会社、とりわけ新技術を用いる会社に対して必ず訴訟を起こさせるからだ。

しかしさらに重要なことに、ビオンテックは先を急ぐ必要があるとヘルムートはわかっていた。プロジェクト・ライトスピードへの投資を回収するには、市場で三番手までに、つまり世界での需要が高いうちにワクチンを世に出さなければならないと考えていたからだ。これを実現するには、数カ月のうちに複数の国で数万人を対象とした巨大規模の第三相試験を実施し、自社のワクチン候補に際立った効力と安全性があることを規制当局に示さなければならない。それだけの規模とスピードをもって世界でワクチン試験を行なえる製造業者は五社しかなかった。メルク、ジョンソン・エンド・ジョンソン、サノフィ、グラクソ・スミスクライン（ＧＳＫ）、ファイザーである。そのうちの一社がすでにビオンテックと協力関係にあった。

進むべき道は明らかだと思われた。しかしウールとエズレムには、それは簡単に選べる道ではなかった。苦い経験をして、そうした方法にはさまざまな代償がついてくることを学んでいたからだ。

二人の独立、ひいてはビオンテックの独立は、苦労して勝ち取ったものだった。同社の存在そのものが、短期的な利益よりも科学における卓越を優先させる二人の決意に支えられていたのである。画期的な発明を探して支援し、それを家族に遺産として残そうとしていたバイエルンの富豪二人に救われ、夫妻は巨大製薬会社の餌食にならずにすんでいた。ウールとエズレムは、ご都合主義的なパートナーのためにこの恵まれた状態を危険にさらすことをずっといやがっていた。

商売の世界で当初、夫妻は厳しい経験をして鍛えられた。大手の医薬品開発企業に何度も拒まれたあと、エズレムいわく「苦しまぎれに」、マインツとチューリッヒの大学研究グループから別会社を設立することにした。単一のコンセプトに基づいた製品を一つだけ持つアメリカのバイオテクノロジー企業が巨額の資金援助を受けているのを見て、自分たちも多くのイノベーションを患者のもとへ届けたければ自力で進めなければならないと決意したのである。

しかしときは二〇〇一年であり、タイミングがこのうえなく悪かった。ノイエ・マルクトの株価指数急落に象徴される「ドット・コム」バブルの崩壊によって、ドイツは混乱の渦中にあったのだ。ノイエ・マルクトは、テック分野に焦点を合わせ、ニューヨークのナスダックのライバルとしてつくられた株式市場である。リスクを嫌うドイツの投資家は、テック界のひと握りの寵児に投資するようそそのかされた末に大金を失っていて、そうした大げさな売り込みには二度とだまされないと心に誓っていた。もっと景気のいいときでも、ヨーロッパ大陸諸国はバイオテクノロジー企業にとって特に好ましい環境ではなかった。この分野に目を向けていた投資ファンドは数えるほどしかなく、関連するスタートアップ企業を定期的にレポートで取り上げるアナリストはさらに少なかったのである。「ある時点で、それしか方法がないと悟ったのです」とエズレムは言う。そこで二人は、比較的確立されたがん治療法であるモノクローナル抗体に焦点を合わせたビジネスに関心を持つ後援者を探しはじめた。ウールは自分の会社を立ち上げたいと思ったことはなかったが、お気に入りのファンタジー映画『ロード・オブ・ザ・リング』の登場人物フロド・バギンズの使命と自分たちの使命を重ねあわせる。ホビットのフロドは指輪所持者になることを自ら選んだわけではなく、指輪の破壊に責任があるわけでもない。その仕事を引き受けることを強いられただけなのだとウールはエズレムに語ったという。
後援者を見つけるのは容易ではなかった。ウールとエズレムのプロフィールは、国内投資家の目を特別に惹くものではなかったからである。ドイツの有名企業家には、移民出身の者はほぼいなかった。それにウールとエズレムには、ハーバードやジョンズ・ホプキンスといったアメリカの有名大学で過ごした華々しさがなかった。ドイツのひときわ野心的な科学者が典型的にたどるのがそういった経歴で、ベンチャー投資家は国内で過ごした者よりも「イン・アメリカ・ゲヴェーゼン」（アメリカ帰り）をはるかに高く評価していたのである。しかし二人の研究の強みと、ドイツ語で雄弁にそれを説明するエズレムの能力によって、疑い深い投資家を何人か口説き落とした。最終的にはスイスのある投資家から七〇〇万ドイツマルク（およそ三六〇万ユーロ）を得て、その年にドイツで唯一、これだけの規模の投資を集めたスタートアップになった。二人はこの会社をガニメドと名づける。ゲーテの詩の一節からとった名前で、トルコ語の「苦労して手に入れた」という表現と響きが似ていた。

ガニメドの初期には、ウールとエズレムの旅は、ロールモデルであるホビット、フロドの旅よりはるかに順調だった。しかし二〇〇七年、ともに二〇〇一年にガニメドを立ち上げた恩師のオーストリア人腫瘍学者クリストフ・フーバーと二人は、突如として絶体絶命の危機に直面する。ガニメドは前臨床試験でいくつかの成果をあげ、二度の資金調達ラウンドを経て最初の臨床試験に向けて準備を進めていた。しかし費用がかさむ大規模な研究に投資する必要から、資金が底をついたのだ。同社の創業資金を提供し、その後も最大の投資者だったチューリッヒのベンチャーキャピタル、ネクステック社は撤退を望んでいた。ネクステックには厳格なルールがあり、個々の企業をどれだけのあいだ支援するかをはっきりと定めていて、投資から得られるだけのものを回収して〝出口〟を見いだす必要があったのである。

その間にビジネスの専門知識をある程度獲得していたウールとエズレムは、三つの道のどれかをたどることになるとわかっていた。ほかのバイオテクノロジー企業との合併を強いられるか、激安価格で投げ売りされるか、最悪の場合、破産を申し立てて大切な特許を清算人の手に渡すことを余儀なくされるか。新しい資金提供者を見つけるのは論外だと思われた。前の所有者に捨てられたも同然の企業を誰が拾うのか。しかし幸運なことに、三人はきわめて熱心で型破りな投資家二人と知り合ったばかりだった。この二人の企業家は、ジェネリック医薬品の巨大企業へキサルを七五億ドルで売却して財をなし、二〇〇〇万ユーロほどの少額をガニメドに投資していて、もっと多くの株を買えなかったことを残念がっているようだった。ガニメドをこの危機から救ってくれる人がいるとしたら、シュトリュングマン家の双子の兄弟、トーマスとアンドレアスしかいない。そうウールとエズレムは気づいたのだ。

二〇〇七年九月、万策尽きたウールとエズレムはクリストフ・フーバーとともにミュンヘンに足を運び、シュトリュングマン家のオフィスを訪れて、路面電車が走る混雑した道路を見おろす会議室で窮状を説明した。向かいに座っていたのはトーマス・シュトリュングマン、ほぼ同じ見た目の双子のうち気さくなほうと、その投資顧問でシュトリュングマン家の投資を管理するヘルムート・イェグレである。MIGという小さな投資ファンドのトップ、ミヒャエル・モッチマンも同席していた。その数カ月前、バイエルン州にある絵のように美しいテーゲルン湖畔でゴルフをしながら、ミヒャエルがウールとエズレムのバイオテクノロジー企業にトーマスの関心を向けさせていたのである。

ミュンヘンでの話し合いのなかでヘルムートが明かしたところによると、シュトリュングマン家のオフィスはガニメドへの投資額を増やすことを検討していたが、ガニメドのスイスの後援者と、国有の開発銀行であるドイツ復興金融公庫（ＫｆＷ）などの機関投資家は、自分たちが持つ過半数の株の価値を低下させるつもりはないという意思を示し、事実上トーマスは手を出すことができない状態だった。しかしトーマスは、何もしなければウールとエズレムの事業の継続が脅かされることもわかっていた。トーマスはよく「会社は人次第だ」と言っていて、この二人を手放したくはなかったのだ。「二人に魅了されていました」とトーマスは言う。「〝この夫婦こそが私たちの夢を叶えてくれる〟と思っていたのです」。トーマスはウールとエズレムのほうを向いて尋ねた。「もしガニメドが破綻《はたん》するとしたら、ほかに考えている事業はあるのですか？」

ウールは言葉に詰まった。ｍＲＮＡによる治療など、いくつかのプロジェクトにエズレムと二人でひそかに取り組んでいて、マインツ大学の少数の科学者とともに二つ目の会社を立ち上げることをすでに考えていたのである。腫瘍を標的にする一人ひとりに合わせた薬品によってがん患者を助けることができる、ひと握りの次世代プラットフォームをもっぱら扱う企業だ。ネクステック社のこらえ性のなさに振り回され、すでにガニメドの自分たちの持ち株をそれぞれ一・五パーセントずつにまで減らされていたウールとエズレムは、再び外部の人間から恩を受けたくはなかった。ある製薬企業の役員が二人に警告していたように、バイオテクノロジー企業は生まれたときから死を宿命づけられている。買収によって消滅するか、はるかに多くの場合、失敗によって消え去るわけだ。〝ニュー・テクノロジーズ〟の頭文字を取ってNTという暗号名で呼ばれていたこの計画中のプロジェクトは、二人にとってあまりにも大切であり、そうした運命にさらしたくはなかった。ガニメドを売却してできる資金とドイツ政府からの助成金で費用はまかなえるとウールは考えていた。新会社が数年以内に製品を市場に出せるほどの資金にはならないだろうが、通常の資金調達ラウンドやファンド・マネージャーへの売り込みといった周囲の雑音がないところで、〝NT〟はゆっくりと、しかし確実に歩みを進めることができるだろう。

だが二人は、最近の仕事の一部をシュトリュングマン家のオフィスにいた投資家たちにしぶしぶ話しはじめた。mRNAによるがん治療や、二人が初期の人工知能を使って発見した、がん細胞を標的にする際に使用できる、腫瘍特異性抗原の遺伝子ライブラリーのことなどである。これらは初期段階にあるイノベーションで、投資には大きなリスクが伴うことを二人は強調した。「こうした技術を実現するには一〇年はかかるとはっきり伝えました」とウールは言う。ほかに類のない免疫療法の会社をつくりたいのだとウールは出席者に語った。ｍＲＮＡから細胞治療や遺伝子治療、生体特異性の抗体や免疫調節物質まで、すべてを研究する会社。臨床試験に向けたスケジュールを決めてそれを守ることはできないし、そのつもりもない。イノベーションを人間で試験するのは、準備が整ったと自分たちが判断したときであって、投資家の融資サイクルに合わせて行なうつもりはないのだと。

　こうした条件が挙げられていたにもかかわらず、トーマスは胸を躍らせていた。自身の専門は経済学だが、製薬会社を自ら立ち上げた父親と、医学を学んだ双子の兄のアンドレアスの教えを受け、科学の専門知識もある程度身につけていた。ｍＲＮＡプラットフォームに疑問の目が向けられていることは漠然と知っていたが、穴馬に賭けるのが彼の性分である。一家が最近獲得した富と比べて投資に必要な額がささやかである場合にはなおのことだ。多少の失敗は許されるほどの資金をすでに稼いでいて、少なくとも一部は自分の直感に頼れるだけの余裕があった。「当時はあまりよく理解していませんでした」とトーマスは率直に認める。「でも直感があったのです」

　ウールとエズレムのプレゼンが終わると、まだファーストネームで呼び合う仲ではなかったトーマスは、二人のほうを向いた。「シャヒン教授、テュレジ博士、それにはいくら必要なのです？」、トーマスは淡々と尋ねた。あらかじめ準備をしていなかった二人は、五年以内に二、三の第二相試験を始められるようにするのにかかる費用をその場ですぐに計算する。そして、およ部屋を出た。

そ一億五〇〇〇万ユーロ必要だと告げた。トーマスはやにわに立ち上がり、電話をかけるために部屋を出た。

数分後、兄のアンドレアスと電話で話したトーマスが戻ってきて言った。「そのお金を出しましょう」。ウールとエズレムは戸惑って目と目を合わせた。クリストフとミヒャエルを見ると、同じくあっけにとられている。まったく新しいベンチャー企業を支援するのは、〈アトス〉という商号で知られるシュトリュングマン家の投資会社にとってきわめて異例のことだとみんな知っていたからだ。普段このファンドは創業資金を提供することはなく、新興企業が法人としての足場をすでに築いてから投資するのを好んでいた。それにシュトリュングマン兄弟は、エズレムとウールがガニメドを去って新会社に集中したら、すでに投資しているガニメドは方向性を完全に見失い、処分する際に獲得できる金額がさらに少なくなることも懸念していた。しかしトーマスは二人の即興のプレゼンに夢中になり、わずか数年のうちにこの夫妻が製薬業界をひっくり返すことになると確信したのだ。全面的に協力することを強調しようと、トーマスは話を続けた。五年間は銀行預金残高を気にすることなく、邪魔が入らない状態で二人が新事業に集中できるようにアトスが請けあうというのである。五年後には、ウールとエズレムの会社は十分な価値を生み出し、さらに大きな資金を集められるようになっているはずだとトーマスとヘルムートは考えていた。それまでは、ＭＩＧからの少額の出資に加えて、シュトリュングマンが一億五〇〇〇万ユーロを出す。トーマスたちはみな乗り気になっていた。

しかしエズレム、ウール、クリストフはまだそれを祝える気分ではなかった。やがてプロジェクト名のNTを社名に組み込んだビオンテック（ＢｉｏＮＴｅｃｈ）として知られるようになる会社は、必ず自分たちの決めた条件どおりにつくると固く心に誓っていたからである。立場が逆転し、今度は気乗りしない三人の起業家をアトス側が説得しなければならなくなった。「私たちは家族企業で、投資の見返りをいつも求めているわけではないと伝えました」とヘルムート・イェグレは振り返る。ウールとエズレムがまだ疑っているのを察し、トーマス・シュトリュングマンは決定的な提案をした。トーマスは「口出ししない」条項に同意する。つまり少なくとも二、三年のあいだ、シュトリュングマン兄弟は会社の経営に干渉せず、三人は好きな方向に自由に進むことができる。ウールの要請を受けて、また長期的に関与する意志を示すために、アトスは二〇二三年まで「売却を強いる権利」を手放すことにも同意した。そうすることで、ビオンテックは一五年間の安定を確保できる。どれだけ強く望んでも、これだけの余裕を得られる創業者はほとんどいないだろう。

しかしその後の数週間で、ネクステック社が結局、ガニメド株の売却に同意し、新会社立ち上げをめぐる状況は複雑化する。シュトリュングマン兄弟の心は揺れていた。ガニメドに投資して、同時にビオンテックにも資金を出すべきだろうか？　ウールとエズレムは両方を経営できるのか。トーマスはより大胆な選択肢を推していた。ガニメドの既存の投資家から株を買い取り、エズレムを最高経営責任者に据えたうえで十分な資金を同社に投入し、未来の買い手にとって魅力的な資産にするというもくろみである。「少し損をすることではるかに大きな利益を得られると言えば、トーマスは損をすることを選びます」とヘルムート・イェグレは言う。しかし兄のアンドレアスはそこまで前向きではなく、四月にはウールの心も揺らいでいた。

状況を打開すべく、シュトリュングマン兄弟はタウヌス山地にある別荘地で話し合いの場を設けた。フランクフルトのすぐ北にある牧歌的なタウヌス山地にはフランクフルトの大富豪の多くが家を構えている。一八八八年、フランクフルトの名門銀行家一族の御曹司、ヴィルヘルム・カール・フォン・ロートシルト（ロスチャイルド）が夏の別荘地としてヴィラ・ロートシルトをつくり、そこで世界中の貴族をもてなした。その後の一二〇年間で、ヴィラ・ロートシルトは偉大な思想家や指導者を惹きつける存在となる。ここでドイツの憲法にあたる基本法の一部が起草された一九四〇年代終わりには、とりわけそれが当てはまった。この場所がもつ歴史的な意義をウールとエズレムもわかっていて、トーマス、ミヒャエル、ヘルムートとともにネオ・クラシック様式の建物のロビーに座っているときにもそれが感じられた。お茶を飲みながら、いまはホテルになっているヴィラ・ロートシルトの巨大な出窓から外を眺めると、緑豊かな丘がゆるやかに波打っていて、多くの重要人物がこの高台に惹きつけられた理由がたちどころにわかる。ビオンテック用の契約書案を一行一行確認しながら、おそらくみんな頭の中ではこんなことを考えていたのではないだろうか。はるかに重要な意味を持つ取引がまさにこの部屋で話し合われ、シェリー・グラスの乾杯でまとめられたのだと。

二人の科学者にとっては、そうしたシナリオはまだ実現しそうになかった。懸案の問題については、ほぼすべてシュトリュングマン兄弟と妥協点を見いだしていたが、ビオンテックの評価額を七〇〇〇万ユーロにするというウールの提案と、ウールとエズレムが会社の二五パーセントを所有するという要求に、トーマスらが二の足を踏んでいたのだ。合意に達することができずに、ヘルムートはウールを散歩に誘った。

新緑に覆われたヴィラの土地を歩きながら、ウールとヘルムートは互いに仕事の話をしないように努めた。その代わりに周囲の景色や家族のことをぎこちなく話したが、合意に至らずにホテルに戻ったら、この協力関係は終わる可能性が高いこともわかっていた。二人とも時間がきわめて重要であることを知っていたのである。シュトリュングマン兄弟からの資金提供を待たずに、ウールはまだ名前のないビオンテックのためにすでに数人の科学者を自腹を切って雇っていた。急速に資金が底をつきつつあって、四週間後にはその社員たちに給料を払えなくなるとウールはヘルムートに告白していた。

ヴィラの庭園の中心を占める小さな湖にさしかかるときには、ヘルムートは一つの案を提示する心の準備ができていた。橋に立ってウールのほうを向く。「さあ、取引をまとめましょう。二〇パーセントはお渡しして、五パーセントは脇に置いておく。五年後にすべてうまくいっていたら、トーマスはその五パーセントもお二人にお渡しします」。ヘルムートは手を差しのべた。ウールはその手を握ったが、それに代わる案を示した。「逆にしませんか。二五パーセントをもらっておいて、うまくいかなかったら五パーセントをお返しします」。ウールが新たに身につけたビジネス手腕への感嘆を隠せずにヘルムートは微笑み、雇い主であるトーマスたちを説得するよう手を尽くすと約束した。

ホテルに戻ると、二人はドイツ連邦共和国基本法起草者の一部を描いた油絵の下で足を止めた。第二次世界大戦後、国を復興へ向かわせようとヴィラ・ロートシルトに集った者たちの絵だ。ウールとヘルムートはまだ気を許し合った関係ではなく、どちらも自分の考えを口にすることはなかった。しかし胸がいっぱいになった二人は、いつの日かビオンテック誕生の瞬間を描いた絵がその隣に架けられるかもしれないと想像していたのだろうか。

＊＊＊

二〇〇八年六月二日、ビオンテック社はマインツでひっそりと設立された。数週間後にリーマン・ブラザーズが破綻し、世界は金融危機に陥る。

シュトリュングマン兄弟の先行投資のおかげで、ビオンテックはその影響を受けずに事業を続けることができた。バイエルンの兄弟と契約を結んだおよそ二カ月後には、ベルリンのペプチド

（アミノ酸が結合してできた化合物）製造業者を二〇〇万ユーロで買収することに合意して、重要な原材料を手に入れやすくなり、ほかの製造業者への依存も減った。一年後には、さらなる一連の買収によってウールとエズレムの駆け出しの会社は三〇〇人規模まで成長していた。

その間ずっと、ビオンテックは事実上無名の存在にあえてとどまっていた。「自分たちの構想に従って、少しずつ着実に会社をつくっていったのです」とウールは説明する。「ほかの人たちには、私たちがやろうとしていたことはSFのように思われていました。製薬業界の経験豊かな専門家たちは、一人ひとりの患者に合わせた免疫療法を開発したいという私たちの考えをばかにしていましたし、私たちには自分たちの考えを広く宣伝する理由がなかったのです」。その後の五年間、ビオンテックはバイオテクノロジー関連のカンファレンスに参加しなかった。同社のウェブサイトに掲載されていたのは、「準備中」のバナーひとつだけだ。

重点は、邪魔を最低限に抑えて最先端の研究開発を進めること。ウールとエズレムは引き続き最先端の技術を幅広く追究し、製造についての専門技術を蓄積していった。しかしその途上ではつまずきも何度か経験した。二〇一一年、ウールは選択を迫られていることをビオンテックの監査委員会に告げる。ウールとエズレムの研究室から生まれたチームがｍＲＮＡの効力を大幅に高めるのに成功していて、臨床試験に進めることができ、かつ最終的に規制当局の認可を得られる見込みのあるがん治療法が手もとにあった。しかし、さらに二年ほど研究を続ければ、ｍＲＮＡによって引き起こされる免疫反応は一〇〇倍まで高められるとウールは考えていた。もう少し時間がほしかったのである。
　今度もまたシュトリュングマン兄弟はウールに同意し、その後も何度か、ビオンテックがすでに開発していてなんの問題もなく認可を得られる試作品を金に換えることなく、技術のブレイクスルーが起こるまで待つことにした。トーマスはこの時期に多くのことを学んだと振り返る。初《アー》期段階《リーステージ》のバイオテクノロジー企業に投資するときには、「いつも予定よりはるかに多くの費用がかかり、思っていたより長い時間がかかる」ものだと知ったのだ。父を記念する神経科学の研究所も立ち上げていたシュトリュングマン兄弟は、最終的にビオンテックへの投資額を倍増し、改良へ向けた反復のサイクルを資金面で支える。この資金がなければ、ビオンテックは成熟したｍＲＮＡプラットフォームを開発する時間を得られなかっただろう。数年後、それらのｍＲＮＡプラットフォームのおかげで、わずか数週間のうちに二〇種類の新型コロナワクチン候補をつくることが可能になる。

　しかしビオンテック創業から五年を経た二〇一三年の時点で、ウールとエズレムがシュトリュングマン兄弟に約束していた第二相試験は、実施される気配がまだどこにもなかった。ほかの製薬会社の幹部たちは、アトスの資金を引き揚げるようヘルムートを説得しはじめる。ビオンテックは「金を無駄に使うだけだ」と警告する者もいた。ビオンテックの最大のライバルたちは、マインツの科学者たちよりも先を行きはじめていた。あるいは、少なくとも部外者の目にはそう映っていた。二〇一三年三月、イギリスとスウェーデンの巨大製薬会社アストラゼネカが、mRNA企業モデルナと二億四〇〇〇万ドルの前払いを含む提携を結ぶことを発表する。その数カ月後、モデルナはアメリカ国防総省の機関である国防高等研究計画局（DARPA）からさらに二五〇〇万ドルの資金提供を受けた。より近いところでは、ドイツのキュアバックがジョンソン・エンド・ジョンソン、フランスのサノフィ、そしてゲイツ財団と提携していた。

ビオンテックの投資家たちも同様の提携を強く望んでいた。ウールとエズレムのアイデア一つひとつを臨床試験までもっていくには、単純に資金が足りなかったのだ。すぐに外部資金が必要になると思われ、ビオンテックの投資家たちは同社のイノベーションにどれほどの市場価値があるのか知りたがっていた。ウールはショーン・マレットが偵察に乗りだすことにしぶしぶ同意する。ショーンはイギリスのバイオテクノロジー業界と製薬大手グラクソ・スミスクラインでセールスマンとしての技能を磨いた人物である。

その結果、ビオンテックが特許を持つ技術の価値をバイオ製剤業界が少しずつ認めはじめていることがわかった。ショーンは日本からヨーロッパ、アメリカまで参加を認められた医学関連のカンファレンスにはすべて参加し、ついに二〇一五年、アメリカのインディアナポリスに拠点を置くイーライリリー社を相手にビオンテックの最初の協定をまとめる。イーライリリーは、実現可能性のあるがん治療薬の使用許諾を受ける権利と引き換えに、合計六〇〇〇万ドルを投資することに同意した。[107] デンマークのジェンマブ社、次いでサノフィ社とさらに大きな提携がつづき、金額も増えていく。しかし今度はウールの主張によって五〇対五〇のパートナーシップになった。ウールはビオンテックの独立を簡単に手放す気はないとあくまで言い張り、投資銀行を通じてときどき買収の試みがあっても、役員会でただちにはねつけられた。

この姿勢に業界の古参たちは驚いた。二〇一五年、ショーンがビオンテックの計画をメルク社の当時のCEOロジャー・パールムッターに語ったところ、自身も小さなスタートアップにいたことのあるロジャーはあっけにとられた。そしてショーンに、自立を維持するのは想像よりずっと難しいと警告した。しかしそれから数週間のうちに、ビオンテックは最も成功を収めていたバイオテクノロジー企業、サンフランシスコのジェネンテック社と交渉を始める。シリコンバレー周辺ではほとんど神のような扱いを受けていた企業である。二〇一六年九月までに、スイスのロシュに買収されていた同社は三億一〇〇〇万ドルの先行投資をしてビオンテックと対等な提携を結ぶことに同意した。ウールは大手製薬会社を軽蔑していたが、それでもこれは好機だと考えたのだ。ウールはジェネンテック社で働く高名な免疫学者アイラ・メルマンのことをすでに知っていて、二人は科学について同じ考え方をいろいろと分かちあっていた。この関係のためにウールは、ロシュの世界規模の臨床ネットワークを活用してビオンテックが命を救う治療法をすばやく市場に出せるかどうか、またその過程を見て学びを得られるかどうか試してみる気になったのだ。重要なことに、ビオンテックは商業面で独自の専門知識を獲得でき、それによって将来的に連携の数を制限できるという利点もあった。

一方エズレムは、ウールとクリストフ・フーバーとともにビオンテックを立ち上げた者として、すべての段階で非公式に手を貸していたが、同社の正式な役職には就いていなかった。エズレムの独自の才能はほかの場所で、具体的には三人が最初に立ち上げた会社ガニメドで必要とされていたのである。ガニメドは典型的なバイオテクノロジー企業のライフサイクルにおいて決定的に重要な段階にさしかかっていた。ランダム化臨床試験を行ない、同社の製品が既存のがん治療法と比べてどれほどの成果を出すのかを調べて、その核にあるコンセプトを立証する段階が近づいていたのである。ウールがビオンテックに移ったことで、もともとの経営陣は半分が会社を去ったので、その結果二人だけで事業を動かすことになっていた。一人は、必要な科学に加えビジネスの専門知識も持つ唯一の人物、エズレムであり、最高経営責任者と最高医療責任者を兼ねた。もう一人、最初からガニメドにいて財務を担当していたディルク・ゼバスティアンが彼女を支えた。人手はあまりにも少なかったが、それにもかかわらずガニメドは、最初の第二相試験でウールとエズレムが想像していたよりはるかにすぐれた結果を出す。「流れを変える出来事でした。これによって私たちは、臨床の世界でイノベーターとして認められたからです」とエズレムは言う。特定の種類の胃がんを抱えた被験者を対象に、標準的な化学療法とガニメドの新しい抗体治療を組み合わせたところ、腫瘍を縮小させてその再発を防ぐことに成功したのだ。患者の生存率は二倍近くになった。

この有望なデータによって、ガニメドは世界で一躍注目を浴びる。同社は世界最大のがん会議、米国臨床腫瘍学会（ASCO）で大きく取り上げられ、《フォーチュン》誌などの主要報道機関は、「がん治療のゲームチェンジャー」となりうるこの「無名のバイオテクノロジー企業」のことを誰も聞いたことがなかったのはなぜかと問いかけた。いくつかの企業がにわかにガニメドの買収を望むようになり、日本のアステラス製薬からのオファーは断るにはあまりにも惜しいものだった。二〇一六年、シュトリュングマン兄弟はガニメドを一四億ドルで売却する。バイオテクノロジー企業としてはドイツで最大の取引だった。ウールとエズレムの二つのスタートアップへの投資は、一挙に元が取れたわけだ。しかも相当な見返りとともに。

この取引はエズレムにとってほろ苦い経験となった。エズレムは迅速承認制度によってこの治療法を市場に出し、第三相試験が終わるのを待たずに試験と並行して世界中の患者がそれを利用できるようにしたいと考えていた。しかしエズレムと彼女のチームはアステラスと長い時間をかけて業務の引き継ぎを行ない、最終的にアステラスは独自の大規模試験を世界で実施することになる。その試験は二〇二一年末の時点でも進行中だ。

だがガニメドが売却されたことで、エズレムはビオンテックの役員会に加わることができるようになった。いくつかの取引が予定されるなか、中心的な投資家たちはエズレムが最高医療責任者の役割を引き受け、それぞれ性質が異なる同社の数多くの技術を臨床試験まで導いてくれることを望んでいた。ガニメドでの経験を繰り返して「またひとり〝子ども〟を失う」のをいやがっていたエズレムは躊躇する。「ガニメドを売却したあと、私はとてもがっかりしたのです」とエズレムは言う。「通常のバイオテクノロジー企業のビジネスモデルと資金調達の仕組みのせいで、イノベーションを患者のベッドに届けるのが妨げられているように感じました」

ウール、ヘルムート、クリストフ・フーバー、トーマス・シュトリュングマン、その他多くの人がエズレムを説得しようと最善を尽くす。「今回は前とは違う」とウールはエズレムに語った。「ビオンテックはモデルを完全につくり変えるんだ」。シュトリュングマン兄弟は、大きなライバル企業に売却される会社にするのではなく独立した会社を発展させることに徹すると強調した。シュトリュングマン兄弟とウールの確固たる決意によって、エズレムはこれまでと同じように前進しながら一緒に考えればいいと納得する。そしてビオンテックの役員に加わることに同意したが、厳しい日々が何年も続くとわかっていたので、自分への〝入社記念〟プレゼントとして金のペンダントを買った。いまでも身につけているそのネックレスの片面には「へこたれない勇気を」、その裏には「スパルタ人のように強く！」という言葉が彫りつけてある。

＊＊＊

ビオンテックはパートナーシップや提携を頻繁に結ぶようになっていたが、さらなる資金調達は困難をきわめた。資金を出してくれる可能性のある投資家のほとんどはアメリカを拠点にしていて、そこでは外国のバイオテクノロジー企業はほとんど知られていなかったからだ。「知名度が足りませんでした」、最高戦略責任者で、当時は投資銀行家の目でバイオテクノロジー産業を見ていたライアン・リチャードソンは言う。また通常、資産運用会社が投資する実験的なｍＲＮＡスタートアップは一社だけで、多くがすでにモデルナに資金を提供していた。口達者な同社のフランス人最高経営責任者、ステファン・バンセルがウォール街をうまく口説いていたのだ。二〇一六年、シティグループが主催する医療カンファレンスに参加するためにニューヨークへ飛ぶ前に、ショーンは同イベントのオンライン「お見合い」システム（興味深い企業と関心を持つ投資家を結びつける仕組み）を使って数十件の面会リクエストを送った。コーヒーをともにする約束をできたのは、「戦略・企業コミュニケーション・アドバイザー」一人だけだった。

失意のなか、ショーンはレイ・ウィンストン（イギリスの強面俳優）風のカリスマを感じさせるコックニーなまりの英語でマンハッタンのファンド・マネージャーたちに電話をかけ、ニューヨークを訪れているあいだに三〇分だけ時間を割いてほしいと頼み込んだ。雪の降る一二月のある週、短いひげをはやしたショーンは、ビオンテックがいかに数百人の従業員と数多くの提携先を抱えるドイツ最大の非上場バイオテクノロジー企業になったのかを説明するプレゼン資料を携えて、マディソン・アベニューの建物から建物へと重い足どりで歩いた。創業者のウールとエズレムが最近、指折りのエリート科学雑誌《ネイチャー》に三度論文を発表していることも説明した。「あ返ってくるのは無表情な視線だけで、ときには無礼な言葉を投げかけられることもあった。

んたはいったい誰だ。どうしてこっちの時間を無駄にしているんだ？」

ヨーロッパでの反応はさらに冷ややかだった。二〇一七年四月にアムステルダムでのカンファレンスに参加したとき、街の運河のほとりにある小さな部屋でショーンはいつものように切れ味よく話し、ビオンテックの評価額はすでに二〇億ユーロに達していて、同社はヨーロッパの数少ない十億ユーロ規模のスタートアップ、つまり〝ユニコーン企業〟の一つだと語った（ちなみに同社は二〇二〇年の終わりにはドイツ銀行よりも価値のある企業になる）。部屋にいた人たちはどっと笑った。プレゼンのあとのコーヒーブレイクのとき、友人がそっと近づいてきた。「みんなきみのことを話してるぞ」、そう言って部屋の隅に集まったスーツ姿の男性マネージャーたちを指さす。「なんてクレイジーなやつだってね」。三億ユーロを調達しようとしていたショーンはそれに動じることなく、適正だと自ら考える値段について譲らなかった。アメリカの企業に対する目の飛び出るような評価額に比べ、努力にまったく見合わないビオンテックの評価額を考えると、なおのことだった。「でもそのときにわかりました。ヨーロッパでプロのファンドから資金を調達するのは絶対に無理だと」とショーンは言う。「ですから、アメリカで時間を使うことにしたのです」

売り込みをするのを嫌うウールは、資金調達をほぼショーンに任せていた。投資家からビオンテックの創業者と話したいと言われると、ショーンは上司の不在について弁解するのに四苦八苦した。それにショーンは生化学を学んではいたが、ときに科学についての知識不足を露呈させることもあった。同じ年の五月、デンバーでファンド・マネージャーたちからウールとエズレムが書いた論文の一つについて質問を浴びせられ、ショーンは果敢にそれに答えようとしたがうまくいかず、質問者たちをいらだたせた。「わかっただろう。アメリカの投資家から金を引き出そうと思ったら、すべての答えをちゃんと知っておかなきゃいけないってことなんだ」。ファンド・マネージャーからぶっきらぼうにそう忠告された。

数カ月後、ありそうになかった突破口が開ける。二〇一七年九月、着色ガラスの窓がついた大きな黒いバスがビオンテックのマインツ本社前に停まった。乗っていたのはクレディ・スイスが集めたファンド・マネージャーたちで、バイオテクノロジー企業への投資機会を調べるためにヨーロッパをバスでまわっていたのである。ショーンが主催者に裏でかけあい、すべりこみでビオンテックも訪問先に加えてもらったのだ。

バスの到着前夜、ショーンはビオンテックの提携先であるジェネンテック社の幹部たちを接待してミュンヘンで開催されるオクトーバーフェストというビール祭りに参加していて、ひどい二日酔いと闘っていた。さらに悪いことに、ウールは一連のスライドを使ってプレゼンをする予定になっていたが、やはり投資家と会うのを好まず、形式的なことは抜きにしてその場の判断でいきなり質疑応答から始めてしまった。その後はまるでテレビのクイズ番組で矢継ぎ早に質問が出される時間のようだった。二時間にわたって製薬業界のベテラン投資家たちがウールに質問を浴びせかける。数年前にエズレムとともにシュトリュングマン兄弟を説得して資金を出させたときと同じように、ウールはきわめて理性的にビオンテックの成長を支える長年の研究について辛抱強く説明した。質疑応答が終わると、機関投資家であるフィデリティの代表が一直線にショーンのもとへやってきた。ビオンテックが最初の資金調達ラウンドを始めようとしていると耳にしたと彼は言う。「私たちが参加する余地はあるでしょうか？」

その午後のパフォーマンスののち、ビオンテックは二億七〇〇〇万ドル[108]を調達した。これは世界のバイオテクノロジー企業のなかで六番目に大きな「シリーズA」、つまり初回の資金調達ラウンドである。この資金のおかげで同社はマインツに製造施設をつくることができ、二〇二〇年初めにはそこで臨床試験用のきわめて重要な新型コロナワクチンがつくられることになる。二〇一九年七月にはさらに大きなラウンドが続き、おもに既存の支援者から三億二五〇〇万ドルを追加で調達した。この額は二〇一九年にドイツのバイオテクノロジー企業に投資された総額の六一パーセントに相当する。[109]そしてすぐに最後の段階がやってきた。証券取引所で株式を公開し、世界中の投資家に向けて会社を開け放つ段階だ。

しかしビオンテックのタイミングは恵まれているとはいいがたかった。二〇一九年夏、役員たちがチャーター機でアメリカの都市から都市へと飛び、新規株式公開（ＩＰＯ）への関心を大いに駆り立てているとき、同社が上場を予定していたナスダックのバイオテクノロジー株価指数が底値を打つ。米中貿易戦争、行き過ぎた株高、迫りくる景気後退の見通しに投資家は怖じ気づいていた。株式を公開したばかりの配車アプリ企業ウーバーとフィットネス器具製造業者ペロトンは苦戦していて、ビオンテックが上場を予定していた一週間前には同業のヨーロッパのスタートアップ、ADCセラピューティクスが[110]、市況が芳しくないとして上場を取りやめていた。移動を続けるウール、ショーン、ヘルムート、事業開発担当マネージャーのホルガー・キッセルの一団は、ビオンテックのメインバンクであるJPモルガンが提供するスマートフォン・アプリで、慌ただしい事業説明行脚の道中に会った投資家たちのごくわずかしか株の予約申し込みをしていないことを逐一正確に確認できた。これはIPOに先立ついわゆる「ブックビルディング」のプロセスである。みんながっかりし、上場の延期も考えた。しかしショーンは計画を前に進めることを強く望んだ。最終的にビオンテックは評価額三五億ドルで一億五〇〇〇万ドルを調達できただけであり、目標額におよそ一億ドル及ばなかった。

しかし、IPOによって最大の目的は達成した。ビオンテックを世界に知らしめたのだ。ビオンテックが上場した日の朝、ニューヨークで〝BNTX〟のティッカーシンボル（株式市場で銘柄を識別するために使われる略称）のもと取引開始の鐘を鳴らしたあと、ウールとエズレムはティーンエイジャーの娘とタイムズ・スクエアに歩み出て、もうひとりのわが子の名前が光を放つのを見た。ナスダックの高層ビルの外壁に並ぶデジタル広告板のいたるところにビオンテックのロゴが表示されていて、同社のキャッチフレーズが添えられている。「すべての患者のがんは唯一無二です」。何年も前にシュトリュングマン兄弟に伝えたメッセージが、ついに世界に届くのだ。長年温めていた計画「ニュー・テクノロジー」は、マイクロソフト、アップル、グーグルと同じ証券取引所に上場した八つめのドイツ企業になった。

しかし、公開市場で注目にさらされることにはマイナス面もあった。ビオンテックは三カ月ごとに投資家に進捗を報告し、目標を設定して、達成できなかったときにはその旨と理由を説明しなければならなくなったのだ。さらにニューヨークでの上場がぱっとしないものだったため、医薬品開発を支える資金をさらに調達する必要もあった。ＩＰＯの申請をしたとき、ビオンテックは自社の将来をこうほのめかしていた。「現在、われわれにはマーケティングと販売の組織はなく、企業としての医薬製品のマーケティングの経験もない。マーケティングと販売の能力を独自に、あるいは第三者を通じて確立できなければ、製品候補が承認された場合、アメリカやその他の地域でそれをうまくマーケティングし販売することができず、製品の売り上げ収益を生み出すことができないかもしれない」[111]。モデルナとは異なり、ビオンテックはアメリカ政府から多額の助成金を受け取ってはいなかったため[112]、単独で事業を進める選択肢はなかった。大手製薬会社との提携がほぼ避けられなかったのである。

そのときは予想よりも早くやってきた。二〇二〇年二月、ウールのオフィスの円卓を囲んだビオンテック監査役会の面々は、新型コロナワクチンを記録的な速度で市場に出すには大企業を受け入れる必要があると判断した。同社最大の成果物であり、初めて市場に出す商品が、ほかのブランドと永遠に結びつけられてしまうおそれがあるとしてもである。当然ながら第一の選択肢はファイザーだった。

＊＊＊

わずか三年前には、アメリカのこの巨大製薬会社はビオンテックのパートナー候補の最下位に位置していた。ショーンは参加する医療カンファレンスでいつもファイザーの幹部たちに会っていて、同社とうまくつき合うのは不可能だと感じていたのだ。ファイザーの西海岸チームの代表たちは細胞治療と遺伝子治療のことを知りたがり、ニューヨークのマネージャーたちはいつもまったく異なる技術である抗体配列について尋ねてくる。ファイザーはうまく調整が図られた組織だとは思えなかった。

それでもショーンは接触を続け、二〇一三年にビオンテックのインフルエンザワクチン開発に協力するよう同社の説得を試みた。既存のワクチンは数年以内に深刻なインフルエンザを防ぐ効果が五〇パーセント低下する見込みであり、ビオンテックはそれよりも予防効果の高いワクチンをつくろうとしていたのだ。最初のミーティングはマンハッタンの東四二丁目にあるファイザー本社の小さな打ち合わせ用スペースで行なわれた。出席者はわずか三人で、グレーのカーテンを引いて形だけプライバシーを確保した。その後の四年間でそうした話し合いの場が八回、おもに中間管理職とのあいだで持たれたが、プロジェクトがなかなか先に進まないのでショーンはやがて出向くのをやめ、代わりにホルガーを派遣するようになる。

二〇一七年一一月、ファイザー側がバイオヨーロッパというカンファレンスでの面会を求めてきたときも、ホルガーがそこに足を運んだ。ファイザー側は突如として切迫感をあらわにし、特にビオンテックの少数の、しかし数を増やしつつあった感染症の新薬候補《パイプライン》に関心を示してきた。ファイザーがすでにキュアバック社と話し合っていて、ビオンテックは後れをとっていることをショーンは承知していたが、ファイザーはこれまでになく熱心な様子だった。その後、両社の科学チームがビデオ通話をし、ファイザーのアメリカの拠点から代表団がマインツまでやってきて、ビオンテック本社を視察する。そのなかには、ファイザーのウイルスワクチン担当の最高科学責任者、フィリップ・ドーミツァーもいた。ｍＲＮＡについてかなりの専門知識を持ち、二〇二〇年二月には、ウールが新型コロナワクチン開発を提案する際に最初に連絡をとる人物である。フィリップはビオンテックの技術の幅広さに感銘を受けた。「ビオンテックの哲学は、〝すべてを検討する〟でした」とフィリップは回想する。「科学の面で両社の相性が非常にいいことがはっきりわかりました」

秋にはショーンのもとにホルガーから電話がかかってきた。ニューヨークのファイザー本社ビルでのさらなるミーティングの際に、異例の歓迎を受けたという。同社の外部連携《エクスターナル》イノベーション担当のトップがチーム全員を連れて参加していて、率直に話をしてきた。インフルエンザ関連の製品で連携する気があるか知りたがっていたのだ。「今回は本気だと思います」、ミーティング後間もなくホルガーは電話でショーンに報告した。「打ち合わせ用スペースに八人もいたんです」

翌週、ショーンがニューヨークに飛んでフォローアップの打ち合わせに参加すると、ファイザーが突然アプローチを加速させた理由がわかった。事業開発部門のある若手研究者が《ネイチャー》誌に掲載されたウールとエズレムの一連の論文を読み、それを上司たちに転送していた。そのなかの一人が、ドイツ生まれの微生物学者キャスリン・ジャンセンである。世界初の子宮頸がんワクチンの開発を率い、その功績によってファイザー社ワクチン研究部門のトップに据えられた人物だ。フィリップと同様にキャスリンも、調査したほかのいくつかのｍＲＮＡ企業とは対照的にビオンテックが「開かれた心を保つようにしている」のを高く評価したという。また感染症に特化した会社ではなく、先入観を持っていないことも好ましく思った。キャスリンの指示によって交渉は加速し、二〇一八年二月にはニューヨークでウールとキャスリンのミーティングが設定される。

マインツに残っていたホルガーは、そのミーティングに向けてウールの準備を整えるべく全力を尽くした。フィリップもウールに、キャスリンは非常に批判的で率直な物言いをするはずだと警告していた。フランスのサノフィとの期待外れのミーティングを終え、ニュージャージー州にある同社のアメリカ本社を出たばかりのウールから、気分があまりよくないという電話があり、現場には不安が広がった。しかしウールはキャスリンとのミーティングに予定どおり出席し、ホルガーもドイツからそれに参加する。なごやかな初対面の場にしたいと望んでいたキャスリンのスタッフは、親近感を生むためにウールが最初にドイツ語で少し話してからミーティングを始めてはどうかとホルガーに提案していて、ウールはそれに従った。しかし文化的なつながりがあるからといって、ドイツ出身のキャスリンがウールに手加減することはない。「彼女は本当にドイツ的なやり方で挑戦してきました」とウールは振り返る。「懐疑論者を演じたのです」とキャスリンは言う。「彼に説明しました。私はDNAワクチンの時代をくぐり抜けていて、それはあまりいい経験ではなかったのだと」。DNAワクチンの技術は「すべての解決策」ともてはやされていたが、見込み外れに終わっていた。

二〇分間、キャスリンはmRNA薬品が機能しないと考えられる理由を次々と挙げ、ウールは一つひとつそれに答えていった。「すべて妥当な質問でした」とウールは言う。「ただ、彼女が最初からはっきりさせていたのは、納得する必要があるということです」。キャスリンが質問を終えて満足すると、立場が逆転して今度は彼女のほうがファイザーとビオンテックの相性がいい理由を説明し、ウールにアピールを始めた。ファイザーは本気でmRNA技術を実用化するつもりでいる。競合他社が手を出せないように防御策として買収したうえで放置するつもりはない。

それをはっきりと説明したのである。ニューヨークでさらにもう一度面会したあと、二人は幾分かの結びつきを感じはじめた。「二人とも科学に動かされているので気が合ったのです」、mRNAインフルエンザワクチンの開発でウールと提携に合意したキャスリンは言う。ビオンテックは全製品を自社で管理する試みを放棄し、ファイザーがこのワクチンの製造と使用許諾を担ってビオンテックに特許権使用料を支払う。契約書が作成され、二〇一八年七月に提携が結ばれた。

二〇二〇年二月の時点で、さらなる協力の土台はすでに整っていた。両社のあいだではミーティングが年に四回ひらかれていた。アメリカで二回、ドイツで二回顔を合わせ、インフルエンザワクチンにおける連携の進捗を確認していたのである。キャスリンと夫がニューヨークからマインツにやってくると、ウール、エズレムとその娘が食事をともにし、家族ぐるみの友情が育まれていく。インフルエンザ事業に携わるビオンテックの管理職も、ファイザーの担当者をよく知っていた。

フィリップ・ドーミツァーは、新型コロナウイルスはおおむね中国国内にとどまると考えていたため、ウールの最初の提案をはねつけ、新型コロナワクチンの共同開発を断ったが、ビオンテックの役員会はファイザーに望みを託しつづけた。すでに築きあげた関係をふまえると、最低限の手間でプロジェクト・ライトスピードに加わってもらうのに最適の位置にいたからだ。何万人もが参加する第三相試験の見通しが意識されてくるなか、ビオンテックには資金面でも地理的範囲の面でも必要な力がなく、単独での実行は想像すらできないという認識を役員たちは強めていく。「これは地球規模の問題で地球規模の解決策が求められる、そういう側面が常にありました」とライアンは言う。「強力なアメリカの協力者と強力な中国の協力者が必要だったのです」

後者は比較的容易に確保できた。上海に拠点を置く復星の幹部たちは感染拡大を目の当たりにしていて、連携にこのうえなく強い関心を示していたからだ。ウイルスの状況から、ファイザーとの連携を必要とする理由も徐々に大きくなっていく。イタリアのロンバルディア州では毎日数百人の新規感染者が報告されていて、病院は対応に苦心していた。アメリカでもワシントンからフロリダまで感染が広がり、すでに医師たちは移動規制を強化するよう訴えていた。カリフォルニア州サンタクララ郡では新型コロナウイルスに感染したような症状で数十人が死亡していたが、これが正式に確認されるのは数週間後のことである[113]。全世界での死者数は徐々に増えて三〇〇〇人に達し[114]、二〇〇二〜〇三年のＳＡＲＳウイルスとＭＥＲＳを合わせた死者数を超えた。これだけの状況になったからには、この病気が一夜にして消えてなくなることはないという考えにアメリカのグループもおそらく同意してくれるだろう、そうウールは判断した。

三月三日、ウールはキャスリンに直接電話して新しい提案をする。今度は明らかに反応が違った。ビオンテックとファイザーの協力関係を新型コロナワクチンにまで広げるべき理由をウールが語り終える前に、キャスリンがそれを遮《さえぎ》った。「完璧だと答えたのです。ｍＲＮＡは条件をすべて満たしていましたから」とキャスリンは振り返る。「私には（ｍＲＮＡがこの仕事にふさわしい技術だという）確信がありました」。創業一七〇年のファイザーが事実上、仲間に加わったわけだ。

その数日後、アルバート・ブーラは母国ギリシャにいた。アルバートは獣医であり、四半世紀かけてファイザー社の出世階段をのぼりつめ、二〇一九年に最高経営責任者に就任していた。ギリシャでは現地で開催されるデルファイ経済フォーラムで講演するのを待っていたのだが、三月五日に予定されていたフォーラムが急遽《きゅうきょ》中止になったとの知らせを受ける。「それが大きな警告になりました」とアルバートは言う。[115] すでに最高科学責任者ミカエル・ドルステンと話し合い、ＣＯＶＩＤ－19治療法の開発可能性を模索するようファイザーのチームには指示していた。また、二月のフィリップとウールの電話のことを知らないまま、世界の四大ワクチン製造業者の一つであるファイザーに新型コロナワクチンをつくる能力があるか確認するようスタッフに指示してもいた。

「チームからの回答では、ｍＲＮＡが提案されていました」とアルバートは振り返る。「私には驚きでした。実証ずみの技術ではなかったからです」。アルバートはビオンテックとのインフルエンザ事業には最低限の関与しかしていなかった。二〇一八年に承認のための書類がデスクに届いたときに、初めてこの提携のことを知ったのである。「特に注意を払っていたわけではありません」とアルバートはあっさり認める。「そのときにはウールのこともほかの人のことも知らなかったのです」。キャスリンから新型コロナウイルスでのビオンテックとの協力を提案されると、アルバートはウール自身と話したいと申し出て、急ぎ二人の電話会談が設定された。「一目ぼれでした」。最初の話し合いについて、ファイザーの最高責任者は言う。「すばらしいかたちで意見が一致しました」。すぐに「ウールは非常に誠実で刺激的な人物だとわかりました。ずば抜けて高い信頼感を覚えたのです」。一方でウールは、アルバートを「とても博識で個人として熱心に仕事に関与している」人物だと感じたという。

ちょっとした雑談ののち、二人の最高責任者は基本的なルールの話し合いに移った。「ファイザーと提携したら、プロジェクトの進行速度が鈍るのではないかと懸念していました。リスク回避型の企業はさらなるデータがなければ次の段階に進みたがらないからです」とウールは言う。「原則を決めておくことが私には重要でした。その一つが、どの時点であれ、片方が先に進みたがったら、もう片方はそれを止められないというものです」。もう一つは、ビオンテックが独立を維持するという原則だった。ウールとエズレムはガニメドの経験を経て独立を維持するために闘い、シュトリュングマン兄弟のおかげでそれを勝ち取っていた。インフルエンザワクチンの場合とは異なり、今回は五〇対五〇の取引になる。この協定にはダビデもゴリアテもいない。費用と将来の利益は両社が平等に分かちあう。

一年あまりを経て当時の話し合いを振り返り、アルバートはこの段取りに異論はなかったと言う。ファイザーのほかの社員たちがより典型的なライセンス契約を推していたのかどうか、アルバートは知らない。「私はいつだって五〇対五〇で問題ありません」。両社が成功を収めれば、どちらにとっても十分すぎるほどの収益が得られる。失敗すれば、それぞれの銀行預金残高に響くだけでなく、さらに大きな問題になる。世界全体が深刻な困難に陥るのだ。

基本的な部分が片づいたあと、ウールとアルバートはスケジュールについての話し合いに移った。通常ならそうした取り決めをする際には、両社の事業開発チーム、顧問弁護士、弁理士のあいだで契約書を一行一行確認しながら交渉を行ない、手続き完了までに最低でも半年はかかる。パンデミックが迫っていることをふまえ、二人はビオンテックとファイザーにその余裕はないという点で意見が一致した。「話し合いでは、いますぐ始める必要があるということになりました」とアルバートは言う。「事務処理の手続きは、あとでできるときにすればいいと」。アルバートはすでに新型コロナウイルス事業の予算については一切心配するなとスタッフに告げていた。「白地小切手」を与えていたわけだ。その後すぐにロイターがニューヨークでの話し合いの噂をかぎつけ、速報が世界に流れて、ビオンテックの事業開発部長ロシュニ・バクタのもとにもそれが届く。

＊＊＊

情報がリークされた翌朝の三月一四日土曜日、ロシュニは「条件概要書《タームシート》」つまり社内用の「ほしいものリスト」を徹夜で作成し、早朝に完成させて疲れきっていたが、ショーン、ビオンテックの総合弁護士ジェイムズ・ライアン、社外弁護士とのオンライン打ち合わせのために跳び起きた。四人は新型コロナワクチンの提携についてファイザーの担当者とその後何度も重ねることになるオンライン会議の初回を控えていて、交渉が始まる前に自分たちの考えが一致していることを確認しておく必要があったのだ。「向こうの背後にいろいろなチームがいるからといって、萎縮してはいけない」とショーンはロシュニに助言した。ロシュニはファイザーとのインフルエンザワクチンの連携が結ばれたあとにビオンテックに入社していたからだ。

イギリス人幹部ショーンにとって、これはデジャビュだった。二〇一八年にインフルエンザをめぐる提携案の交渉を主導し、ファイザーは侮りがたい力をもつ会社だと学んでいたのだ。採用されたばかりのジェイムズと二人の弁護士を従えてロンドンの高層ビルで打ち合わせに臨むと、ファイザーの代表たちが群れをなして待ち構えていた。事業開発担当の上司と部下、提携担当マネージャー、知的所有権を専門とする弁護士、提携を専門にする弁護士、提携を専門にする社外弁護士およびその部下、サプライチェーンの専門家二人などだ。「典型的なダビデ対ゴリアテの状況でした」とショーンは振り返る。交渉相手はみな事情に精通していて、躊躇なく要求を口にした。

しかし三月初めに開かれた最初の会議は「異例でした」とショーンは言う。インターネット上の交渉テーブルの向こう側から、協力に前向きな気持ちが強く伝わってきて驚かされたのだ。十数名からなる「チーム・ファイザー」の交渉人たちは、上から指示を受けていたのである。ショーンの回想によると、先方は「これはぜひともやるべきことです」と言った。「先に進めましょう」

まずしなければならないのが、いわゆる「基本合意書」をまとめることである。ビオンテックはすでに核となる新型コロナワクチン候補をつくっていて、四つのうちどれを臨床試験に進ませるかを決めるためにマウスで試験をしていた。これらの候補をただちにファイザーへ送り、アメリカの規制当局の要件を満たすために、またドイツでの試験データを確認するために、同社がアメリカで独自の研究を始められるようにしなければならない。しかし、ビオンテック史上最も大切な商品であるこのワクチンをアメリカに送る前に、またマインツの科学者たちがワクチンの裏づけとなる科学を新チームの仲間たちと共有しはじめる前に、基本的な合意が必要だった。

その後の三日間、ロシュニ、ジェイムズ、ショーンはほぼ徹夜で働いた。ファイザーとの提携案をロイターが報じた金曜からビオンテックは会社を封鎖していたため、三人ともオフィスへ行くことができず、最初の文書案について数時間ごとにメールでやり取りし、それをアメリカに送って確認を求めた。

一方、中国の復星から提案され、ウールとエズレムが二月にカナリア諸島での休暇中に対処に追われた提携は、ほぼまとまろうとしていた。ファイザーとの提携とは異なり、両社の関係者はそれまでほとんど顔を合わせたことがなかった。最初に話をしたのは二〇一六年で、復星はビオンテックの最初の資金調達ラウンドへの投資を一時検討したが、結局、話し合いはまとまらなかった。急いで良好な関係を築こうと、ライアンは二月初めにニューヨークを訪問した際に同社の関係者と面会し、その後間もなくウールがボストンに飛んで復星の幹部、アイミン・フイ（回愛民）に会った。「ウールには非常に感銘を受けました」と回愛民は振り返る。「ずば抜けて優秀な免疫学者で、ずば抜けて優秀な臨床医学者で、ずば抜けて優秀な企業家でした」

関係が固まると復星との交渉は加速し、ビオンテックの事業開発チームはあまり干渉せずに、ライアンとウールが先頭に立って話を進めた。契約ははるかにシンプルなものだった。これは基本的にライセンス契約になる。知的所有権や技術移転については気にする必要がない。復星は中国での臨床試験を手伝うが、ビオンテックがヨーロッパの自社工場で中国向けのワクチンを製造し、それをアジアに送るのだ。

三月一六日月曜日、ビオンテックは復星との「戦略的連携」を発表する。その連携では、復星グループは中国およびその周辺地域でビオンテックの製品を販売する権利に最大一億三五〇〇万ドルを支払う。このプレスリリースによって、プロジェクト・ライトスピードの存在を公に認めることにもなった。数十の製薬会社が新型コロナワクチン開発の意思を広くふれまわっていたなか、この計画は七週間にわたって秘密にされていたのである。そして新型コロナウイルスによる世界の死者数が七〇〇〇人を超えたいま、[116]ビオンテックは四月終わりまでにワクチン候補を臨床試験に進ませることができると全世界に告げ、「数週間以内にさらなる情報を発表する」と約束した。もしウールとエズレムの大胆な賭けがつまずいても、あるいは完全に失敗しても、もうどこにも隠れることはできない。しかし二人は、さらなるプレッシャーは感じていなかった。「完全集中モードに入っていました」とエズレムは言う。「変化にはほとんど気づかなかったのです」

復星のニュースを聞いても、ロシュニは手を止めなかった。ファイザーとの提携の最初の条件を詰める作業にかかりきりだったのだ。月曜の夜にはほぼそれがまとまっていた。「ガールズ・キャンプみたいに、ときどき九歳の娘とリビングで寝ていました」とロシュニは言う。そうした環境のもと、ノートパソコンの画面の明かりに顔を照らされながら、歴史的な一通となるレターをジルク・ペティングにメールで送信してサインを求めた。深夜零時ごろ、承認を得るためにそれがファイザーに送られ、翌朝に合意が発表される。

わずか二日間で、ほぼ無名のドイツ企業だったビオンテックは巨大製薬グループ二社の開発・流通同盟に加わり、規制当局の認可さえ得られれば世界のほぼすべての場所にワクチンを供給できる計画を持つ企業となったのだ。費用のうちビオンテックの負担分、合計およそ一億九〇〇〇万ドルは支払いを先のばしにすることにファイザーが同意していて、さらに多額の資金の流入も見込まれたため、投資の面ではひと息つくことができた。市場はビオンテックの提携のニュースを歓迎する。ドイツのベレンベルク銀行の製薬業界アナリストは、ビオンテックは「その多様なｍＲＮＡプラットフォーム、送薬システム、生産力によって、ＣＯＶＩＤ－19の競争で最も有望な位置にいると思われる」[117]と報告している。

とはいえ、ありがたくない注目もあった。ビオンテックのワクチン計画が公になったことで何百通もの手紙がマインツの本社に届くようになり、なかには人種差別的なものや殺害の脅迫を含むものもあったのだ。それらを開封するのは、実験室を管理するフランソワ・ペリノーの仕事だった。「初めのうちは、そうしたメッセージを読まなければなりませんでした」とフランソワは言う。そして、ウールとエズレムのことを語るのに使われる言葉や、信仰や出自のために二人に向けられる憎悪は「私には堪《こた》えました」と吐露する。

フランソワのところで食い止められない攻撃もたくさんあった。ビオンテックの受付係は、怒りに駆られて電話してくる人たちに悩まされる。「世界に毒を盛る会社で働くのはどんな気分だ？」と詰問してくる者もいた。それに、ウールとエズレムがビル・ゲイツと共謀して、何も知らない患者にマイクロチップを注入しようとしているという見当外れな主張をする者もいる。不可解なことに、煽動者のなかにはワクチンの安全性など気にかけていない様子の者もいた。数人がビオンテックの正門に現れて上着の袖をまくり上げ、新型コロナワクチンを注射しろと迫ってきたのである。
フランソワはすぐに警備を強化した。空港にあるようなスキャナを購入して本社に届く荷物をすべて検査し、ビオンテックの拠点があるドイツの州すべての関係当局と連絡をとって、緊急時の連絡窓口となる人物を確保した。自ら望んで情報を公開する場合を除き、ビオンテックの供給業者の名前は当面すべて非公開にする。全役員に身辺警護もつけた。

始まったばかりのファイザーとの新型コロナワクチンでの提携は、また別の種類のリスクもはらんでいた。両社が「基本合意書」に署名した翌日、ズーム会議によって共同作業が始まった。大西洋の両側からおよそ六〇人の管理職と科学者が参加し、ビオンテックが厳重に守ってきた特許技術の移転について話し合ったのである。「チームには『すべて共有しろ』と伝えました」とウールは言うが、社員の多くはそれを信じられず、「すべて」とは正確にどういう意味なのかと知りたがった。「みんな言うのです。『本当にいいんですか？　私たちの大切な秘密ですよ！』と」

大手企業が小規模の提携先から専門知識をただ盗むことがあるのを社員たちは知っていた。実際、業界ではそうした訴訟が山ほど起こっている。ファイザーの科学者のなかには、カリフォルニアでＲＮＡの研究をしている者もいた。[118]この巨大アメリカ企業が不誠実なふるまいをする気配は見られなかったが、ビオンテックと同様のノウハウを独自に蓄積したと主張して、ＲＮＡに基づいた独自の薬品を展開しようとするのはいつだって可能である。

しかしウールの意志は頑として揺るがなかった。無駄にできる時間はないのだから、ビオンテックはファイザーとの情報交換を始めなければならない、そうウールは言った。たとえ完全な契約書にまだ署名がされていなくてもである。知的財産を安全に移転するために、すぐにインターネット上の「データ室」が立ち上げられた。「普通のプロジェクトなら、これに同意することは絶対にありえません」とショーンは言う。ファイザーがワクチンの設計を知ることができたスピードを考えると、「振り返ってみたら、あれは決定的に重要な決断の一つだったということになるかもしれません」とショーンは言い添えた。

一方、ショーンとロシュニは、仕事の進め方についてファイザーと正式な取り決めを交わすべく全速力で作業をしていた。基本合意書に署名された直後から「本当の仕事が始まりました」とロシュニは言う。その五日後、正式な契約書の最初の草案が両社のあいだで交換された。この契約書は最終的に二〇〇ページあまりに及ぶものになる。訂正・削除箇所を記した修正履歴つきの文書が五～七時間ごとに両社のチームを行き来し、そのたびに電話やビデオ通話が延々と続く。「毎日これをやっていました。週末も含めてです」とロシュニは言う。あるやり取りでは、休憩なしで五時間ぶっ通しでズーム会議をしていたことにあとで気づいた。「ちょっと頭がおかしくなってきます」

時差も障害になった。ファイザーの社員はニューヨークで早起きし、ビオンテックの交渉担当者はドイツで夜更かししていた。みんな疲れを見せはじめ、二つのグループのあいだに当初あった寛大さは薄れていった。「電話がつながったその瞬間から、どちらの側も徹底的に自分の会社のために働こうとしていて、徹底的に自分の会社を守ろうとしていることがわかるんです」とロシュニは言う。「緊迫する場面もたくさんありましたし、怒りの応酬もたくさんありましたが、それは誰もが自分の仕事をとことん的確にやっていたからです」

ビオンテックは成功に向けた計画を立ててはいたが、失敗に備えておく必要もあった。「現実的に考えて、計画がうまくいかなかったときのルートも検討しておく必要があったのです」とロシュニは言う。「開発に何億ドルも費やしたのに市販の認可が得られなかった場合や、認可は得られても大きな出費を迫られた場合のことです」。大きな出費というのは、たとえば特許が取得されているワクチン成分の使用料などである。ファイザーはこうした事態が生じたときにビオンテックを守ることに同意し、ビオンテックが完全に倒産しないよう保護する仕組みが契約に盛り込まれた。しかし話し合いのテーマが変わり、責任の共有の問題から各社の名前を薬びんのどこに表示するかの問題へと話題が移っていくと、ファイザーはその譲歩をてことして利用しようとした。

こうした応酬があっても、作業のペースはほとんど落ちなかった。通常、条件規定書を起草して契約を結ぶまでには最低でも六カ月はかかる。比較的シンプルな取り決めだった復星との提携は、わずか二カ月でまとまった。ファイザーとは、最初の契約が無事締結されたのが四月九日、「基本合意書」のわずか二一日後である。しかし当然ながら、それには二四時間体制の努力が必要だった。「大詰めの段階では、三六時間ぶっ通しで交渉したと思います」とロシュニは言う。「火曜の夜から始まって……木曜の朝にそれに署名したんです」。祝福はなく、ただ疲労と、両社の科学者がようやく全速力で前進できる準備が整ったという安堵感だけが残った。ショーンがビオンテックの経営陣と監査役会にメールを送る。「終わりました」

その七二時間前には、こうした結末を迎えられるとは思えなかった。ロシュニはファイザー側の担当者と、いくつかの重要な判断の最終決定権をめぐって闘っていた。臨床試験へ進ませる最終候補の選択、世界規模の試験の設計、どこでどのようにしてワクチンをつくるべきかの判断などである。それらは表にまとめられ、衝突する可能性のある項目について一つひとつ詳しく議論していた。「必死に闘っていました」と、どのような契約にすべきかをあらかじめ慎重に考えていたロシュニは言う。ゴールが近づいてきてはいたが、まだいくつか争点が残っていた。そもそもビオンテックは従業員数一三〇〇人の会社であり、それが七万人の社員を擁する企業に対して要求をしていたのである。「向こうは非常に優秀でした」とロシュニは尊敬を込めてファイザーの担当者たちのことを語る。自身も恐ろしいほど有能な人物の口から出た言葉である。交渉中はずっとパソコンの横にメイク用品をそろえておき、その助けを借りて堂々とした顔をつくって、ていた。

延々と続くズーム会議に臨んだ。しかし数十時間にわたる激しい応酬ののち、交渉は行き詰まっていた。

午後一一時、ロシュニがノートパソコンの前で眠っていると、ショーンから電話がかかってきた。ウールと話したところ、交渉が長引いていることに不安を覚えているという。「用が足りればそれでいいんだ」と契約についてウールはショーンに言った。「事業開発や法律に科学の邪魔をされたくはない」

状況の打開に向けて、両社の交渉チームのあいだでさらにもう一度、オンライン会議の場が設けられた。しかし今度はキャスリン・ジャンセンが加わり、ウールもそこに参加した。「話し合いを始めて、表を確認していったんです」とロシュニは言う。「するとウールに遮られました」。次にウールが口にしたことを聞いて、ロシュニとショーンは呆然とした。「それぞれの会社が自分たちの強みに集中する必要がある」とウールは落ちついた口調で主張する。ビオンテックはmRNA技術とヨーロッパでの治験で主導権を持つべきであり、「こうした問題についてはわれわれが決めるべきだ」。しかし第三相試験などほかの問題については、ファイザーが単独で決めるか、ともに決めるべきだというのである。必要ならば、交渉の過程でビオンテックが勝ち取っていた承認権も返上して相互的なものにすべきだとまでウールは言った。「私が画面に映っていなくてよかったです」とロシュニは言う。「『とんでもない』って顔をしていましたから」。三人が守ろうとして闘ってきたものを、ウールが一つひとつすべて台なしにしていた。ショーンは大慌てでウールにテキストメッセージを送る。「もう喋《しゃべ》らないでください。最終決定権はこちらのものです！」。しかしウールは同じ調子でさらに二〇分間話を続けた。「相手に相手の仕事をさせなければ、この開発は実現しない」、ウールは参加者全員の前で部下たちにそう言った。

一年以上前のこの出来事を振り返ってロシュニは、自分とショーンはビジネスと法律の視点から物事を考えていたと認める。「どれだけこちらが手に入れてそれを保っておけるか」というのがその視点である。一方でウールは純粋に「どうすれば効率的に意思決定をしてこの仕事を実現できるか」という視点で状況を見ていた。そして契約の進捗を妨げるものはすべて取り除かれる。三〇日以内に決定に至らなかった場合には双方が法廷に訴える権利を持つとする調停の仕組みもその一つである。「ウールが言うんです。『それはすべて削除しろ』って」、いまなおこの措置に愕然としているロシュニはそう回想する。「『調停を待っていたら、このパンデミックに対処することなんてできない』と言って」

ウールとエズレムはかつて独立を手放す経験をし、苦労して勝ち取った独立を長年必死に守ってきた。シュトリュングマン兄弟の辛抱強さと潤沢な資金のおかげで、一〇年以上、なんとか自立を確保してきたのだ。いま人生最大の仕事において、二人は製薬大手を信じようとしていた。プロジェクト・ライトスピードのすべての段階で、両社が合意に至るまでの間、バーチャル会議室から抜ける者は誰もいないのだ。

第七章　初めての臨床試験

クラウディア・リンデマンはある映画を観るまで、公衆衛生の危機のことなど考えたこともなかった。ドイツのミュンスターで薬学の修士課程を勉強していた二〇一一年のある晩、ケイト・ウィンスレット、マット・デイモン、ジュード・ロウという豪華俳優の競演に惹かれ、『コンテイジョン』という映画を観た。最初のＳＡＲＳの流行にヒントを得て製作されたこの映画は、未知の病原体により世界が麻痺《まひ》状態に陥る様子を描いており、不気味なほど予言的だった。アマチュアながら演劇活動をしていたクラウディアは、研究室のシーンが「非現実的」だとは思ったものの、「パンデミックのなかでワクチンを開発するにはどうすればいいのだろう」と思わずにはいられなかったという。九年後にまさか自分が、現実にその中心的役割を演じることになるとは知るよしもなかった。

ファイザーと復星医薬《フォースン》が「光速《ライトスピード》」列車に同乗する数週間前、二月六日の会議で、ドイツのパウル・エールリヒ研究所（ＰＥＩ）は、いわゆる毒性試験を治験と並行して実施するか、それを完全に省略することを求めるビオンテック社側からの要請を拒否していた。つまり、「人体による初めての」試験、すなわち第一相試験を始める前に、ｍＲＮＡ製剤を投与されたラットに数週間にわたり重大な副作用がないかを確認する必要がある、ということだ。そのためには、ラットの各臓器組織に異変の兆候がないかどうかを顕微鏡で検査し、そのデータを正式な検証報告書にまとめなければならず、かなりの時間がかかる。だがありがたいことに、クラウディアがそれまで取り組んでいたのは、まさにこの仕事だった。

クラウディアは修士号を取得すると、新世代のワクチン開発者の育成を目指すヨーロッパの「ヴァクトレイン（VacTrain）」事業の最初の対象者の一人になり、オックスフォード大学の権威あるジェンナー研究所で臨床医学の博士課程を修了した（クラウディアは知らなかったが、同研究所ではかつての同級生たちが、新型コロナワクチンの開発に取り組んでいた）。そして二〇一八年、ビオンテックに就職すると、それほどがんの専門知識はないが専門教育を受けたウイルス学者として、ファイザーと共同で開発するインフルエンザワクチンの毒性試験を任されることになった。だが、六カ月にわたるこの作業が始まって間もないころに、コロナウイルス関連のプロジェクトや、ＰＥＩの要請の話を聞かされた。

今回ばかりは、毒性試験を普段より大幅に早く終了させなければならない。ＰＥＩとのその二月の会議の直後、クラウディアはウールとの会議の席で、自分はこれまで毒性試験のあらゆるステップの短縮に取り組んできたと語り、その期間をわずか三カ月に縮めることに成功したと説明した。だがウールは、彼女が期待していたほどの反応を示さなかった。それどころか、数週間以内に治験を始めたいという。「頼むよ、クラウディア。何とかしないといけない」

クラウディアは解決策を探そうと、ビオンテックのサテライトオフィスにある自分の机に戻った。マインツの旧市街にある古い醸造所の上のオフィスである。そしてそこで、数日前に「パンデミックのなかでワクチンを開発するには」とグーグル検索して見つけた報告書をクリックした。それは、「エボラワクチンの品質・安全性・有効性に関する指針」と題された、一一三ページに及ぶ報告書だった。[119] 世界保健機関（ＷＨＯ）の専門委員会が三年以上前に作成したもので、西アフリカでのエボラ出血熱流行後に開発されたワクチンをおもな対象としている。だがそこには、猛威を振るうあらゆるウイルスを封じ込めようとする製薬会社が従うべき一般原則も含まれている。ウールの言葉が頭にこびりついていたクラウディアは、毒性試験をスピードアップさせる方法を探す作業にとりかかった。

するとその五五ページに、決定的な記述があった。その言いまわしは、専門家でない人には理解しにくいかもしれないが、わかりやすく言えば、公衆衛生上の緊急事態時には、製薬会社が毒性試験の中間報告をまとめた段階で第一相試験に進むことを規制当局は認めるべきだと提言する内容である。毒性試験では一般的に、ワクチンを投与されたラットの観察や、投与直後に採取された血液の検査から得られたデータを集め、投与された物質がラットに重大な害を及ぼしていないことを確認する。そしてさらに、そのラットを慎重に解剖し、臓器を顕微鏡で精査する。この後半のプロセスに最も時間がかかる。だが、この報告書の提言に従えば、その後半のプロセスが完了していなくても、人体での試験を始められることになる。ワクチン投与直後にラットが健康であることを確認できれば、即座に第一相試験を始め、残りの毒性試験は治験と並行して進めればいい。

クラウディアがＰＥＩとのオンライン会議でこれを提案すると、ＰＥＩの専門家もその計画を承認した。

だが、「毒性」試験のスピードアップの障害になったのは、この分析プロセスだけではなかった。規制当局は製薬会社に、動物試験では、人体での試験で計画されている投与回数より一回多い投与を行なうよう求めていた。

新型コロナウイルスは、そのスパイクタンパク質（王冠状に突出した部分）を特定の受容体に付着させ、健康な細胞に侵入する。この結合メカニズムを破壊するため、ビオンテックもほかのほとんどのワクチン開発会社も、二回投与法を採用していた。「敵の力がわからない以上、反応が弱すぎるようではいけない」。ウールは以前の会議でそう述べ、一回の投与で完結する販売しやすい製品を期待していたもうけ主義の管理者たちを落胆させていた。免疫系は、人体が初めての脅威にさらされたことを知覚すると、いわゆる「初期」反応を示す。そして、もう一度その脅威に出会うと、人体の防御機能を強化する。「何が必要になるかわからないのなら、最大の効果を目指そう」というわけだ。

これを聞いて、クラウディアはすぐに計算してみた。治験で二回投与するとなると、ラットには三回連続して投与しなければならない。プロジェクト・ライトスピードでは、人間に投与する際には二一日(三週間)の間を置くことがすでに決まっていたため、毒性試験でラットに投与する際には六週間が必要になる。そしてさらに、その期間が過ぎたのちに、最終的な血液検査を行なわなければならない。これでは、ウールの掲げる目標は達成できない。


行き詰まったクラウディアは、最初から考え直すことにした。すると間もなく、残された選択肢は、三週間という投与間隔を縮める以外にないとの結論に至った。そこでクラウディアは、PEIの専門家にこう訴えた。ビオンテックはラットに三回ワクチンを投与するが、その間隔はそれぞれ一週間だけとする。ラットにかなりの負担をかけることになるが、それほどワクチン攻めにされても、それにラットが耐えられるのであれば、もっと投与間隔の長い人間の場合もうまくいくと推測できる、と。

だがこの計画は、プロジェクト・ライトスピードの野心的なスケジュールに危険をもたらしかねなかった。ビオンテックは、あるグループのラットに、治験で予定されている最高投与量(一〇〇マイクログラム)を投与する計画を立てていた。これは、わずか二〇〇~三〇〇グラムの体重しかない動物にとってはかなりの量である。そのため、腫れなどの一時的な副反応を引き起こすおそれがある。このような症状は、通常は時間がたてばおさまるが、その回復期間が短縮されてしまうこの試験では、それが実際よりも重症に見え、問題のある有害事象と誤認されてしまうかもしれない。

それでも、クラウディアには自信があった。自分が子どものころ、髄膜炎と結核に対応するBCGワクチンの接種を受けたときにも、患部が大きく腫れあがったことがあった。「局部的な反応がそれ以上悪化することはないと思ったんです。だからPEIにも、局所耐性が問題になることはないと主張しました」。この意見が正しければ、それによりビオンテックは、最初にラットにワクチンを投与してからわずか三週間後には、動物試験による十分な安全性データを取得し、「人体による初めての」臨床試験を開始できることになる。

この革新的な計画が認められると、クラウディアはヤン・ディークマンとともに行動に移った。ヤン・ディークマンとは、ウールとエズレムがマインツ大学医療センターにいたころの元同僚で、いまはビオンテックの非臨床安全部の責任者を務めている人物である。二人はまず、ラットが新たな環境に慣れる時間を確保するため、認証試験場になるべく早くラットを送るよう命じた。また、試験用のmRNA材料をオーストリアのポリミューン社に送り、そこで製剤されたワクチンを、試験が行なわれる施設に配送するよう手配した。「毒性」試験が始まる三月一七日火曜日には、試験を監督するため、誰かが現場に立ち会うことになっていた。

ところが試験開始予定日の前日、アンゲラ・メルケル首相がベルリンで記者会見を行なった。それによると、ドイツにおける新型コロナウイルスによる死亡者が一六人となり、感染が確認された事例もわずか二四時間の間に二割増え、六〇〇〇人を超えたという。ジルクがビオンテックの幹部以外のスタッフに自宅待機を命じた三日後には、またしてもメルケル首相が記者会見を行ない、休暇の旅行を中止してなるべく外出をしないよう市民に訴えかけた。教会もユダヤ礼拝堂も、行楽地も生活必需品以外を扱う店舗も閉鎖すべきだと述べ、さらにこう続けている。「この国で、かつてこのような措置がとられたことはありませんでした。その影響は広範囲に及ぶことになりますが、いまはそれが必要です」[120]。これを受けて、クラウディアも帰宅した。幼稚園も閉鎖され、幼い子どもの世話をしなければならないため、家を空けることはできない。そのため、試験前日の月曜日の午後には、ヤンがメルセデスを運転し、はるか遠くのドイツ南部にある毒性試験場へと向かった。

不気味なほど車通りの少ない高速道路を走っているさなか、ヤンの電話が鳴った。相手はクラウディアだった。話を聞くと、妙なことを言ってきた。正確な投与量や投与間隔、血液サンプルの採取時期など、あらゆる詳細が書き込まれた毒性試験の計画書は、すでにあらゆる関係者の承認を得ている。三種類の分量で投与される新型コロナワクチン候補の大半に、ラットが十分に耐えられる自信もある。だがクラウディアはふと、ウリジン含有ｍＲＮＡ（ｕＲＮＡ）をベースにした製剤に多少の懸念を感じたらしい。最大投与量は一〇〇マイクログラムなのだが、それが「多すぎるような気がする」と言う。この製剤については、アンネッテ・フォーゲルのチームが抗体の検査をするため、すでにビオンテック社内でマウスに投与していたのだが、その際にマウスの体重の減少が確認されていた。これは明らかに、マウスがこの製剤に耐えられなかったことを意味している。「これについては不安がありますので、計画の修正をお願いしてみましょう」

翌日の午前八時にラットにワクチンが投与されるこの段階において、こうした要請はきわめて異例だった。だがヤンは、急いで行動を起こさなければと思い、すぐさま毒性試験の責任者にメールを送った。

翌日の午前七時、計画書は修正され、再承認のためビオンテック本社に送り返された。そのころヤンは、ホテルを出て、動物試験施設に改装された旧農場に向かっていた。だが、そこに到着し、両手を殺菌し、防護服を身につけ、個別に番号が付されたラットの体重や体温の検査が行なわれている部屋に入ってみると、作業員はすでにその部屋の一画で、クラウディアが心配していた一〇〇マイクログラムのuRNAワクチンを投与しているところだった。クラウディアによれば、「作業員はやる気満々だったものだから、試験の中止を伝えるメッセージが届く前に、もうラット二匹に投与を終えていた」という。結局このラットは、正規の試験から除外されたが、ヤンはとりあえずこのラットの監視も続けることにした。ラットがこのプラットフォームの高用量ワクチンに耐えられるのかどうかについて、有益な情報が得られるかもしれないと考えたからだ。

＊＊＊

クラウディアとヤンが「光速《ライトスピード》」で毒性試験に取り組んでいたころ、ビオンテックのほかのスタッフは、「人体による初めての」試験を史上最速で終わらせる準備を進めていた。

ビオンテックには、mRNA医薬をがん患者に投与した経験が豊富にあり、ここ数年の間にさまざまな国で、いくつもの臨床試験を通じて四〇〇人以上に投与してきた。とはいえ、こうした試験には時間がかかる。同社は、進行性疾患の特定の段階にあって試験中の薬剤を試してみてもいいという患者を見つけるために、世界中の病院と契約を交わしていた。必要数の患者を集めるには、数年単位の時間が必要になる。

だが対照的に、新型コロナワクチンの第一相試験では、たいして手間はかからないはずだった。ビオンテックは、社会全体から健全なボランティアを利用でき、副反応を監視さえすればいい。被験者に毎日記録をつけさせ、担当医師が電話で尋ねたときにそれを教えてもらうだけだ。実際、ワクチン候補の試験を実施するドイツの受託業者が、フェイスブック上でボランティアを募集すると、[121]たった一日で一〇〇〇人以上が名乗りをあげた。ボランティアに加えてもらおうと、ビオンテック本社の受付に電話をかけてくる人もいた。協力的な被験者を見つけるのは難しくはなさそうだった。

ところが、試験を進める障害は無数にあった。

第一に、これまでがん治療をメインにしてきた同社には、そのような試験を準備するスタッフさえ十分にはいなかった。運命の決断を下したあの一月の週末以来、エズレムはビオンテックの医療管理者や臨床開発者を増やそうと、履歴書をしらみつぶしに調べていた。プロジェクト・ライトスピードが本格的に始動したあとも、求職者の面接を行なっていたほどだ。

また、新型コロナワクチンとして開発された合成物は、人体で試験を行なった経験がないため、それも試験を複雑化する要因になった。被験者にはまず、ごく少量のワクチンを投与する。そして、被験者がそれに十分耐えられた場合にのみ、ほかの被験者に投与するワクチンの用量を増やしていく。ウールとエズレムは、現在試験中の二〇のワクチン候補のごく一部だけを、臨床現場に提供する計画を立てていた。そのため第一相試験では、各年齢グループごとに、用量を徐々に増やしながら、製剤それぞれの安全性や忍容性を吟味する必要があった。それをもとに、ファイザーが数万人の被験者を対象に実施する第二・三相統合試験に最適のワクチン候補と、その最適の用量を選別するのである。

さらに、第一相試験を実施するドイツの受託業者は、この異常なほど無駄のない試験を可能にするため、通常の作業工程を変更しなければならなくなった。それでも、ドイツの大半の企業がそうであるように、週末には作業できない。このような緊急を要するプロジェクトでも、土日に出勤させるのには無理がある。そのため、血液検査のデータを検討する重要な日が週末に当たることがないように、投与スケジュールを慎重に決める必要がある。

加えて、コミュニケーションや訓練の問題もあった。治験のため新たな薬剤の管理を臨床医に任せるのは、幼児を初めてベビーシッターに預けるようなものだ。そんなとき親は、いつ子どもに授乳すればいいか、どのくらいの頻度で泣くか、あやすにはどうすればいいかなど、細かい指示を残していく。それと同じように製薬会社も、副反応のわずかな兆候が出ただけで治験が止まってしまうことのないように、どのような症状なら予想の範囲内なのか、被験者に対するリスクをどう評価すればいいのかを、試験を実施するスタッフや規制当局に詳しく説明しておかなければならない。そのためビオンテックは、「担当医師向けパンフレット」を早急に作成する必要があった。つまり、ワクチンの大まかな仕組みの説明を含む取扱説明書である。その目的は、予期せぬ事態をなくすことにある。

だが、三月もなかばに入った当時でさえ、プロジェクト・ライトスピードを支える最新テクノロジーについて知っているのは、その分野の専門家（クラウス・チチュテクをはじめとするＰＥＩの役員など）や、ワクチン製造を委託された企業、およびビオンテックや復星医薬やファイザーのスタッフだけだった。ということは、そのパンフレットが、ワクチン候補の総合的な仕組みを外部に説明する初めての試みとなる。そのため、一本鎖のｍＲＮＡを見たことがない医師でも理解できるような言葉で、わかりやすく解説されたものでなければならない。

ビオンテックには、これらすべてをまとめあげる知識と技量を備えた人物は一人しかいなかった。ほかならぬエズレムその人である。

エズレムが持つ独特のスキルは、この夫婦の私的関係においても職務上の関係においても、なくてはならない要素になっていた。視覚的にものごとを考えるウールにすべてを任せてしまえば、ウールはオフィスの壁をホワイトボードやメモで覆い尽くしてしまうに違いない。こうした思考の断片は、もちろんウール本人には理解できるだろう。あるいは、この分野の専門家にも理解できるかもしれない。だが、その点と点をつなげていくためには、その間を理路整然とつなぐ線を引く人物が必要になる。「専門家でない人にもわかるように説明できないといけない」とエズレムは言う。二人が医療をわかりやすく翻訳し、その革新的アイデアを研究室から直接患者の病床に届けようとするなかで、このスキルを磨きあげたのがエズレムだった。

同じことは、ビオンテックが実施している一二〇あまりの研究プロジェクトにもあてはまる。部分の総和、つまりおおまかなビジョンは、ウールもエズレムも理解している。だが、それをほかの人に伝えられるのはエズレムだけだ。ウールはエズレムを称賛してこう述べている。「私は一つひとつの部品から始めるが、彼女は総合的見解から始める」。こうしてエズレムが、ビオンテックのｍＲＮＡワクチンの仕組みやその療法をわかりやすく説明し、可能なかぎり非の打ちどころのないドイツ語で、同社の画期的アイデアを会議や大学、資本市場に提示するようになった。

ウールの言葉を借りれば、エズレムは「統合者であり、翻訳家であり、抑えの切り札」になったのだ。

ビオンテックはおろか人類の非常事態に、このような才能は大いに役立った。エズレムは同社の最高医療責任者として、第一相試験の担当医師に、発熱やインフルエンザのような症状が起こる可能性があること、そのような場合には抗炎症薬を用いればまったく問題がないことを伝えた。また、役に立つこまごまとした情報を、読みやすいよう箇条書きにした。たとえば、ワクチンを投与する前には、被験者に十分水分を補給させること、といった内容である。そんな決まりきったことにまで配慮したパンフレットを作成したのだ。

エズレムはまた、外部の医療コンサルタントのマーティン・ベクソンや、ビオンテックの医療文書作成の責任者クリストファー・マーシャルセイとともに、試験の実施要綱を設計・作成する仕事にも携わった。この実施要綱では、治験の全体構造の概要を説明しなければならない。だがその前に、最終的な第三相試験に使うワクチン候補を速やかに選別する方法について、パウル・エールリヒ研究所やほかの倫理委員会と交渉する必要があった。

通常の治験の場合、前述したような、単回投与用量漸増試験（薬の量をグループごとに徐々に増やしていく試験）は、完了するまでに数カ月を要する。ところが、ビオンテックにはそれほどの時間がない。ファイザーの臨床担当医との最初の会議でも、二〇二〇年のうちにワクチンの承認を得るためには、七月末までに最終段階の試験を始めることが必須条件とされていた。だがエズレムは、ビオンテックが第一相試験を四月に始め、最低限の期間で完璧に実施したとしても、九月前には終わらないことに気づいていた。このままではどうにもならない。

「先兵」（最初に投与を受ける被験者）には何人必要なのか、その人たちをどれぐらいの期間監視すれば、ほかの被験者に同量のワクチンを投与できるのか、といった問題をめぐり、規制当局との交渉は難航した。被験者への投与量を増やす次のステップに移行するためには、低用量の投与を受けた被験者からのどんなデータが必要なのか、という問題もある。エズレムは、ビオンテックのｍＲＮＡがんワクチンの試験から得られた安全性データや、クラウディアが担当している毒性試験から得られた初期データによれば、大半の有害事象は投与後二四時間以内に確認されていると主張し、こう提案した。一二人一組の各グループの残りの被験者の一部は、「先兵」の一日後にワクチンを投与する。残った被験者は、リスクをさらに軽減するため、四八時間後に投与する。

エズレムらはさらに、治験を加速するもう一つの方法を見つけていた。パンデミックが発生していない状況で行なわれる大半の治験では、二回目の投与は、一回目の投与から少なくとも二八日間のインターバルを置いたのちに実施される。一回目の投与で刺激を受けた免疫系に、活動する時間を与えるためだ。そして二回目の投与を終えたら、それからさらに一四日間待ったのちに、抗体やT細胞の存在を確認する。つまり、血液サンプルを採取するまでに四二日間を要することになる。だがエズレムらは、この新型コロナワクチンの治験では、一回目の投与と二回目の投与との間の期間を二一日間とし、二回目の投与から七日後に免疫反応のテストを実施することにした。そうすれば、プロセス全体にかかる時間を一四日分縮められる。

こうして時間を節約すれば、第三相試験が予定どおりに始められるだけではない。その数カ月後には、現実世界でこのワクチンを接種する人々が、それだけ早く（二八日後ではなく二一日後に）二回目の接種を受けられ、それだけ早く身を守れるようになる。

規制当局は、提示されたデータを検証したのち、「人体による初めての」試験の期間を大幅に削減するこの両方のアイデアを受け入れた。

ビオンテックはその後、ファイザーがアメリカで同様のプロセスを実行できるように、この治験計画をファイザーに伝えた。こうして試験が複数行なわれれば、製薬企業にはできれば国内で試験をしてもらいたいと思っているアメリカ食品医薬品局（ＦＤＡ）の態度を軟化させることができるだけでなく、マンハイムやベルリンでの試験で収集したデータを強化することにもなる。

三週間のロックダウンののちに、ドイツの公衆衛生機関であるロベルト・コッホ研究所が発表したデータを見るかぎり、ウールが一月に想定していたような、新型コロナウイルスが制御できないほど急速に蔓延するという最悪のシナリオが実現することはなかった。むしろ、基本的な封じ込め対策によりウイルスの活動が抑制され、ビオンテックに若干の猶予が生まれた。この三カ月間、ウールもエズレムも極度の緊張状態にあった。だがいまでは、毒性試験が加速されたうえに、画期的な治験の準備も整い、この病原体に勝てるかもしれないという自信さえあった。「私たちにもチャンスはある、成功する可能性はあると思っていた」とウールは言う。

それでもプロジェクト・ライトスピードのチームには、いくつもの候補からなる複雑な治験をなるべく早く簡略化する必要があった。大半の製薬会社は、臨床現場に届けるワクチンを、理想的と思われる一つの候補に絞っていた。モデルナは、三月一六日にそれを決定すると、そのmRNAワクチンを被験者に投与する試験を始めていた。コロナウイルスから突き出ているスパイクタンパク質全体を発現するよう設計されたワクチンである。のちにアストラゼネカとチームを組むことになるオックスフォード大学の研究者も、「成功を左右する」ウイルスベクター製剤を一つに絞り、それを評価する段階に入っていた。

ビオンテックには、スパイクタンパク質の遺伝コードや、ベースになるmRNAプラットフォームが異なるワクチン候補が二〇種あったが、あの野心的なスケジュールに従いつつ、そのすべてについて、用量を徐々に増やしながら治験を行なうことなど、とうていできない。となれば、第一相試験に至る前に、候補を減らすしかない。

＊＊＊

ビオンテックのマインツ本社の上階に並ぶ研究室では、プロジェクト・ライトスピードのメンバーが、それぞれ候補を絞り込む努力を続けていた。

クラウディアが担当している毒性試験の結果や、各ワクチン候補により活性化されるT細胞の指標を参照するには、まだ時期尚早だった。だが、同社の製剤の効果を初めて視覚化した（ウールがスクリーンセーバーとして利用している）あのグラフにより、これらのワクチンでマウスの免疫反応を誘発できることが証明されて以来、同様のデータは数多く集まっていた。それによれば、この二〇種の臨床前の試作品はすべて、強力な中和抗体の生成を引き起こす。したがって、まだこの段階では、そのなかから選ぶのは難しい。

だが、マウスでの試験結果で明確な兆候があったとしても、そのワクチンが人間にどう作用するかまでは予測できない。両者の試験の結果に差があるおそれもある。そのためエズレムは安全策として、「第一相試験では、ｍＲＮＡのプラットフォーム（ビオンテックが独自に有するフォーマット）ごとに少なくとも一つの製剤を試す」とともに、同じプラットフォームのなかに、スパイクタンパク質そのものをコードする候補と、より小さな受容体結合ドメインをコードする候補がある場合には、それぞれにも同様の試験を行なうことを考えていた。これほどスケジュールを圧縮した「人体による初めての」試験においても、できるだけ多くのゴールを決めたいと思っていたのだ。

ウールやエズレムの考えるところによれば、成功への鍵は、必須となる二つの特徴のバランスが最適なワクチンを見つけることにあった。ワクチンは第一に、ｍＲＮＡがエンコードするタンパク質（免疫部隊を訓練するために利用される標的）を、細胞内で大量に再生産するものでなければならない。第二に、免疫系を適度に刺激するものでなければならない。刺激が弱すぎれば、適正な用量のｍＲＮＡを投与しても、免疫関連のあらゆる部隊（抗体やＴ細胞など）を活性化できないかもしれない。逆に刺激が強すぎれば、深刻な副反応を招くおそれがある。

ウールとエズレムが最初に導入したプラットフォームであるｕＲＮＡは、当然ながら免疫活性を引き起こす能力に恵まれており、数百人ものがん患者により証明されているように、中性脂肪にくるんで静脈内に投与することでみごとな成果をあげていた。だがこのｍＲＮＡは、筋肉注射向けに提案されている新たな脂質と組み合わせて利用されたことがない。しかも、この脂質はそれ自身に、免疫活性を引き起こす能力がある。そのため、両者を一緒に使用すれば、免疫系を過剰に刺激してしまうおそれがある。そのような事態を避けるため、このｍＲＮＡを、ビオンテックが開発した特殊な精製工程にかけることも考えられたが、工程がこれ以上複雑になることにウールが反対した。そのため、未精製のｕＲＮＡで試験を行ない、良い結果が出ることを期待するほかなかった。

それとは逆に、ｍｏｄＲＮＡ（修飾ヌクレオシドｍＲＮＡ）は、もともとまったく違う目的のために開発されたため、刺激活性が低い。そのため、「人体がそれに十分耐えられることはわかっていたが、uRNAに比べてT細胞の反応が弱く、二〇〇～三〇〇マイクログラム（最大値の場合、最終的に市場に出たワクチンの投与量の一〇倍に相当）の投与が必要になるかもしれないという懸念があった」とウールは言う。その一方で、脂質が免疫活性を引き起こす問題は、uRNAではマイナスに作用するおそれがあるが、modRNAではプラスに作用する可能性がある。どちらに転ぶのかを見きわめるには、両方を試験するしかない。こうして、治験に使用するワクチンとして、uRNAをベースにしたワクチン一種と、modRNAをベースにしたワクチン二種（スパイクタンパク質全体をコードするバージョンと、受容体結合ドメインだけをコードするバージョン）が選ばれた。

あの野心的なスケジュールに従って「人体による初めての」試験を進めるとなれば、許容されるワクチンの種類は、最大で四種である。この最後の一枠を獲得したのは、全プラットフォームのなかでもっとも歴史が浅いsaRNA（自己増殖mRNA）をベースにした、スパイクタンパク質全体をコードするワクチンだった。ただし、uRNAやmodRNAは、数年にわたりビオンテックのチームがさまざまな調整を加えて精緻化されているが、このsaRNAは、そのような精緻化を経験していない。したがって、臨床前の抗体試験さえ難なくクリアすることはできなかった。とはいえ、このプラットフォームを使えば、投与後間もなくmRNAが自己複製するため、低用量を投与するだけでいい。そのためウールが、緊急措置として試してみることにしたのだ。それに、第一相試験の結果を見てその製法を微調整できれば、この新参プラットフォームが第二世代のワクチンの基盤になるかもしれないという思惑もあった。

＊＊＊

ワクチン候補の選別に関する情報は、二月に列車が停車させられた場所に近いイーダー＝オーバーシュタインの製造チームにも伝えられた。あわてふためいたジルクは、製造チームにこれまで以上に厳しい制約を課した。もはやリハーサルは一切行なわない。ぶっつけ本番で、きわめて高い品質基準に則って治験用のワクチンを製造する。汚染や失敗は許されない。それには、徹底的な準備が必要になる。ビオンテックのＤＮＡテンプレート製造チームとＲＮＡ製造チームは、交代制で作業を進め、製造プロセスのあらゆるステップについて詳細な指示書を作成した。

どのワクチン候補でも、ｍＲＮＡを製造するための鋳型として、まずはＤＮＡを製造しなければならないが、このステップには合計五日（月曜日から金曜日まで）の日数がかかる。滅菌室で、頭から爪先まで息苦しい防護服に包まれ、数時間おきにしか食事休憩やトイレ休憩をとれないような状況下で、何日も続けて働くスタッフには、せめて週末には休暇を与えたい。そのため、週ごとに一つの製造工程を割り当てることにした。そしてまずは、受容体結合ドメインをコードするｍｏｄＲＮＡワクチン用のｍＲＮＡを製造し、次いでもう一つのバージョンを製造する。あとは、ステファニーのクローン作成チームが当初の困難を乗り越え、「世界チャンピオンのようにプレー」しながら製造した初回試験分の場合と同じだ。工場の外で待っている白い小型のパネルバンに、マイナス七〇度で凍結され、プラスチック製の袋に詰めたｍＲＮＡ材料を積み込み、その夜の間にウィーンのポリミューン社まで運ぶ。そこで、ｍＲＮＡ材料を脂質と組み合わせ、容器に詰め、ラベルを貼り、治験会場に送るのである。

　こうして四月一六日木曜日の午後には、人体による初めての試験を始める準備が整った。四種のワクチン候補が選別され、製造スケジュールも決まった。あとはパウル・エールリヒ研究所に第一相試験の正式な申請書を提出するだけだ。ところがそのとき、ウールとエズレムの受信箱にメールが届いた。会社に一台しかない卓状機械を使って中和抗体の検査を急いでいたアレックス・ムイクが、ｍｏｄＲＮＡをベースにした、スパイクタンパク質全体をコードするまったく別のバージョンの製剤について、新たなデータを提示してきたのだ。こぶ状の突出部のヌクレオシド配列をわずかに調整したところ、体内の細胞がそれを翻訳する作業が最適化されたという。「ＢＮＴ１６２Ｂ２・９」と命名されたこのワクチンは、つい最近になってマウスでの試験が行なわれ、そのマウスから採取された血液サンプルが、ようやくアレックスのもとに届いたばかりだった。だが、その結果は疑いようもなかった。すでにワクチン候補に選ばれていた、同じｍｏｄＲＮＡをベースにしたＢＮＴ１６２Ｂ２・８より、はるかに優れた抗体反応を生み出していたのだ。

　ウールはすぐさまスマートフォンを手に取ると、まずはアレックスに、次いでアンネッテ・フォーゲルに電話を入れ、さらに詳しい話を聞いた。すると二人とも、「B2・9」のほうが最終候補にふさわしいが、数日以内に始まる予定の治験に間に合わなかったのが悔やまれてならないという。だがウールには、そこであきらめるつもりはなかった。「この段階で何ができるか考えてみよう」と二人に言うと電話を切り、今度はアンドレアス・クーンに電話をかけた。イーダー＝オーバーシュタインの製造チームの責任者である。

ウールが無茶な注文をすると、こんな言葉が返ってきた。「ワクチン候補を変更することも、それを月曜日までに用意しておくこともできません。光速《ライトスピード》でやっても無理ですよ」。そもそも、製造工程には五日の日数がかかる。それに、来週の工程はすでに、治験用の「B2・8」の製造に割り当てられている。アンドレアスがそう説明すると、ウールがしばらく口を閉ざしたため、アンドレアスは回線が切れたのかと思ったという。だがウールは、やがてこんな提案を口にした。saRNAワクチンの製造を一週間繰り上げ、治験での投与の順番を入れ替えれば、「B2・9」への交換を準備する時間ができるのではないか、と。アンドレアスは、製造チームは旧バージョンのワクチンの製造指示書の作成に全力で取り組んできたと告げつつも、「とりあえずメンバーに話してみます」と言うほかなかった。翌金曜日の夜、アンドレアスはウールに結果を伝えた。イーダー＝オーバーシュタインのスタッフは、五日間の過酷な労働を終えたばかりだが、新たな製造工程の準備をするため、週末も出社することにしたという。それを受けてウールは、アレックスとアンネッテに一行だけのメールを送った。「B2・9を試そう」。新型コロナウイルスの蔓延を最終的に抑え込むうえでこの判断がいかに重要だったかは、その九カ月後に十分すぎるほど明らかになった。

そのころクラウディアは、わずか二カ月で終わらせなければならない毒性試験について、九〇〇ページに及ぶ中間報告を書きあげようとしていた。

データはきわめて良好だった。ラットは、高熱を発することも、体重を落とすこともなかった。ラットの元気がないことを示す毛並みの悪化などの兆候もなかった。担当医師が部屋に入っていくと、健康なラットがよく本能的にそうするように、あわてて逃げた。「何もしないで隅っこでじっとしていたりすると要注意なんだけど、何の問題もなさそうでした」とクラウディアは言う。選択されたｍＲＮＡワクチン候補のいずれについても、重度の全身性反応をほのめかすような症状は一切なかった。それらは、哺乳類の免疫系に過重な負荷をかけるものではなかったのだ。

だが、毒性試験が始まる前日の午後にクラウディアが抱いた直感は、正しかったことが証明された。メルセデスに乗って現場に向かっていたヤンに電話を入れ、ｕＲＮＡワクチンを一〇〇マイクログラム投与する試験を土壇場になって除外した件である。中止の指示が届く前に、勇み足の検査助手により高用量のｕＲＮＡワクチンを投与された二匹のラットは、四〇度を超える高熱を発していた。幸いなことに、このラットは試験開始前に試験から除外されていたため、このデータが治験承認の妨げになることはなかった。

ビオンテックは四月一六日、一点の曇りもない毒性試験データをＰＥＩに提出した。だがＰＥＩはそれを見て、「人体による初めての」試験のために選別されたワクチン候補が、クラウディアやヤンがラットで試験したワクチン候補と一致していないことに気づいた。ウールが直前になって追加したＢ２・９は、言うまでもなく、三月に開始されたラットでの毒性試験には含まれていなかった。

ＰＥＩの専門家はクラウディアに電話をかけ、説明を求めた。クラウディアは、スマートフォンのバッテリーが切れかけていたうえに、ほかの部屋には幼い子どもがいたので、その場でコンセントのそばにひざまずき、スマートフォンの充電をしながら話をするはめになった。そんな体勢のまま、ビオンテックはＷＨＯのエボラ出血熱に関する報告書にあった提言に従い、いわゆる「プラットフォーム」アプローチで試験を運用していると訴えた。毒性試験は近縁関係にあるＢ２・８で行なったが、これはＢ２・９の代理と考えて差し支えない。どちらもビオンテック社が有するまったく同じｍＲＮＡプラットフォームをベースにしており、同じ系列に属している、と。

さらにクラウディアはこう続けた。ビオンテックとファイザーは間もなくラットでＢ２・９の試験を行なうつもりだが、マンハイムとベルリンでの治験の開始には間に合わない。この通話に途中から参加したヤンは、のちにこう述べている。「候補にふさわしいワクチンが生まれつつある、同様の結果が出ることは間違いないと説得したよ」

＊＊＊

だが、最後にもう一つ、役所がらみの障害が発生した。エズレムらが規制当局と交渉していた三月末、バーデン゠ヴュルテンベルク州の倫理委員会が、試験参加者はすべて、ワクチンの投与を受ける前に、新型コロナウイルスに感染しているかどうかを検査しなければならないとの判断を示した。当時は、この疾患の検査ができる専門企業は、ごくわずかしかなかった。それに、結果を確認するのに、少なくとも数日はかかる。数週間にわたり中止となっていたサッカーの試合を安全に再開しようとしていたブンデスリーガのトップチームでさえ、選手に定期的に検査を受けさせるのに苦労していた時期である。倫理委員会は、ビオンテックや規制当局との臨時会合を進んで準備するなど、そのほかの点ではきわめて協力的だった。そのため、この突然の要請は寝耳に水だった。「まるで理解できなかった。この点に関しては、委員会の考えを変えられなかった」とウールは言う。

ウールは、抗議しても無駄なことがわかると、二月にビオンテックに就職したばかりのプロジェクト・マネージャー、クリスティアン・ミクルカに助けを求めた。するとクリスティアンはすぐに、友人に電話をかけた。三〇年前にオーストリアでともに勉学に励み、いまはドイツの家電メーカーであるボッシュ社の元子会社に勤めている人物である。ボッシュは、標準的な新型コロナウイルスの検査に使用されるＰＣＲ検査機器を製造していたため、その友人にボッシュへの取り次ぎを依頼したのだ。するとその数時間後、クリスティアンが土砂降りの雨のなか自家用車のタイヤを交換していると、ボッシュ社の副社長から電話があった。その話によると、検査機器は現在きわめて需要が高いため、一台およそ五万ユーロはする。それに、ビオンテックがこの不足気味な機器を十分に調達できたとしても、検査に必要な使い捨てカートリッジもやはり需要が高く、入手はきわめて難しいという。それでもクリスティアンは、その機器が倫理委員会の基準を満たしていることを確認すると、その貴重な機器を四台と、カートリッジを可能なかぎり注文した。「調達チームに謝罪したよ。調達方針に違反したかもしれないからね」とクリスティアンは言う。だが、あちこちの店を見てまわる余裕はなかった。

＊＊＊

四月二一日火曜日の午後三時直前、家にいたウールとエズレムのもとにメールが届いた。ビオンテックの規制関連業務に関する達人、ルーベン・リッツィが転送してきたメールで、件名には「ＰＥＩ　治験の開始を許可」とある。中身を見ると、パウル・エールリヒ研究所からの正式な回答が添付されており、そこに「検証書や試験結果は妥当なものであり、治験承認に必要な各要件を満たしている」と記されている。メールの本文のいちばん上には、元気旺盛なイタリア人のルーベンらしく、ブロック体の大文字で「みなさん、おめでとう」と追記されていた。ちなみにルーベンの父親は感染症の専門家で、混雑するベルガモの病院で、新型コロナウイルス感染症の急性患者の治療に従事している。

それから数時間後には、別のチームのメンバーがそれに返信して、新たな情報を伝えてきた。ボッシュ社製のPCR検査機器が、マンハイムの治験会場に到着したという。機器の取扱説明書を読み込んでいたビオンテックの従業員は、そこで作業をする人々に使い方を教えるため、すぐに現場へ向かった。これで、一八歳から五五歳までの健康な被験者二〇〇人による治験が、ウールのスケジュールどおり四月に始められる。それ以上の年齢の被験者については、このグループに二回のワクチン投与を行ない、その後の様子を観察してから二八日後に実施される。ウールはファイザーの担当者にこの情報を伝え、さらにこう付け加えた。「いまのところスケジュールどおりに進んでいる」

このニュースは、ニューヨークの人々に多少なりとも安心感をもたらした。この都市は急速に、新型コロナウイルスによるパンデミックの世界的中心地になりつつあったからだ。集中治療室には患者があふれ、ファイザーのマンハッタン本社でプロジェクト・ライトスピードに取り組む人々の耳に、サイレンの音がこの世の終わりを告げるかのように鳴り響いていた。もはや遺体安置所が満員となり、遺体の保管のため冷蔵車が病院の外に列をつくっていた。[122] 一部の病院では遺体袋が足りなくなり、引き取り手のいない遺体はハート島の無縁共同墓地に埋葬された。[123] ファイザーのキャスリン・ジャンセンは言う。「テレビで映像を見るのと、実際にニューヨークの街を歩いて冷蔵車が並んでいるのを見るのとでは大違い。心底ぞっとしました」[124]

翌四月二二日、パウル・エールリヒ研究所は、ビオンテックに治験を承認したことを公表した。[125] ルーベン・リッツィのメールを受け取っていなかったクラウディアは、ドイツの国民的ニュース番組『ターゲスシャウ』のウェブサイトで新型コロナウイルス関連のニュース一覧を見て、初めてその事実を知った。その直後、ビオンテックのスタッフに送られてきたメールによると、ニューヨークのナスダック市場における同社の株価が三〇パーセントも上がったという。やがて、PEIの所長クラウス・チチュテクが記者会見を開き、承認に至るまでの経緯を説明し、省いた工程は一切ないことを強調した。だが、その後の質疑応答で、ワクチンが承認されて幅広く利用されるようになるのはいつごろなのかと聞かれたときには、年内は「無理かもしれない」と答え、期待を抱いていた人々を失望させた。

同日の午後、土壇場で治験に組み込まれた「B2・9」に関する最新のデータが届いた。この製剤を投与されたマウスの最新の血液検査を一週間かけて行なった結果、「B2・8」の四倍以上も中和抗体のレベルが高いことが確認されたという。この情報を聞いて安心したウールは、アレックスにこうメールした。「これで、ワクチン候補の変更が実に賢明な判断だったことが確認できた。本当にありがとう」

四月二三日木曜日、ビオンテックの広報責任者ヤスミナ・アラトヴィチが、ドイツのマスコミ向けに行なわれる、初めてのワクチン投与という歴史的瞬間の撮影のため、飛行機でマンハイムの治験会場に向かった。ちょうど車で現地に向かっていた同僚が迎えに行くことになり、フランクフルト空港で待ち合わせをしたのだが、普段なら銀行家や行楽客であふれているこの国際空港のメインターミナルは、いまやほとんど空っぽで、古めかしいアナログの出発時刻表示板がせわしなく動く音だけが響きわたっていた。外のタクシー乗り場にも、わずかばかりのタクシーが待っているだけだ。こうした事態にワクチンは間に合わなかった。

やがて車がマンハイムに入り、ヤスミナが茶色のレンガづくりの何の特徴もない会場に到着すると、一気に現場は活気づいた。外を路面電車がゴロゴロと通り過ぎるなか、ビオンテックのチームは、被験者の匿名性を守るため小部屋に待機していた。その隣室では、医師がワクチンを希釈している。午前一一時〇八分、最初の被験者にuRNAワクチンの投与が始まると、プロジェクト・ライトスピードのメンバーに一行だけのメールが届いた。「ワクチンの調合・投与はスムーズに進行」。その数分後、エズレムはその返信として、こんなメールを全員に送った。「みなさん、ご苦労様でした！　あなたがた全員を誇りに思います。このチームの〝持久性に優れたアスリート〟のような仕事ぶりに驚いています」

この瞬間の映像は、二四時間ニュースチャンネルで全国に放送された。その数時間後には、オックスフォード大学のチームがイギリスで、ウイルスベクターによる新型コロナワクチンを初めて被験者に投与する試験を始めている。[126]何ごとも早めに始めることが好きなドイツ人気質のおかげで、ビオンテックは新型コロナワクチンを人体で試験したヨーロッパ初の企業となった。

＊＊＊

第一相試験の最初の被験者への投与が無事に終わると、ワクチンが人体に作用している兆候が出るのをひたすら待つ、苦痛に満ちた時間が始まった。この待機期間は、エズレムや臨床チームの判断により、五週間に短縮されていた。二回目の投与が終わるまでに三週間、免疫防御システムが作動するのに一週間、血液サンプルの処理に一週間である。だが、この最後の処理段階が一週間ですむと考えたのは、あまりに楽観的すぎたようだ。

当時ビオンテックは、試験で得たサンプルの分析を、イタリア北部の診断会社に委託していた。トスカーナ州にあるこの会社は、マンハイムやベルリンの試験会場から直接送られてきたサンプルを、いままさにフル稼働で解析しているところだった。ウールの強い要望もあり、ビオンテックはこの会社に、未加工でもいいので初期臨床結果をなるべく早く提示するよう要請していた。それがわかれば、世界規模の最終試験に使うワクチン候補を一つに絞れるかもしれない。

だが間もなく、イタリアでの作業に時間がかかりすぎることが明らかになった。この会社のスタッフは、二四時間体制で働いているわけではない。それに、規制に関する法令により、結論を提示する際には、データの確認や二重チェックが義務づけられている。そこでウールはまたしても、アレックス・ムイクの機知に頼ることにした。すると間もなく、二回ワクチンの投与を受けたドイツ人被験者から採取された血液サンプルが、段ボール箱に詰められてビオンテックに送られてきた。会社に一台しかないあの卓状機械を使い、アレックスがこれまで取り組んできた代替ウイルスを使った中和試験を行なえば、ワクチンが強力な免疫反応を引き起こしたかどうかについて、予備的なデータがわずか一日で得られる。血液サンプルがマインツに届いて以来、ワクチン候補の結果がどうなのか知りたくて仕方がなかったウールは、そのときのことをのちにこう述べている。「何度もアレックスに電話したよ。するとアレックスが言うんだ。『ウール、あと三時間待ってくれ』とか、『ウール、まだ三〇分はかかる』とかね」。そして五月二九日の午後一時過ぎ、ようやく待望のメールが届いた。

そのメールには、ビオンテックの治験から得られた初めてのデータが添付されていた。アレックスはそれまでに、ｍｏｄＲＮＡワクチン一〇マイクログラムを二回投与した被験者六人と、同ワクチン三〇マイクログラムを二回投与した被験者二人の血液を検査していた。ウールとエズレムが、効果を発揮するには莫大な量の投与が必要になるのではないかと心配していたプラットフォームである。そして、そこに含まれる中和抗体を、新型コロナウイルス感染症から回復した患者から採取した血清と比較してみると、その結果が、グラフの下のほうに集まった数十のドットで表示された。十分な知識のない人が見れば、それは何の変哲もないプロットグラフに見えたかもしれない。ところがそのグラフは、致死性のコロナウイルスを科学の力で封じ込める戦いにとてつもない前進があったことを示していた。このワクチンは、低用量投与が終わった七日後にはすでに、免疫部隊の狙撃兵たちを大勢送り出していた。しかも、新型コロナウイルスへの自然感染から回復した患者と比べても、はるかに反応がいい。

その結果に、プロジェクト・ライトスピードのチームは胸をなでおろした。その一一日前にはモデルナが、独自のｍｏｄＲＮＡワクチンの第一相試験に参加した四人の被験者のデータを公表していた。それによると、二五マイクログラムの用量で試験を実施したが、それでは足りないことが判明したため、今後は五〇マイクログラムおよび一〇〇マイクログラムの用量で試験を進めることになるという。[127]ビオンテックも、このような事態に陥るおそれは十分にあった。実際、ｍｏｄＲＮＡワクチン一〇〇マイクログラムを投与された被験者の報告は、あまりいいものではなかった。この被験者たちには、寒気や発熱など、インフルエンザに似た症状が現れていた。なかには、ベッドから起き上がれなかった者もいる。簡易な会場などで、記録的なスピードで接種されることになるワクチンにとって、これは理想的とは言えない。そんなワクチンでは、接種を受けた人を何時間も注意深く監視しなければならず、そんな経験を回避しようとする人が大勢現れるに違いない。「スーパーの駐車場でも接種できるようなワクチンが理想的です」とエズレムは言う。こうした報告を受けてエズレムら幹部四人は、ベルリンとマンハイムから送られてきた安全性データの検証を進めていた。

その結果、一〇〇マイクログラム投与試験の中止はすでに決まっていた。だが、アレックスがよこした予備的なデータを見れば、有効なワクチンの選別において、その判断がさほど重要ではないことは明らかだった。いやむしろ、逆に大きな意味を持っていたと言えるかもしれない。「その瞬間、一〇マイクログラム、あるいは三〇マイクログラムで十分かもしれないことがわかった」とウールは言う。ウールやエズレムをはじめとするスタッフが、数年にわたり取り組んできたmRNAの最適化が、実を結んだのだ。「これで、市場化が承認された場合に提供できる接種回数が、事実上三倍になった」

さらに喜ばしいことに、ビオンテックのmodRNAワクチンは、血液サンプルを解析した八人の被験者全員で、同レベルの中和抗体の活性化に成功していた。これは、ワクチンに反応して体内に展開された免疫部隊が、すでに五〇万人近い命を奪ってきた病原体を抑え、それが肺の細胞にとりついて重病を引き起こすのを阻止してくれる可能性が高いということだ。ウールはほんの一瞬、エズレムらと数十年にわたり磨きあげてきた科学の美に酔いしれた。のちに「最高の気分だった」と述べている。

七分後、ウールはアレックスのメールにこう返信した。「アレックス、およびチームのメンバーへ。すばらしい内容だ。とうとうワクチンを手に入れた!」

第八章　自分たちで

ビオンテックの多くのスタッフは、強力な免疫反応を引き起こすワクチンが見つかると、もはやマラソンのラスト一キロメートルに入ったような気分になった。確かに、まだ世界規模の治験を実施しなければならないうえ、供給契約を結んだり、物流に関する大問題に対処したりしなければならない。だが、プロジェクト・ライトスピードにとって重要な最初の段階、つまり純粋に科学的な段階は、ほぼ終わったも同然だった。きわめて困難な状況のなか、数カ月の苦労の末に二〇種に及ぶワクチン候補を開発し、それらを相互に競い合わせた結果、そのなかの少なくとも一つ（受容体結合ドメインをコードするｍｏｄＲＮＡ）が、その能力を華々しく発揮し、ターゲットをとらえたのだ。それが、現実世界で新型コロナウイルスに感染した患者の発症を防ぐことになるのかどうかはまだわからないが、それは神にしかわからないことだった。

だがアンドレアス・クーンにとっては、もっとも大変な仕事はこれからだった。ビオンテックの創業以来、常にウールやエズレムのそばにいた数少ない同社の中核スタッフの一人にして、製造について社内随一の経験と知識を誇る銀髪の生化学者である（終身制の大学教授職の過酷さに耐えきれなくなって同社に入社したのだという)。クーンは二〇二〇年の二月初め以来、イーダー=オーバーシュタインやマインツにある同社のmRNA製造施設で、新型コロナワクチン候補の製造を監督してきた。その配下にある製造チームはこれまで、研究室での実験や動物試験に辛うじて足りるだけのワクチン材料や、ドイツでの第一相試験に必要な数百回分のワクチンを提供してきた。だがいまや、世界中の何万もの被験者を対象にした大規模な試験が眼前に迫っていた。ウルリヒ・ブラシュケ率いるビオンテックの技術開発専門チームが、mRNA製造技術についてファイザーに教育を施していたが、ファイザーがアメリカやベルギーにある自社工場でワクチンを製造できるようになるまでに、まだ数カ月はかかる。したがって、近いうちにに行なわれる医療史上最大規模の治験に、安全で安定したワクチンを供給する役目は、どうしてもアンドレアスやその部下が担うことになる。

一時は、ビオンテックに支援の手が差し伸べられる可能性もあった。四月上旬にビル・ゲイツが、どの新型コロナワクチンに効果があるのかわかる前から製造拠点を建設しておいたほうがいいのではないかと、各国政府に働きかけていたのだ。しかも、七種のワクチン候補の工場の建設資金を、ゲイツの慈善財団が出すという。当時ゲイツは、トレヴァー・ノアが司会を務める『ザ・デイリー・ショー』に出演し、こう述べていた。「最終的に選ばれなかったワクチンを前もって製造すれば、数十億ドルが無駄になる。それでも、経済の悪化で(中略)数兆ドルが失われつつある現状を見れば、数十億ドルをかける価値はある[128]」

だが、経済的・疫学的必要性が明らかだったにもかかわらず、この計画が実現することはなかった。使用されていない製造設備を探す、あるいはワクチン承認に備えて新たな施設を建設する、といった国際社会の協調的な取り組みが行なわれることもなかった。二〇〇〇年にはダボスでの世界経済フォーラムで、ウイルスの流行に対し「世界が連帯して」対応するための戦略が策定され、二〇一七年にはそれが更新されていた。ところが、地政学的な現実にさらされたとたん、そのような戦略は崩壊してしまった。アンドレアスらスタッフは、自社だけで何とかするほかなかった。

ビオンテック並みの規模のバイオテクノロジー企業はたいてい、自社製造能力を持っていない。実際、ウールとエズレムが最初に立ち上げた企業ガニメドも、モノクローナル抗体の製造を外部の業者に委託していた。その際に、こうした外部企業との連携が大変なことはわかっていたが、ビオンテックを設立した際にも、二人は何となく、金銭的余裕のない新興企業がｍＲＮＡ医薬を製造するのを支援してくれそうな受託業者を探すことにして、その仕事をアンドレアスに任せてしまった。だがアンドレアスが、あるアメリカの小企業との連携を視野に、いわゆる「実現可能性調査」を実施してみると、その企業はおろか、世界中のどの受託業者も、ｍＲＮＡ医薬の製造などしたことがないことがわかり、そのときふと、このテクノロジーをほかの企業に教えるのは、苦労の割には得るものが少ないのではないかと気づいた。それに、工程をスムーズに進めるためには、受託業者にあまりに多くのノウハウを提供しなければならず、その一部が競合他社の手に渡ってしまうおそれもある。そこでビオンテックは、ドイツの同じmRNA開発会社キュアバックの例にならい、社内で試験的なワクチンや薬剤を製造する手段を探すことにした。二〇〇八年後半には、アンドレアスが学園都市ハイデルベルクに出向き、「製造管理および品質管理に関する基準（GMP）」の速修講座を受講した。これは、承認済みの医薬品の製造において一貫した品質を確保するための、世界的に認められた基準である。同時期にはモデルナも、アメリカのマサチューセッツ州で自社工場の建設に着手していた。生まれたばかりのmRNA産業は、製造の専門知識を蓄積しつつあった。

しかし、そのような製造施設を一から建設するのは、創業間もないビオンテックにはとても無理だった。滅菌室をつくったり、臨床材料を製造するのに必要な認可を得たりするのは、そう簡単なことではなく、三年もの年月がかかる場合もある。ところが幸運にも、同社が設立されてからわずか数カ月後に、年間二〇〇万ユーロの損失を出していたGMP認定工場が売りに出された。場所は、マインツから西へわずか九〇キロメートルほどのところである。ウールとエズレムはそれを、専門的な製造チームと既存の工場を一挙に手に入れるチャンスだと考えた。臨床試験用に大量のmRNAの製造が必要になるのはしばらく先のことだが、二人は自分たちの主要出資者であるシュトリュングマン兄弟の許可を得て、イーダー＝オーバーシュタインにあるその工場を売り値の二五〇万ユーロで購入し、そこで働いていた三〇数名の従業員を雇い入れた。このチームは、間もなくｍＲＮＡの特殊な製法にも慣れ、それから数年の間に規模を大幅に拡大した。二〇一八年には、イーダー＝オーバーシュタイン工場を超える製造能力が必要になり、マインツに追加の施設を建設し、そこにも人員を配置した。

二月初旬、ウールから「この事態が予想どおりに悪化したら、わが社の製造能力をすべて新型コロナウイルスに振り向けないといけなくなる」と言われたとき、アンドレアスが頼りにしていたのは、この従業員たちだった。免疫反応を引き起こすにはどれだけの用量のワクチンを投与する必要があるのか、ほかのワクチンがいくつ市場に出回ることになるのか、といったことはわからないながらも、ウールはそのころから、二〇二〇年末までに合計一キログラムのｍＲＮＡの製造が必要になると推測していた。つまり、五〇〇〇万〜二〇〇〇〇万回の投与分に相当する量である（これは最終的に決まる一回分の用量により異なる）。だが当時、ビオンテックが一年間に製造したことのある最大量は、その一〇分の一でしかなかった。つまり一〇〇グラムである。たいていは一生産バッチごとに一グラムずつであり、一回の生産で製造された最大量は、わずか八グラムだった。

だが、ウールとエズレムが数十年前から共有してきたビジョンのおかげで、ビオンテックはいつでもそのような増産ができる状態にあった。二人は一九九〇年代なかばに、がんは「きわめて多様」であり、共通の標的を設定するやり方では対応できないことを学んでいた。「そのころから、個別の治療を可能にするには、多様な製造プロセスに適したテクノロジーが必要なことはわかっていました」とウールは言う。実際、二人が提案しようとしていたのは、製薬産業をひっくり返すような内容だった。最終的には大量生産を行ない、大規模生産によるコスト節約により利益を生み出す薬剤を開発するのではなく、患者一人ひとりに、その人に適した、個別の治療を提供するのである。ｍＲＮＡは、この目的にぴったり合致する。

そのため、ビオンテックが獲得した施設での製造は、「迅速性、機敏性、適応性に優れた」ものでなければならない、とエズレムは言う。この個別の治療一つひとつについて、ｍＲＮＡ医薬品製造にまつわる数万ものステップを繰り返し、その過程で一つの誤りもあってはならない。同社の初期の臨床試験に参加した患者は、ほとんどが末期がんを患っていた。彼らが使用に同意してくれたビオンテックの試験的薬剤が効果を発揮するかどうかを調べるためには、被験者が普段受けている化学療法などの治療を止めなければならない。そんな患者には、数カ月の猶予もない。

ウールやエズレムらが、こうした個別の治療の恩恵を受けた患者に会う機会はほとんどない。だがときには、そんな患者がメディアに現れ、このプロセスを加速させる必要性を痛感させる。たとえば、こうした患者の一人に、マサチューセッツ州出身の五二歳のセールスマン、ブラッド・クレマーがいる。ブラッドは、格子縞のシャツ姿で《ネイチャー》誌に登場し、ペットの犬をなでながら、ビオンテックが提供する自分専用の実験的な黒色腫（メラノーマ）治療を受け、「がん細胞が小さくなっていくのを実際にこの目で確認した」と感動的に語っていた。ウールとエズレムは以前から、このような物語をとりあげて、イーダー＝オーバーシュタインの製造スタッフの意欲を引き出していた。「一生産バッチごとに、それを待っている患者がいるのです」とエズレムはよく言っていた。

確かに、二〇二〇年初めにアンドレアスのチームが直面していた課題は、そのような症例に応じるために開発してきた能力をはるかに超えるものだった。新型コロナウイルスが中国に現れる以前には、年間最大一万回分のがん治療薬を販売する計画を立て、それを二〇二四年から開始する予定だった。それがいまや、週ごとに何百万回分ものワクチンの製造に取り組まなければならない。だが、ビオンテックには少なくとも、これまでに改良を重ねてきたノウハウがあった。その過程で、製造サイクルが数カ月から数週間に短縮され、スタッフも繰り返し製造サイクルを経験するうちに、臨機応変に問題を解決できるようになっていた。ビオンテックの製造施設のスムーズな稼働を監督しているオリヴァー・ヘニッヒは言う。「生産・出荷プロセスは、個別の場合でも大量生産の場合でも変わらない。わが社には専門知識がある。準備はできていました」

だが、資金面の準備はできていなかった。いまになって急に、酵素やヌクレオチド、緩衝剤、バイオリアクター用の袋など、あらゆるものを事前に購入しなければならなくなったが、それには莫大なコストがかかる。がん治療薬八グラムの製造工程でさえ、数十万ユーロの請求書が来る。それなのに今回は、一生産バッチごとにその八倍以上の新型コロナワクチンを製造しなければならない。しかも、一定の品質のワクチンを一貫して製造するためには、何回かテストランを実施する必要があり、またその分の費用がかかる。ビオンテックの最高財務責任者ジルク・ペティングは言う。「当時は、『あれが必要になるのかな。たぶんそうかも。わからないけど、とりあえず買っておこう』という感じでした」

また、大量のｍＲＮＡを製造する際には、たった一つの人為的なミスが命取りになりかねない。たとえば二〇二一年には、ジョンソン・エンド・ジョンソンのワクチン最大一五〇〇万回分が汚染されていた事件があった。もしそんなことになれば、数百万ユーロもの価値があるワクチン材料をどぶに捨てなければならなくなる。

ウールは、ワクチンの承認など遠い夢でしかなかったころからすでに、多少のリスクがあったとしても、治験だけでなく承認されたワクチンの初回出荷にも十分間に合うだけの材料を確保しておくべきだと断固主張した。なかでも優先課題とされたのが、むき出しのｍＲＮＡを包む脂質の確保である。その当時、必要な脂質を正確に製剤できる供給業者は一社しかなかった。アラバマ州バーミングハムの家族経営の企業アバンティ社である。ジルクは、五〇〇万ユーロの頭金を求めるこの会社と発注契約を交わした。

薬びん、ゴム、栓、ふたなど、ワクチンを容器に詰める際に必要となる器具も、注文しておく必要があった。「まったくの売り手市場」で、売り手の間に「競争はほとんどなかった」とオリヴァーは言う。「逆に、うちが買おうとしているガラス製品を、アストラゼネカが買おうとしていたとか、その反対とかはありましたけどね」。さらに、ワクチンの充塡《じゅうてん》仕上げ、ラベル貼りや輸送を委託する業者との契約にも、数百万ユーロが必要になる。二〇二〇年初めには六億ユーロあったビオンテックの手元資金は、瞬《またた》く間に消えていった。

そのため、ビオンテックはプロジェクト・ライトスピードが軌道に乗る前から、資金繰りに窮《きゅう》していた。二月初旬にウールとエズレムが新型コロナワクチン開発チームを招集していたころにはすでに、ビオンテックの最高戦略責任者であるライアン・リチャードソンが、会社の増資株を売って投資家から資金を集めようとアメリカへ飛んだ。だが結局、ドイツの奇妙な法制度のせいで、投資家の意欲を十分に引き出せなかった。「これは法律上の問題ですよ」とライアンは言う。バイオテクノロジー企業の新株を狙う個人投資家はたいてい、優待割引価格（一般的には一〇パーセント以上の割引価格）での購入を希望する。こうした割引は、アメリカでは普通なのだが（実際モデルナは二〇二〇年二月、二〇パーセント割引で五億ドルもの資金を集めた）[129]、ビオンテックが企業登録しているヨーロッパ最大の経済大国ドイツでは、市場価格より五パーセント以上割り引くのは違法とされている。そのため、どのファンドマネージャーに投資を持ちかけても、なかなか首を縦には振らなかった。「がっかりした」とライアンは言う。ドイツのバイオテクノロジー企業の多くは、まさにこうした状況を回避するため、オランダに本社を置いている。いまだマインツに本社を置いているビオンテックには、現地の法に従う以外に「選択の余地はなかった」のだ。

だがウールもエズレムも、いかにも二人らしく、あわてることはなかった。二人とも、新型コロナワクチンの試験で説得力のあるデータが出るようになれば、投資家も価格の問題にこだわらなくなると確信していた。実際、三月初旬にはウールがある記者にこう語っている。「このプロジェクトにはかなりの予算を割いている。このプロジェクトに必要な財政支援をいずれ受けられると信じているからね」

それでも、ワクチン製造に欠かせない器具や材料の請求が週ごとに数千万ユーロ単位で増えていくと、常勤監査役のヘルムート・イェグレはしだいに、会社の財務の長期的な健全性に懸念を抱くようになった。そもそも、新型コロナワクチンの開発に成功するとは限らない。また、たとえ安全で有効性の高いワクチンが開発できたとしても、ほかにもワクチンを開発している会社はたくさんあり、それらの会社が開発に成功すれば、ビオンテックのワクチンは数多くのワクチンのなかの一つにすぎなくなり、利益をあげられないほどニッチな製品と化してしまうかもしれない。それに契約では、大半の国々での商品化はファイザーが担当してくれることになっていたが、ドイツとトルコに対してだけは、ビオンテックが直接ワクチンを販売したいと、ウールとエズレムは考えていた。しかしそうなると、マーケティングや販売、ほかの企業や政府に対する業務、医薬品の安全性監視の専門家による有害事象の管理などを担当する、まったく新しい部署や医療事務関連のチームが必要になる。

だが、資本市場はあてにできない。そこでヘルムートは、手持ちの人脈を駆使して、マリヤ・ガブリエルを紹介してもらった。欧州委員会のイノベーション研究担当委員を務める人物である。そして、彼女にプレゼンテーションを行なうわずかな時間を手に入れると、そのなかで、自社の事業がいかに切羽《せっぱ》詰まっているかを述べ、どれほどのコストがかかるかを提示した。するとガブリエルは、要望を検討すると約束してくれた。

＊＊＊

三月一五日、ドイツのワクチン開発業者に対するＥＵの支援が、突如として大きな話題になる事件があった。日曜新聞《ヴェルト・アム・ゾンターク》の第一面に、ほんの数日前まで新型コロナウイルスは「間もなく消える」と豪語していたドナルド・トランプが、ドイツのｍＲＮＡ開発企業キュアバックに甘い話をもちかけているとの記事が掲載された。[130] 実際、三月二日にホワイトハウスで開催され、テレビ放映もされた会議には、キュアバックの最高経営責任者も出席していた。記事によると、その会議のあとでトランプ大統領は、同社が提供する新型コロナワクチンをアメリカが独占的に確保するという条件で、テュービンゲンに本社を置くこの企業に、最大一〇億ドルの資金提供を申し出たという。このニュースには、アンゲラ・メルケル政権も驚愕した。

政治家たちは怒りに震え、この疑惑を一斉に非難した。ペーター・アルトマイヤー経済エネルギー大臣も、ドイツの主要テレビチャンネルに登場して「ドイツは売りものではない」と語った。キュアバック社はおろかトランプ政権までも、そのような話はなかったと公言している。だが、それが本当であろうとなかろうと、この報道にヨーロッパ諸国の指導者は動揺した。三月一六日月曜日の夜には、欧州委員会委員長ウルズラ・フォン・デア・ライエンがキュアバック社に電話を入れ、すでに一月に感染症流行対策イノベーション連合（ＣＥＰＩ）の出資を受けている同社に、最大八〇〇〇万ユーロの財政支援を申し出た。[131] この支援は、「ヨーロッパでのコロナウイルス対策ワクチンの開発・生産を拡大するためのもの」だという。こうして、国境を越えた協力的な取り組みになるはずだったこの致死性の病との戦いは、突如として、あからさまに政治的なものになった。

ビオンテックはこの報道後、連日にわたり中国の復星《フォースン》医薬およびファイザーとの超大型契約を公表していたが、フォン・デア・ライエンからの財政支援の連絡はなかった。だが、ウールによれば、それはＥＵが悪いのではないという。多くの国際機関から見れば、ビオンテックは個別の治療を専門とするがん治療薬の企業であり、そんな企業がこのパンデミックのさなかに、大衆市場向けの新型コロナワクチンを真っ先に提供するとは思えなかった。それに、二つの大企業が協力することになったのであれば、その契約時に、ビオンテックのワクチン開発を加速させるために数億ユーロの出資が協議の対象になったはずであり、いまの段階ではさらなる資金援助は必要ないと思われた可能性もある。

いずれにせよ、ウールとエズレムは普段から、守れるかどうかわからない約束はしないようにしており、プロジェクト・ライトスピードについても、外部からの干渉をなるべく制限しておきたかった。そのため、市場の規制措置により公表せざるを得なくなるまでは、このプロジェクトについては意図的に沈黙を貫くことにした。だからこそ、政治家に好きなように思わせておいたのである。

実際に沈黙を通した最初の事例が、三月二〇日に見られる。キュアバック社のニュースが報道されてから五日後のその日、ウールとジルクは政府の要請を受け、アンゲラ・メルケル首相官邸とのテレビ電話会議に参加した。そのときの話によると、これまでに新型コロナウイルス関連の死者数は、世界全体で一万五〇〇〇人近くに達しており、そのうちのおよそ三分の一をEU諸国が占めている[132]。そのためドイツ政府も、救急病院の建設を連邦軍に命じるとともに、人工呼吸器の確保を急いでいる。このような状況では、ワクチン開発に成功するかどうかがかつてないほど重要になるため、国内の開発業者に開発の進み具合を確認したいのだという。やがて、メルケル首相の経済顧問であるラース＝ヘンドリック・レーラーが、ビオンテックの開発状況について丁重に質問し、政府に何か役に立てることがあるかと尋ねた。

ジルクの記憶によれば、ウールは「その当時の状況を細かく説明した」という。だが結局のところ、要求リストを読みあげるのではなく、ライトスピード・チームに必要なものはいまのところ「特に何もない」と言うだけだった。いや、正確に言えば、そのとき要求したことが一つだけある。それは、妻から伝えるよう頼まれていたことだった。メルケル政権はそのころ、外出禁止を強制するかどうかを議論しており、エズレムはそれが実現するのを心配していた。毎日のジョギングが、彼女の健康に欠かせないものだったからだ。「ジョギングを禁止されたら生きていけないかも」。エズレムは、夫が間もなくこの会議に参加することを知ると、冗談交じりにそう言っていた。そこでウールは、あとでレーラーにこう嘆願した。「ロックダウンによりどんな制約を課すにせよ、どうかジョギングだけは認めてあげてください」

ウールの要求リストは、それからもたいして増えることはなかった。首相官邸との会議の数週間後にはイェンス・シュパーン保健相から、ワクチンをいつごろ市場化できそうかと尋ねる電話があった。その際にウールは、中道右派の政治家が関心を抱いてくれたことに感謝を述べたのちに、こう答えている。「複数のワクチン候補があり、四月末までにそれらの第一相試験を実施する準備をしています。六月には何らかの予備データが得られるはずで、それによりわが社の方向性が間違っていないかどうかがわかると思います」。だが、政府の支援が必要かと尋ねられたときには、やはり「いまは何も」と答え、引き続きこの仕事に専念させてほしいと言うだけだった。

一方ジルクは、その当時もまだ、財政問題の軽減に必死に取り組んでいた。ヘルムートが欧州委員会に提示した資料をもとに、四ページに及ぶ要望書を書きあげ、それを州政府や地方政府に、あるいはシュパーンに送付した。ビオンテックがワクチンを世界に届けるうえで、一〇月までに必要になる額を提示した要望書である。「一〇億ユーロなんて大金を求めたわけじゃない。それほどは必要なかった」とジルクは言う。実際、ジルクが要求したのは、製造規模の拡大費用に九〇〇〇万ユーロ、製造費用に五〇〇〇万ユーロ、治験の実施費用に一億四〇〇〇万ユーロだけだった。だが、ビオンテックが四月に、ヨーロッパで初めて新型コロナワクチンの試験を始めたときでさえ、財政支援の申し出が来る気配はなかった。

いずれにせよ、その後間もなくして、ジルクが提示した額をはるかに超える額が必要になった。職務に忠実なジルクやヘルムートが失敗を恐れる一方で、ウールやエズレムはひたすら成功したときの計画を練っていた。自社のワクチンが緊急承認を受ければ、mＲＮＡの一つひとつが命を救う貴重な商品になる。それなら、ベルギーのプールスやアメリカ・ミシガン州のカラマズーにあるファイザーの巨大工場に製造を任せるだけでなく、ビオンテックもできるかぎりのことをする必要がある。こうして、二〇二〇年のmＲＮＡの製造目標は、一気に五キログラムにまで増えた。これは、イーダー＝オーバーシュタインとマインツを合わせた製造能力をはるかに超える量である。

「もっと多くの製造設備が必要なこと、膨大な製造能力が必要なことは、初夏の段階から明らかだった」とオリヴァー・ヘニッヒは言う。それほど大量のmＲＮＡを製造するうえでの最大の課題は、脂質に含まれる活性成分を溶かしておくために、加圧された純粋なエタノールを使用しなければならない点にあった。というのは、このエタノールは、静電気が起きない特殊なブーツを履いて作業する必要があるほど、燃えやすい物質だからだ。ビオンテックの既存の施設では、「何千リットルもの緩衝剤や何百リットルものエタノールを処理できない」とオリヴァーは言う。「爆発の危険がない環境が必要だが、わが社にはありませんでした」。この問題を克服するには、この会社に商業的野心が芽生えたころにウールとエズレムが採用した当初の戦略に立ち返るしかなかった。つまり、既存の製造設備を探索・獲得するのである。

＊＊＊

その製造設備の候補が、マインツの一〇〇キロメートルほど北西に位置する、マールブルクという名の中世からの都市にあった。

一一世紀に建設された堂々たる城と世界最古のプロテスタント大学を有するこの小さな都市は、その規模や立地からは想像もできないほど、免疫学の歴史において重要な役割を果たしてきた。一九世紀後半には、ドイツにおけるワクチンの先駆者であるエミール・フォン・ベーリングがマールブルクにやって来て、破傷風を予防する初めての薬剤である「抗毒素血清」を製造する産業施設を設立している。

その製造工場であるベーリング社は、間もなくこの街の運命を担うことになった。一九二〇年代および三〇年代には、メルセデスの工場をつくる計画に地元の人々が反対した。第二次世界大戦後には議会が、マールブルクにほかの企業が拠点を置くことを認めない方針を採用した。絵のように美しいこの街の魅力的な景観を、目障りな商業施設に害されたくなかったからだ。近隣のシュタットアレンドルフにはヌテラ（チョコレート風味のスプレッド）のドイツ工場が置かれたが、マールブルクはその製薬の伝統だけを頼りに発展し、やがてはポリオワクチンの世界的な製造拠点になった。ところが、一九六〇年代に大事件が起きた。

ベーリングの名前を冠する工場の一部の研究者が、アフリカのサバンナモンキーの組織に触れ、突如として出血熱を発症した。ドイツ国内のフランクフルトやユーゴスラビアのベオグラードにある研究室でも、同時期に同様の症状が現れ、七人が死亡した。[133] エボラ出血熱と同じような作用のあるこの新たな病原体が、感染者の九割近くを死に至らしめた計算になる。[134] この病気はすぐに、マールブルグ熱と命名された。

生物学的な大惨事を引き起こした小都市マールブルクは以後、イメージの回復に必死に取り組んだ。二〇〇七年には、細胞ベースのインフルエンザワクチン（鶏卵を使わない新たな製法によるワクチン）を製造する初めての施設が置かれた。[135] 比較的へんぴな場所にあったにもかかわらず、この工場には、ノバルティスとグラクソ・スミスクライン（ＧＳＫ）という製薬大手二社が出資していた。だが、二〇一五年にこの二社が資産交換を行ない、ノバルティスがそのワクチン部門をＧＳＫに売り、ＧＳＫがその抗がん剤部門をノバルティスに売った。すると、ノバルティス社のマールブルク工場は不要になった。まだ細胞治療や遺伝子治療に使う薬剤の製造に利用されてはいたが、ほかの工場を使えば、もっと効率よく製造できる。そのため現場スタッフの一部は、この工場にはもう先がないと見込んで転職した。そのなかには、ビオンテックに転職した者もわずかながらいる。

ビオンテックの野心的なワクチン製造目標を実現するには、マインツの製造設備だけでは不十分だということが明白になった直後の五月初旬、こうして転職してきた従業員の一人が、ジルクにある噂を伝えた。ノバルティス社がマールブルク工場を売りたがっており、買い手を探しているという。それを聞いたジルクは、こんな幸運はないと考え、すぐさま取締役会のほかのメンバーに話をした。すると、企業間取引を担当していたショーン・マレットがすぐに行動に移り、ノバルティスに購入の話をもちかけたが、ノバルティスの経営陣からは冷然と拒否されるだけだった。「ノバルティス側はこんな感じでした。『こいつらはいったい何を考えている？　コロナウイルスの事業が失敗したら、まだ駆け出しのバイオテクノロジー企業がこの工場をどうするつもりだ？』」とショーンは言う。ノバルティスのような大手製薬企業には、何百人もの従業員の未来を不安定な新興企業の手に委ねるのは、あまりいいアイデアとは思えなかった。最悪の場合、これらの従業員が職を失ってしまうおそれもある。そんな不測の事態も考慮して、ノバルティスはショーンの提案をはねつけたのだ。

だがショーンはあきらめなかった。ノバルティスのＣＥＯヴァサント・ナラシンハンと直接オンラインで話をする約束をとりつけると、ビオンテックの計画を説明した。だが、その後のメールのやり取りは、最初にビオンテックの提案を拒否した中間管理職の人間が引き継いだため、またしても破談に終わった。

＊＊＊

製造拠点探しが続けられていたころ、ジルクやヘルムートの資金調達の取り組みがようやく実を結びはじめた。六月一一日には、ガブリエル欧州委員会委員が、欧州投資銀行による一億ユーロの融資をまとめてくれた。だが、融資の焦点になったのは、やはりキュアバック社だった。六月一五日、ドイツの経済エネルギー大臣ペーター・アルトマイヤーがベルリンで記者会見を開き、ドイツ政府が三億ユーロを出資して同社のおよそ四分の一を取得する意向を明らかにした。その場でトランプ政権のやり方に直接言及し、ドイツは「自国の財産を売らない」と語ったという。その数時間後には、ドイツ財務省の文書がマスコミに漏れた。キュアバックが数週間以内にニューヨークでの株式公開を計画しているとの文書である。そこには、この出資は「当企業が外国の投資家に買収され、ドイツ本国を離れてしまうのを防ぐための措置」だと記されていた。

ウールやエズレムが沈黙を守っていたのは、ビオンテックがこのような外部の干渉に巻き込まれないようにするためだった。だが間もなく、ビオンテックも政府の魔の手から逃れられなくなった。キュアバックへの政府の干渉を知らせるニュースが一段落した六月一八日、ジルクはイェンス・シュパーンら保健省の幹部と会うため、ベルリンへ向かった。「久しぶりに電車に乗った」とジルクは言う。三月初旬以来、子どもたちとミュンヘンの自宅にこもっていたからだ。「怖かったよ。マスクを着けて、客車の隅にうずくまっていた」。保健省に到着すると、すぐに会議室に案内された。明るいオークのテーブルを囲むように、ソーシャルディスタンスを保ちながら、取締役会のメンバーであるショーン、広報担当のヤスミナ・アラトヴィチ、二人の上級官僚とともに席に着く。

そのころになると、ＥＵの遅い動きに業を煮やしたドイツ政府は、独自にワクチンの確保を進めていた。イタリア、フランス、オランダにならい、オックスフォード大学と共同で開発を進めていたアストラゼネカと、ワクチン最大四億回分の契約をまとめたばかりではあったが、ビオンテックとのさらなる追加契約を検討していたのである。会議は、ビオンテックの治験の状況について簡単な話がすむと、価格の話題になった。そのとき官僚たちはこう告げたという。アストラゼネカの請求額は一回分がおよそ二ユーロなのだが、国内産の御社のワクチンはいくらなのか？

これは、ビオンテックには答えにくい質問だった。ファイザーがこのプロジェクトに参加する前、ウールとエズレムはプロジェクトチームに、「適正な価格設定」を追求したいと語っていた。

つまり、こういうことだ。アメリカやＥＵなど、支払い能力に余裕のある国や地域には、最大額を請求し、中所得の国にはそのおよそ半額を請求する。そして、こうして裕福な国や地域から得た利益を利用して、開発途上国にはほぼ原価でワクチンを供給する。

だが、ビオンテックがファイザーと契約した際には、競争法が禁止するカルテルと見なされてしまうため、両社それぞれの市場での具体的な価格を決めることはできなかった。一社が好きな価格を定めるのを他社が阻止できるような法的な仕組みはない。それでも、原則を決めておくことはできる。ウールの原則はいたってシンプルだった。ファイザーのＣＥＯアルバート・ブーラと初めて電話で話をしたときに、こう伝えたという。価格が、世界的なワクチン供給の妨げになってはならない、と。

四月末、アストラゼネカがオックスフォード大学のワクチン開発を支援する契約を結ぶと、事態はいっそう複雑になった。アストラゼネカのＣＥＯパスカル・ソリオが《フィナンシャル・タイムズ》紙に、同社（二〇一九年に六〇億ドル近い営業利益を計上している）はパンデミックの間、製品を原価で提供するよう尽力すると述べ[136]、ファイザーもそれにならうよう圧力をかけたのだ。だが、アメリカの大手製薬会社であるファイザーなら、簡単に同様の措置を講ずることもできただろうが、プロジェクト・ライトスピードのコストの半分を負担することになっているビオンテックには、とても無理な話だった。

ビオンテックはナスダック市場に上場するまでの数年間に、赤字を急増させていた。二〇一八年末には、二億四五〇〇万ユーロ以上の赤字を抱えていた。一二カ月後には、この数字が四億二五〇〇万ユーロにまで増えた。これは、ベンチャー資本に頼るバイオテクノロジー企業には、決して珍しいことではない。医薬品開発には時間がかかり、その最終段階に至るまで生き延びていかなければならないからだ。だが、新型コロナワクチンの開発に取り組むようになったいまでは、その債務が五億ユーロ近くにふくらんでいる。[137] 史上初めての商業用ｍＲＮＡ医薬を生み出せるチャンスを目前にしながら、ビオンテックにはこの発明を安価で販売できるほどの余裕がなかった。

先進国にワクチンを原価で提供するというアイデアを受け入れられなかった理由は、ほかにもある。ウールとエズレムは、がん治療のために開発したテクノロジーに基づいて生み出された新型コロナワクチンの利益を、同社のメインであるがん治療に還元したいと考えていた。ウールは以前にも、商品化担当のミヒャエル・ベーラーに、「新型コロナウイルスの流行は緊急事態だが、それよりがんで死ぬ人のほうが多い」と述べていた。これには、常勤監査役のヘルムート・イェグレも同意見だった。のちに当時の立場を思い返し、こう語っている。「イノベーションには報酬がなければならない。さもないと、平均的な結果しか出せなくなります」。そのため、この問題は、少なくとも社内では解決していた。ビオンテックは暴利をむさぼるつもりはないが、利益の追求をあきらめるつもりもない。

しかし、六月にベルリンで保健省の幹部と話をした際には、ジルクもショーンも、保健省の幹部がこうした原則ではなく、こちらが売りたいと思う具体的な価格を知りたがっていることを理解していた。そのため、ベルリンへ向かう前日には、オンラインで臨時の取締役会を開き、どんな内容を政府に伝えるかを議論した。「その段階では、原材料のコストがいくらになるのかも、一回の投与量がどれぐらいになるのかも、生産バッチごとに何回分のワクチンが製造できるのかもわからなかった。だから、価格については何も言いたくはなかったんだが、ＥＵが（ドイツを通じて）圧力をかけてきた」とウールは言う。

結局、取締役会は不本意ながら、この交渉の席で、ワクチンの製造にかかわる費用の最大見積もり額を提示することにした。「一回ごとに五四ユーロほどだと伝えた」とジルクは言う。ワクチン候補が一つに選別され、その投与量が決まり、製造工程が確定し、原材料を大量発注できるようになれば、この見積もり額が大幅に下がることを見越して、そう述べたのだ。ところが、このおおよその額は、のちにビオンテックを悩ませることになった。二〇二一年二月に、《ズュートドイチェ・ツァイトゥング》紙がそれを公にしたからだ。[138] その事実を知った評論家たちは、ビオンテックの本社の住所にかけて、同社の姿勢を揶揄した。その住所「アン・デア・ゴルトグルーベ」が「金鉱で」という意味だったからだ（実際には、ローマ時代の発掘物があったことを意味する）。だが、その六月の午後、うだるように暑い保健省の一室にいた官僚は、その見積もり額に驚いたとしても、それを顔には出さなかった。ジルクの記憶によれば、「彼らは上司に判断を仰ぐと言うだけだった」という。それから三〇分後、ジルクは半分空席のドイツ鉄道の列車に乗り、ミュンヘンに帰った。

＊＊＊

しかし、それから二週間もしないうちに事態が進展した。七月一日、ビオンテックとファイザーは世界に向けて、ワクチン候補の一つが第一相試験で力強い免疫反応を引き起こしていると公表した。その時点まで、両社は四五人の被験者から採取した血液サンプルを分析していた。そのうちの二四人は、二回目の投与を受けた被験者である。その結果、スパイクタンパク質の一部である受容体結合ドメインを発現するｍｏｄＲＮＡ（アレックス・ムイクが五月末に社内で検査したのと同じ製剤）一〇マイクログラムを二回投与された被験者は、新型コロナウイルス感染症から回復した患者に比べ、その二倍近い中和抗体を持っていたことが確認された。三〇マイクログラムを二回投与された被験者に至っては、そのおよそ三倍である。

これにより、最終的なワクチンのおおよその投与量が判断できたため、だいたい何回分のワクチンを製造・供給できそうかという火急の問題にも答えられるようになった。投与量を三〇マイクログラムとすると、二〇二〇年内に一億回分、二〇二一年に一二億回分の製造が可能となる。これは、ヨーロッパとアメリカの成人全員に十分ワクチン接種できる量に相当する。この報告を受けて、ビオンテックの株価は二割上がり、同社の広報チームは世界中の報道機関からの取材要請にさらされた。いずれもがウールやエズレムの談話や、ｍＲＮＡの仕組みを聞きたがった。

さらに、これで製造費用も明らかになり、関係各国に内密でワクチンの価格を伝えることも可能になった。ビオンテックが政府関係者に語ったところによれば、支払い能力の高い国では一回投与分がおよそ一七・五〇ユーロ、小口の注文になるともう少し高くなるという。

すると、真っ先にイギリスが名乗りをあげた。ボリス・ジョンソン首相によりイギリスの「ワクチン対策本部」の責任者に任命されていたベンチャー資本家のケイト・ビンガムは、ショーンの旧友だった。ショーンがビオンテックに入社する前に働いていた新興企業に、ケイトが投資していたのである。ケイトは、五月初旬にこの役職につくとすぐに、ショーンにメールを入れ、五月一二日には最初のチャットを行なった。そして、それに続く数々の電話を通じて、取引に応じるようショーンを説得した。「要するに、ショーンにつきまとっていたわけ」と生命科学にも明るいケイトは言う。だがショーンは、まだ四種のｍＲＮＡ候補が治験中であり、「実際にどれを売るのかがはっきりするまで、どんな取引もしたくない」と答えていたという。だが、第一相試験中のワクチン候補の少なくとも一つに免疫反応を引き起こす作用があることが明らかになると、七月二〇日にはイギリス政府と三〇〇〇万回投与分の契約を交わした。プロジェクト・ライトスピードの最初の顧客である。

そのころにはアメリカでも、ファイザーが「ワープスピード作戦」から同様に熱心な問い合わせを受けていた。ワープスピード作戦とは、五月一五日にトランプ政権が設立したワクチン治療対策本部のことである。同組織はすでに、一〇〇億ドルの資金を使い、三種のワクチン・テクノロジーそれぞれに対して二社ずつ支援する決定を下していた。そして、mRNAテクノロジーについてはすでに、モデルナをパートナー企業に選んでおり、ワープスピード作戦の責任者に任命されていた製薬会社のベテラン幹部モンセフ・スラウイは、もう一つの会社として、ファイザーのワクチン・プロジェクトにも直接出資して、アメリカのコロナウイルス対応に同社を加えたいと思っていた。「モデルナとビオンテックを支援すべきだというのは、誰の目にも明らかだった」とモンセフは言う。

しかしファイザーのCEOアルバート・ブーラは、こうした形での出資に頑として反対した。当時を回想してこう述べている。「トランプ政権には選挙が近づいていた。そのため政治的な雰囲気がきわめて濃厚だった。あそこでお金を受け取っていたら、取締役会への参加を要求してくることはわかっていた」。そのためアルバートは、ウールに相談することなくこの決断を下した。「役所の仕事で研究者を悩ませる」ようなことはしたくなかったという。[139] だがその代わりモンセフに、アメリカ政府と直接購入契約の交渉をしたいと申し出た。つまり、ワクチンを買ってさえくれれば供給する、というわけだ。

ケイト・ビンガムと緊密に連絡をとり合っていたモンセフは（その一方で、EUの担当者とはほとんど話をしなかったらしい）、イギリスがビオンテックと契約を交わした二日後に話をまとめ、ファイザーに対して一億回分の初回発注を行なうとともに、さらに五億回分を購入するオプションをつけた。これは、アメリカの成人全員にワクチンを接種しても余るほどの量である。ショーンの話によれば、アメリカとイギリスがすぐに行動を起こせたのは、両国の対策本部を率いていたのが「業界人」だったからであり、どちらもが政治的指導者からの完全な独立を要求していたからだった。

だがEUのワクチン調達チームには、そんなぜいたくは許されなかった。このチームは、二七の加盟国から選出された役員に対して直接説明責任を負っており、その役員のなかには、フランスのサノフィ社やバルネバ社など、地域内の開発業者を優遇したがる者もいた。それに、議会が要求すれば交渉の詳細を公表しなければならないことを知っていたため、いまだ現実世界での有効性データが不足していて実績のないmRNAワクチンの支援をためらい、早期発注に踏み切れないでいた。エズレムはその一年後、EUのアプローチについてこう述べている。「パンデミックのなかでワクチンを調達する青写真がなかった。EUが情勢を見きわめるのに時間を要したのも不思議ではありません」[140]

EUは、利用できる資金もはるかに少なかった。EUはアメリカより多くの人口を抱えているにもかかわらず、ワクチン対策本部には（それまでに森林火災などの自然災害にあてた資金も含めて）およそ三二億ドルしか付与されていなかった。[141]これは、ワープスピード作戦に提供された資金の三分の一以下でしかない。そのため、既存のテクノロジーを利用した安価なワクチンが利用できる可能性もあるのに、比較的高価なワクチンになけなしの予算を使えば、あまり裕福でない加盟国から、EU本部は何を考えているのかとの非難を受けかねない。一方、比較的裕福な加盟国は、EU本部の絶えざる口出しに閉口していた。その筆頭がドイツである。ドイツは、フランスやイタリア、オランダとともに、単独でワクチン確保に動きはじめていたが、欧州委員会委員長のウルズラ・フォン・デア・ライエンにそれを引き留められていた。やがてアメリカとイギリスが供給契約を締結すると、この四カ国はEUの対策本部に、速やかに同様の措置を講ずるよう求めた。だが、EUの担当者と直接交渉を行なったショーンによると、「欧州委員会は二七種の見解を抱いているように見えることがあった」という。その結果、ビオンテックのワクチンが、ヨーロッパで初めて治験の最終段階に入ることが見込まれる段階になっても、EUがビオンテックと購入契約を交わすことはなかった。ショーンはのちに、この時間のかかった調達プロセスについてこう述べている。「あまり批判めいたことは言いたくないが、ヨーロッパは取り残されていた」

これに対し、他人や組織をめったに批判することのないウールは、やや異なる見解を抱いている。「舞台裏で何が起きているのかはうすうすわかっていた。でも、わが社のワクチンに注文するだけの価値があることはすぐにわかるだろうから、ショーンにはEUへの扉を開けておくよう言っておきました」

皮肉なことに、その数カ月後、ＥＵがワクチン製造会社と交わした契約内容に対して大衆の激しい抗議があったことを考えると、ＥＵが神経質になりすぎて大胆な賭けに出なかったのは正しかったのかもしれない。ＥＵがそのような契約を結んだ背景には、万が一ワクチンにより接種者が健康を害した場合、誰がその責任をとるのかという問題をめぐる紛争が長期化する懸念があったと思われる。巨大製薬企業であっても、いくつも訴訟を起こされれば、業績に悪影響が出る。バイオテクノロジー企業であれば、それが致命傷にもなりかねない。そのため、公衆衛生の緊急事態に円滑に対応するため、イギリスやアメリカは製薬会社に対する賠償請求について免責を認めており、ＥＵもアストラゼネカに対しては、そのような場合に損害賠償を補償することに同意している。だがＥＵは、ビオンテックやファイザーとはリスクを共有しようとはしなかった。ショーンは言う。「彼らはこう考えていたんだと思う。アストラゼネカはわずかな金額のユーロを請求しているだけだ。だがあなたがたは、それよりもはるかに高い額を望んでいる。それなら、それだけ多くの責任を負うべきだ、とね」。ショーンは結局、ＥＵの担当者にこう返事した。ビオンテックには「そんな価格で販売できるほどの余裕はありません。わが社がアストラゼネカの価格で販売したら、次のパンデミックではこんなこともできなくなります。そのころにはもうわが社は存在しないでしょうから」

すでに数億人がワクチン接種を受けたのちの二〇二一年、アメリカとイギリスの研究者が、ワクチン一回分は世界経済にとってどれだけの価値があるのかを試算した。その結果を見れば、こうした金銭をめぐる交渉がいかに見当違いだったかがわかる。研究者の報告によると、三〇億回に及ぶ「年間ワクチン投与」は、「世界中に一七兆四〇〇〇億ドルの利益」をもたらすという。これを接種者一人あたりに換算すると、その平均利益は五八〇〇ドルにもなる。[142]

＊＊＊

そのころには、ワクチン調達をめぐる政界の熱気に負けないほど、ウールとエズレムが暮らす家の室温も上昇していた。七月のマインツは連日、最高気温三五度を記録した。二人の小さなアパートにはガラス窓がたくさんついていたため、アパートはたちまち温室と化した。エズレムは、「フロドが指輪を投げ込みに、うちの戸口にやって来るんじゃないかと思った」という。そのアパートが、まさに映画『ロード・オブ・ザ・リング』シリーズの滅びの山の火口のように暑かったということだ。

だが、二人の同僚から届くニュースが、冷却効果をもたらしてくれた。ウールが期待していたように、第一相試験の有望なデータは、金融市場の注目を集めていた。そこでライアン・リチャードソンが、二月の失敗を繰り返さないよう画期的な形態の取引を採用し、再び投資家に出資を呼びかけると、みごと資金の調達に成功した。七月の終わりまでに、新規および既存の投資家から五億ドル以上の資金を手に入れるとともに、シンガポール政府が運用するファンドからも二億五〇〇〇万ドルもの出資を受けた。

ビオンテックとファイザーは引き続き、日本やカナダ、およびもっと小規模な国々と供給契約を結んだ。イスラエルは、人口九〇〇万人の接種後の匿名健康データを提供することを条件に、ワクチンの優先権を獲得した。言うまでもなく、それにより同社のワクチンの有効性が証明されれば、買い手が不足することはなくなるだろう。

ビオンテックのワクチン候補のうちの一つは、この任務をみごと果たせそうに思われた。七月一日にデータが公表されたB・1は、ファイザーのキャスリン・ジャンセンが「瞬殺」ステージと命名したこの段階の選別条件をクリアしていた（その一方で、第一相試験で使われたuRNA（ウリジン含有mRNA）やsaRNA（自己増殖mRNA）は、この段階で候補から振り落とされた）。投与された被験者の四分の三に発熱を引き起こしはしたが、これこそが、アメリカやイギリスなどを事前発注に導いたワクチン候補であり、投資家に出資を納得させたワクチン候補だった。復星医薬が中国で間もなく実施する第一相試験でもこのB・1が使われる予定で、数週間前から準備が進められていた。

ただし、候補に残っているワクチンがまだ一つあった。それはB・1同様、modRNA（修飾ヌクレオシドmRNA）をベースにしているが、コロナウイルスの受容体結合ドメインを発現するのではなく、スパイクタンパク質全体を発現するタイプのワクチンだった。つまり、マウスでの試験でより優れた反応を引き起こしたとのアレックス・ムイクの報告を受け、ウールがイーダ＝オーバーシュタインでの製造工程を再調整し、土壇場になって旧バージョンに代えて治験に組み込んだ、あのB2・9である。製造工程が複雑なため、これが「人体による初めて」の試験に投入されたのは、B・1の投与からまる三週間後のことだった。そのため、B2・9を二回投与された被験者の血液サンプルが届くまでには、まだしばらく時間がかかる。

だが、ドイツでの初めての臨床試験を支援していた外部コンサルタント、マーティン・ベクソンは言う。第三相試験の開始を七月末に控え、「私たちはたちまち、すでにうまくいっているものがあるのなら、それで試験を進めようという気になっていた。たとえまだすべての結果が出ていなかったとしても、パンデミックという緊急事態のなかではそのほうがいい、と思ってね」。これまでに、クラウディア・リンデマンの尽力により毒性試験の期間が六カ月から二カ月に、エズレムらの努力により第一相試験の期間が数週間分短縮されていた。この加速化されたプロセスのなかで、一つ強力なワクチンが現れた。サプライチェーンの専門家たちはすでに、その世界規模の治験に向け、何万回分ものワクチンを製造する計画を策定している。こうしてすべてが「光速《ライトスピード》」で実施されているなか、うまくいったワクチン候補がすでに一つあるというのに、何もしないでただ待っている余裕などあるのか？

ところが、ウールやエズレムはその問いに、待つべきだと断固として答えた。第一に、ビオンテックでの試験や、ほかのワクチン開発業者が実施した試験から得られたデータを見るかぎり、B2・9のようなスパイクタンパク質全体をコードするワクチンでは、抗体依存性感染増強（ADE）が起こらない。ADEは、プロジェクト・ライトスピードに取り組みはじめた当初から、二人の安眠を妨げてきた危険な現象である。第一相試験の最終候補に、スパイクタンパク質のなかの受容体結合ドメインにターゲットを絞ったB・1を含めたのも、一つには、この恐るべき作用が起こる可能性を少しでも減らすためだった。実際ADEは、SARSやMERS用のワクチンを開発する初期の取り組みを難航させたばかりか、第三章でも説明したように、一九六〇年代にはRSウイルス感染症のワクチンを接種したアメリカの子どもに有害な影響を与えている。そのため、ADEが起こらないことが明らかになりつつあるのであれば、B2・9のようなスパイクタンパク質全体を発現するタイプのほうが望ましい。それにこちらのほうが、免疫部隊のターゲットエリアが広く、ウイルスが細胞に侵入する際に利用する強力な結合メカニズムを破壊する能力に優れているかもしれない。

B2・9にはまた、医師たちがにらんでいたとおり、より多くのT細胞を呼び集める力がある。免疫部隊のなかの専門狙撃兵に相当するこの細胞は、異常細胞に「死の接吻《せっぷん》」を食らわせる。ウールとエズレムが数十年前からがん治療に利用しようとしてきたこの狙撃兵が、コロナウイルスとの戦いにも欠かせないと考えるのには、それなりの理由がある。三月末に公表された論文によると、新型コロナウイルス感染症にかかったが軽度の症状ですんだという人には、T細胞応答はあったが、抗体応答はなかったという。これはつまり、この第二防御線の重要性が高いことを意味している。

ところが、大手製薬会社は「T細胞に関するデータの重要性を理解していない」とエズレムは言う。確かに、病原体によっては、ウイルスが細胞に入り込む前に攻撃する抗体だけで、感染を十分に予防できる。しかし、すべての病原体にそれがあてはまるわけではなく、コロナウイルスには間違いなくあてはまらない。それでも大半のワクチン開発業者は、抗体を優先する。エズレムは続けてこう述べている。「感染症ワクチン産業はこれまでそのような開発を進めてきたけれど、私には理解できません」。それを考えると、T細胞のデータに注意を向けるようファイザーを説得するのは、難しくなるかもしれない。

ウールはこれらの点を考慮したうえで、「うまくいった最初のワクチンにすぐさま飛びつくようなまねはしないことを明確にし、そのような認識をキャスリンと共有していた」と言う。キャスリンも待つことに同意したのだ。

大西洋の両側のチームがB2・9のデータがそろうのを待っていたころ、サプライチェーンの管理者たちは、第三相試験の需要を満たせるほどのワクチンを用意できないのではないかとの不安から、ますます苛立ちを募らせていた。第三相試験では、世界数十カ所に設置された会場で、数万人の被験者への投与が実施される。その試験が始まるまでの数週間にそれだけのワクチンを製造するだけでも、大変な作業である。それなのに、試験開始の数日前にワクチン候補が変わるようなことがあれば、手の打ちようがない。彼らはそれを懸念していた。

だがウールは間もなく、彼らの苛立ちを多少なりとも和らげる方法を見つけた。それはやはり、数字に基づいている。アメリカとドイツで実施された第一相試験向けに製造されたワクチンの量と、実際に被験者に投与されたワクチンの量との間には、かなりの差があった。十分な量が供給されていたにもかかわらず、現場では供給の不足がよく問題になっていたのだ。これは、厳密な取り扱い上の注意事項に従い、各薬びんに入っていたワクチン〇・五ミリグラムのうち、多いときにはその八〇パーセントが廃棄されていたことに原因があった。このワクチンには防腐剤が含まれておらず、細菌による汚染を防ぐため、薬びんの開封後六時間以内に使用しなければならない。だが、たとえばこんな場合がある。ある薬びんを開封し、そこから二～三回分のワクチンを採取して被験者に投与したとしよう。その薬びんには、まだワクチンがたくさん残っている。だが、被験者はばらばらに会場にやって来るため、来場時間に差がある。その間に六時間以上たってしまうと、残りのワクチンは廃棄せざるを得なくなる。

ウールはその事実に気づくと、ビオンテックとファイザーのチームに、メールで解決策を提示した。各薬びんに入れるワクチンの量を、〇・三ミリグラムに減らすのである。製造工程はやや煩雑になるが、薬びんを六〇パーセント多く使えば、最終的に廃棄されるワクチンの量を減らせる。だが、第三相試験が始まるまでに、あと二週間しかない。ファイザーの作業チームは、そんな変更をするには時期が遅すぎると反論した。ウールがキャスリン・ジャンセンに電話を入れ、「あなたからも説得してくれないか」と訴えても、ファイザーには標準的な手順があり、直前にそれを変えるのは難しいうえに、「工程の変更にはリスクが伴う」という。だが、何度も電話で話をするうちに、しまいにはファイザーもそのほうがいいことを認め、工程の変更に同意してくれた。

やがて、B2・9に関するデータがそろいはじめた。中和抗体については、アレックス・ムイクの試験によれば、同じmodRNAであるB・1とほぼ同程度の効果があった。一方、被験者の忍容性はB・1よりも高く、発熱などの副反応が確認される頻度は少なかった。決断の日まで二四時間を切った七月二三日には、待望のT細胞関連のデータが届いた。そのグラフは、ウールとエズレムが二〇〇六年の運命の日にスクリーン上で見た、紫のドットでいっぱいのグラフに似ていなくもなかった。リンパ節の樹状細胞がmRNAの吸収にきわめて長けていることを証明したグラフである。今回のグラフは、予期していたとおり、このワクチン候補が両タイプのT細胞を活性化するとともに、それらをB・1よりも多く動員する作用があることを示していた。ウールはその結果を見た直後、友人にこう語っている。これは、スパイクタンパク質全体をコードするmodRNA、つまりB2・9が「疫学的観点から見てほぼ完璧なワクチン」であることを証明するものだ、と。実際それは、免疫系のあらゆる部隊を一斉に動員し、それらが一丸となって新型コロナウイルスを打倒する可能性が高いことを示唆していた。Ｂ２・９の結果を待つという判断のおかげで、数カ月後にはパンデミックの進路が変わることになると確信したウールは、珍しく感情的になってこう述べたという。「科学とデータを指針とすると言うのは簡単だが、それに忠実であるためには精神力が必要だ」。そして、二月初旬にコロナウイルスワクチン開発チームに最初の指示を出したときに告げた言葉をそのまま繰り返した。「科学が第一。スピードはその次だ」

だが、このＢ２・９については、誰もがウールやエズレムと同じような確信を抱いているわけではなかった。第一に、このタイプのワクチンが高齢者（新型コロナウイルス感染症に最も弱いとされるグループ）にどう作用するかについては、まだデータがなかった。このグループは、規制当局の強い要請を受け、第一相試験の最後に投与を受けていた。そのため、Ｂ２・９を投与された五五歳を超える高齢者から血液サンプルを採取するには、もうしばらくの時間が必要だった。第二に、ファイザーのワクチン開発責任者であるキャスリン・ジャンセンや副責任者のフィリップ・ドーミツァーは、このワクチン候補が優位にあると確信していたが、それほどＴ細胞応答を重視してきた経験がないほかの幹部は、やはり抗体をより重要な基準とみなし、Ｂ・１のほうが抗体を展開するレベルがわずかながら高いと考えていた。

ビオンテックは本来、この問題について意見の一致に至る必要はなかった。ウールは以前のビデオ会議で、ほとんどの意思決定権限を手放していたが（そのことに営業開発担当のロシュニは一人静かに毒づいていた）、それでもまだ、わずかばかりの権限を保持していた。その一つが、第三相試験に向けたワクチン候補の選別に対する最終決定権である。だがウールは、何にせよ強引に押し通すことを嫌った。そこで、最終試験の開始予定日の三日前にあたる七月二四日に、大規模なズーム会議を開催することにした。この会議には、六〇人が招待された。このオンライン会議で決議に至らなければならないことは、誰もが了解していた。

　ウールとエズレムは自宅から会議に参加した。規制関連の専門家ルーベン・リッツィ、製造責任者のアンドレアス・クーン、社内における試験の権威アレックス・ムイクらも同様である。ファイザーからも大勢の参加があった。第三相試験の臨床責任者ビル・グルーバーとスティーヴ・ロックハート、規制関連の責任者ドナ・ボイスなどである。参加したファイザーの重役のなかには、キャスリンとフィリップのほか、最高科学責任者のミカエル・ドルステンの姿もあった。ミカエルはのちにこう述べている。「私たちは何の見返りもないまま、一〇億ドルをリスクにさらすことになると思っていた」。スウェーデン出身の科学者だったミカエルは、とりあえず一歩引いて、自分の言葉でこう言ってみたという。「私たちの目の前にあるものについては、あまり知識がない。一方、正しい方向を指し示すデータはたくさんある」[143]

　だが一時間ほどの議論の末、会議は合意に至った。ビオンテックとファイザーは、その協力体制と命運を、Ｂ２・９（正式名称はＢＮＴ１６２ｂ２・９）に賭けることにした。

二月にプロジェクト・ライトスピードの迷宮に組み込まれた二〇種のワクチン候補のなかから、四種が治験に選ばれた。五月末には、その一つが有望なことが明らかになった。そして、ウールが無症状感染の蔓延を伝える《ランセット》誌の記事を読んでからわずか六カ月後のいま、「ほぼ完璧」なワクチン候補が現れた。「理想的なワクチン」が誕生した瞬間である。

しかし、一〇億ドルを左右する重大な問題の答えは、いまだ出ていなかった。このウイルスが、免疫系の捕縛を逃れるメカニズムを生み出すことはないのか？　ウールは当時、同僚にこう語っていた。Ｂ２・９は、専門部隊（抗体とＴ細胞）を召集するという点では「右に出るものはない」が、新型コロナウイルスが進化の軍拡競争に勝つ可能性もないわけではない。「相手がどう出るか、敵がどのようにふるまうかはわからない」

＊＊＊

その答えを出すため、両社は七月二七日に第三相試験を開始した。ドイツとアメリカで三万人のボランティアが参加する、大規模な試験である。ファイザーの経験豊かな臨床試験チームは、試験の物流を管理し、参加者を募集し、被験者一人ひとりが三週間を置いて二回確実に投与を受けられるよう手配し、その副反応を監視した。アンドレアス・クーンの製造チームは、イーダー

＝オーバーシュタインとマインツの工場で交代シフトで働き、やはり試験に辛うじて足りるだけのｍＲＮＡを製造した。

だが間もなく、これほどみごとな努力でも不十分なことが明らかになった。このワクチンが現実世界でどう作用するのかという問題に答えるためには、かなりの数の被験者が感染にさらされなければならない。ところが、ロックダウンやマスクの着用などの公衆衛生措置により、アメリカやヨーロッパではウイルスの活動がやや抑えられつつある。そのため、いまだウイルスが猛威を振るっている国に試験を拡大せざるを得なくなり、ブラジル、アルゼンチン、南アフリカ、トルコに試験会場が追加された。その結果、被験者の総数は優に四万人を超えた。

「開設される治験会場が増えるにつれ、ウールから電話がよく来るようになった。生産を増加できるか、とね」とアンドレアスは言う。これは、言葉で言うほど簡単なことではなかった。治験用のワクチンの製造は、人体に投与できる段階に至るまでに、一生産バッチごとに四〜六週間かかる。まずは、研究室でＤＮＡのテンプレートを製造しなければならないが、これがそもそも一筋縄ではいかない複雑な作業である。次いで、アンドレアス率いる製造チームが、学生のパーティーでよく見るビール樽ほどのサイズのバイオリアクターを使って、ＤＮＡからｍＲＮＡを製造し、それを緩衝剤を使って精製し、袋に詰めて、マイナス七〇度で凍結する。そして、数千回分は投与できるこの液体を入れたプラスチック性の袋を、スーツケースぐらいの大きさの特殊な発泡スチロール箱に入れ、ドライアイスと一緒に梱包《こんぽう》して、専門の運転手に手渡す。するとその運転手が、部分的に閉鎖されている国境で足止めを食らう場合に備えて公文書を携え、およそ八時間をかけて（たいていは夜のうちに）オーストリアのポリミューン社にそれを届ける。このプロセス全体が、一生産バッチごとに繰り返されるのである。

このワクチン材料が家族経営のポリミューン社に届いたら、それを解凍し、mRNAを脂質で包み、薬びんに入れて栓をする。このプロセスにさらに二〜三日かかるが、ここからがもっとももどかしい工程となる。このあと、薬びんにきちんとラベルを貼り、箱に詰めて、それにデジタル温度計を装着する仕事が待っている。温度計をつけるのは、絶えず温度を記録して、輸送中に大幅に温度が低下しないようにするためだ。ビオンテックは二〇二〇年初めごろには、市場化できる最初の製品ができるまでに数年はかかると見込んでいたため、これらの作業すべてを任せられる企業を一社しか選んでいなかった。その企業アルマックは、北アイルランドのアーマー州にあった。

ほかの企業を探している余裕がなかったため、ウィーンのポリミューンで充填された薬びんは、再び凍結されて、ドライアイスを詰めた箱に梱包され、トラックの荷台に載せられ、二日にわたる移動を強いられることになった。ドイツに入ったのち、フランス、英仏海峡、イングランド、ウェールズ、アイリッシュ海、アイルランドを経て、ようやく北アイルランドのクレイガボンに到着する。この物流の舞踏が行なわれている間には、現在輸送中のワクチンが十分な品質を保持しているか、何よりも雑菌に汚染されていないかを確認するため、少量のサンプルで一連の試験も実施される。こうして、何も問題がないことが保証されると、アルマック社から被験者の待つ試験会場へと薬びんが空輸される。

しかも、すべての生産バッチが成功するとは限らない。ビオンテックが持つ専門知識をもってしても、失敗はある。一回の製造に含まれる五万ものステップのうち、一つでも間違えれば、そのバッチで製造された材料は使用できなくなる。こうした失敗は、クリストフ・プリンツの心に重くのしかかった。二〇二〇年初めにビオンテックに入社したばかりでありながら、ｍＲＮＡの生産バッチごとに製品を確認し、その一貫した品質を保証するチームの責任者を務めている人物である。クリストフの弟は、医師としてシュトゥットガルトの病院の集中治療室で働いており、疲労困憊《こんぱい》するシフトが終わるごとに状況を報告してきた。「私がワクチンの開発に尽力していたころ、弟は深夜に電話をかけてきて、病院の様子を教えてくれたよ。瀕死の状態の患者には人工呼吸器を挿管していた」とクリストフは言う。ある電話では、わずか数時間の間に三組の家族に、抗ウイルス薬などの実験的治療のかいもなく、愛する家族の一員が亡くなったことを告げなければならなかったという話を聞かされた。クリストフは当時を回想してこう述べている。「その話を聞いてこう思いました。自分にはまだ努力が足りないのではないか、できることがほかにあるのではないか、とね」

それほど新型コロナウイルスとの戦いを身近に経験していないほかの従業員も、クリストフと同じような責任を感じていた。ウールも、製造プロセスを少しでも加速させようと、あちこちに電話をかけた。八月には、ポリミューンのCEOディートマー・カティンガーに、金曜日の午後九時に電話を入れたこともある。そのとき、ディートマーはちょうど短期休暇中で、ギリシャの小島の沖に浮かぶヨットのなかにいた。「出荷をスピードアップできないか、品質管理の責任者に話をしてほしいと言ってきたよ」。これは、ワクチンが第三相試験の会場に配送される前に行なわれる検査のことを指している。

八月末には、ファイザーが手を貸してくれた。ヨーロッパとアメリカを行き来する旅客機は、貨物も運んでいる。だが、その旅客機がほとんど運航されなくなってしまったため、ワクチンの輸送に活用してほしいと、ブーラが自家用ジェット機をフランクフルトに送ってくれたのだ。

だが間もなく、少なくとも認証ワクチンを世界に供給するという今後の難しい課題に関しては、クリストフ・プリンツらを多少なりとも安心させる知らせがあった。七月に第一相試験で望ましい結果が出ると、ノバルティスの幹部がマールブルク工場の売却について、交渉のテーブルにつくことに同意したのだ。その結果、九月一七日には、エミール・フォン・ベーリングがノーベル賞の賞金で建設した工場の一部が、ビオンテックのものになった。ウールは、免疫学のパイオニアが運営していた工場のなかで、この偉大な人物の胸像を背に記者会見を開き、ここが稼働を始めれば、年間七億五〇〇〇万回分ものワクチンを製造できるようになると述べた。この地球的規模の災厄のなか、かつて致死性ウイルスの名称にも使われたこの街は、人命を救う革命的な薬剤を世界に提供する拠点として、以前の栄光を取り戻そうとしていた。

早速、マールブルクの工場に専門的な設備が運び込まれ、ノバルティスの元スタッフ三〇〇人を訓練するため、マインツ工場の製造の専門家たちが派遣された。ノバルティスの元スタッフは、いまでは間違いなく新型コロナワクチン開発の先頭を走っている会社の一員になれたことを喜んでいるようだった。マールブルクで長年にわたり製造管理者を務め、わずか数週間でｍＲＮＡの製造について学んだヴァレスカ・シリングも、こう述べている。「先頭に立って、状況を改善するための仕事をする。これほどすばらしいことはありません」[144]。ポリミューンの従業員もここを訪れ[145]、同社が完成させた脂質製剤プロセスを新たなチームに説明した。マールブルク工場はまだ、安全点検を行ない、地元当局から認可を受けなければならないが、ビオンテックはこれにより、個別のがん治療を追い求めて一二年前に始めた旅路の目標の一つに到達したことになる。アンドレアス率いる製造チームもこれで、ミリグラム単位の製造からキログラム単位の製造へと移行できる。ｍＲＮＡ製造の産業化が、まさに現実になろうとしていた。

マールブルクでの記者会見の二日前、ドイツ政府はようやく、ビオンテックに三億七五〇〇万ユーロの助成金を提供した。だが同社はそれまでに、原材料の調達や製造に、数億ユーロもの自社資金を費やしていたほか、ＥＵからの事前発注さえないまま、ヨーロッパ初となる新型コロナワクチン専用の製造拠点を確保していた。オリヴァー・ヘニッヒは言う。事前発注はともかく、ＥＵが「この地域をまかなえるだけの製造拠点を購入し、ワクチン開発の先頭を行く企業にそれを提供しよう」と言ってくれていたら、どれだけ助かったことだろう、と。だが実際には、ＥＵに放っておかれた企業は、限られた資金で何とかするほかなかった。

その数カ月後、欧州委員会委員長のフォン・デア・ライエンは、ＥＵがその権力を行使するのが遅すぎたことを認め、ドイツの《ズュートドイチェ・ツァイトゥング》紙にこう述べている。「一国であればモーターボートにもなれるが、ＥＵはタンカーのようなものだ」[146]。だが、ウールもエズレムも、そのような大型船に邪魔されなかったことをむしろ喜んでいた。実際、ウールはのちにこう述べている。ビオンテックは政治的な要求に悩まされず「快適な状況」にあった、自社に対するヨーロッパの政治家の待遇に「不満は一切ない」、と。ライトスピード・チームは、ワクチンの設計・試験・大量生産に従事してきた八カ月近くの間、外部からの圧力をまったく受けなかった。それこそが、ウールやエズレムがいつも望んでいたことだった。

＊＊＊

一方、海の向こうのアメリカでは、ファイザーが正反対の問題に遭遇していた。過度の政治的干渉である。

八月二二日土曜日の午前、一貫して芳しくない世論調査結果に直面していたドナルド・トランプが、あるツイートを投稿した。間近に迫った大統領選で自分が勝利するのを妨害しようと、アメリカ食品医薬品局（ＦＤＡ）が新型コロナワクチンの開発を故意に遅らせている、という内容のツイートである。「あのＦＤＡを牛耳る闇《ディープステート》の政府か何かは知らないが、あれのせいで、ワクチンや治療法の試験のために製薬会社が人員を手配するのがきわめて難しくなっている。やつらは言うまでもなく、一一月三日が過ぎるまで、結果が出るのを遅らせようとしている」。トランプはまた、ヒドロキシクロロキンの緊急使用許可をＦＤＡが撤回したことにも腹を立てていた。これは、トランプが新型コロナウイルス感染症に効くとしつこく主張していた抗マラリア薬である。そのためトランプは、この投稿にＦＤＡ長官スティーヴン・ハーンのタグをつけ、ソーシャルメディアによる攻撃を扇動した。すると間もなく、ホワイトハウスはアストラゼネカのワクチンを迅速に承認するため、安全手順を省略しようとしているという報道が現れた。[147] ファイザーのチームも気づいていたように、これはまずい状況になりかねない事態だった。

選挙運動中だったトランプが、マスクを着けていない群衆でいっぱいのスタジアムで次から次へと選挙集会を開催し、大統領選投票日前にワクチンは準備できると主張するようになると、事態はますます悪化した。[148] 厳密に言えば、この発言は嘘とは言えない。アルバート・ブーラも、一〇月にワクチン承認を申請する「可能性が高い」と繰り返し述べていた。[149] だが、この日付はプロジェクト・ライトスピード初期に定められたもので、「一一月三日の大統領選など念頭にさえなかった」とブーラは言う。そもそもこれは、冬期に感染が増加する前にワクチンを準備しようとして設定した日付だった。それなのにトランプが、政治的な優先事項に合わせてワクチン開発プロセスをスピードアップさせていることを示唆すれば、ワクチンに対する大衆の信頼が損なわれてしまうおそれがある。

ブーラが抱いた懸念は正しかった。二〇二〇年八月に健康関連ニュースサイト《STAT》が実施した調査によると、民主党支持者の八二パーセント、共和党支持者の七二パーセントが、科学ではなく政治によりワクチンの承認が決定されるのではないかと考えているという。これでは、ビオンテックもファイザーも、安全で効果的なワクチンを生み出すために大変な努力を重ねてきたのに、アメリカ国民の大半がそのワクチンを受け入れてくれないといった事態にもなりかねない。ウールとアルバートが定期的に話し合いを重ねるなかで、何としても防がなければならないと考えていた事態である。

九月初旬、「科学は勝つ」と印刷されたマスクを身に着けるようになっていたアルバートは、フランクフルトからウィーンへ向かう飛行機のなかで、ウールにこの懸念を伝えた。ギリシャ出身のユダヤ人とトルコ出身のイスラム教徒というまったく縁のなさそうな二人は、一緒にポリミューンを訪れるこの機会に、初めて顔を合わせたのだった。ウールは言う。「アルバートに直接会えたのはよかった。気取ったところがまったくなくて、しばらくはそれぞれの生活や家族、子どもたちの話をしたよ」。だが、飛行機のなかでの話はしだいに、重苦しい話題に移っていった。

アルバートはやがて、トランプを非難する取り組みを進めていることを明らかにし、ウールにも協力してほしいと述べた。そして、ポケットから折りたたんだA4の紙を取り出して、それをウールに手渡した。「COVID‐19ワクチンメーカーによる誓約書」との仮タイトルがついている。

ウールは飛行機の座席にもたれながら、その内容に目を通した。そこには、こう記されていた。「以下に署名するバイオ医薬品メーカーは、現在行なわれているCOVID‐19ワクチンの開発・試験への取り組みが、高い倫理基準と確固たる科学原則に従っていることをここに言明する」。そしてさらに、署名企業が安全面に関する工程を一切省略しないこと、規制上の要件を一切回避しないことを保証する文言が続いていた。この文書には、トランプに直接言及する記述はなかったが、その言わんとしていることは誰の目にも明らかだ。ウールが読み終わると、アルバートが口を開いた。ジョンソン・エンド・ジョンソン、アストラゼネカ、グラクソ・スミスクライン、メルク、モデルナ、ノババックス、サノフィのトップが、すでに署名に同意している。ビオンテックも仲間に加わってくれないか？

これまでずっと政治論争に巻き込まれるのを嫌がっていたウールも、この返答をためらうことはなかった。「こう答えたよ。『ありがとう、アルバート。すばらしい内容だ』」。その数日後、この「誓約書」がトップニュースになった。しかも、その文書が公開されてから数時間もしないうちに、科学が主導権を握っていることを示す証拠が、現実の世界から届いた。オックスフォード大学とアストラゼネカが協力して実施していた治験で、イギリスの被験者に拒絶反応が出たため、その治験が一時中止されたのだ。

＊＊＊

新型コロナウイルスが世界中に急速に拡散していくなか、ビオンテックとファイザーは、第三相試験を四万三〇〇〇人規模にまで拡大した。史上最大規模の治験である。一〇月を目前にしたいま、両社は決定的瞬間に近づきつつあった。

ランダム化臨床試験はだいたいどれも同じように、実にシンプルな構成になっている。被験者は、プラセボ（偽薬）か試験対象の薬剤かを投与される。だが、被験者も、試験にかかわるほかの人々も、誰がどちらを投与されたのかを知らない。特定の被験者に割り当てられた薬びんのバーコードは、機密が確保されたデータベース上だけにあり、それには、外部の統計業者や専門家委員会しかアクセスできない。こうした「二重盲検法」を採用しているため、試験の主催者（主体）は黙って待つほかない。

主催者が何を待つかは、当該規制当局との間でなされた決定内容による。ビオンテックとファイザーの場合、ＦＤＡは、新型コロナワクチンの緊急承認を検討する際の条件を明確にしていた。重症化や死亡の予防に五〇パーセントを超える効果があることが、その条件である。そして、その条件を満たしているかどうかを判断するためには、ワクチンかプラセボの投与を二回受けた被験者の少なくとも一六四人が、新型コロナウイルスに感染することが必要だと考えていた。外部の専門家委員会が、感染した被験者のなかに、ワクチンの投与を二回受けた人が何人いるか、何の意味もない生理食塩水を投与された人が何人いるかを調べ、その両者の人数を比較して、ワクチンにどれだけの効果があったのかを算定するのである。

ビオンテックとファイザーとＦＤＡは、感染者が三二人、六二人、九二人、一二〇人確認された段階で、中間解析を行なうことに同意していた。そのどの段階でも、有望な結果が出れば、専門家委員会は「任務完了」を世界に公表できる。また両社は、残りの感染事例の結果が出るのを待つことなく、ワクチンの承認を申請するプロセスを始められる。

アルバート・ブーラが、一〇月末までに発表できる「可能性が高い」と繰り返し述べていたのは、この中間解析の最初の段階（三二人）の結果のことだった。この規模の試験では、こうした期日が多少変更になることはよくあるが（ブラジルや南アフリカでの感染事例が確認され、ファイザーに伝えられるのがいつになるのか、などの要素によって変わる）、それでも一〇月末までには結果が出るだろう、というわけだ。そのためいまではトランプが、テレビのインタビューや選挙演説などで、この期日を絶えず口にしていた。九月二九日にオハイオ州クリーブランドで開催された初めてのテレビ討論会でも、ジョー・バイデンと混沌とした議論を繰り広げるなかで、ワクチンは「あと数週間でできる」と述べている。

ところが、その数週間が過ぎると、この期日が揺らぎはじめた。アルバートは、ワクチンの承認に必要なステップにまつわる「多大な混乱」を収拾しようと、再び公開書簡を執筆した。そのなかでアルバートは、これまでの語調を弱め、こう述べている。「一〇月末までには、われわれのワクチンに効果があるかどうかがわかると思われる」が、[150]「感染事例が一定数現れるまで待つ」必要があるため、「感染率の変化に応じて、結果が出るのがそれより早くなる場合もあれば、遅くなる場合もある」。一〇月二七日には、「いまのところまだ三二人に達していない」との報告があった。やがて月末が来たが、やはり結果は出なかった。大統領選の投票日が近づくにつれ、噂は過熱するばかりだった。

その一方で、ＦＤＡがどこかの時点で、中間解析の人数に懸念を表明するようになったらしい。ファイザーのキャスリン・ジャンセンによれば、そのころ規制当局から、「どうしても三二人での解析が必要ですか？」と言われ、ほかの製薬会社は、もっと多くの感染事例が確認された時点で最初の解析を始めるとの指摘を受けたという。そのような少人数の段階で「盲検を解除」（新型コロナウイルスに感染した被験者のなかで、ワクチンの投与を二回受けた人が何人いて、プラセボを投与された人が何人いるかを、外部の委員会に確認させること）すれば、信頼性の低い有効性評価を提供することになるのではないか、との警告である。アルバートもこう述べている。最初の「私もそのころには、もっと感染者数が増えた段階で解析すべきだと思っていました」。最初の結果で「五六パーセントの有効性」しかなければ、その後のデータにより有効性がもっと高いことが証明されたとしても、ワクチンに対する大衆の信頼が失われてしまうのではないかとの懸念があったからだ。

そこでファイザーとＦＤＡは、少なくとも六二人の感染事例が確認されるのを待って、有効性データを発表することで合意した。この変更によりほぼ確実に、結果の公表は大統領選の投票日より遅れることになる。だが、ワープスピード作戦の責任者モンセフ・スラウイは、「科学的に見て正しい決断だった」と言う。少人数では社会全体を反映していないおそれがあり、そこに含まれる少数民族があまりに少なければ、かつてアメリカで医学的に虐げられ、実験台にされてきたコミュニティの信頼を得られないと考えたからだ[151]。モンセフはさらに、こう主張している。この決断の背後に政治的配慮があったのかどうかはわからないが、「ワクチン承認という実用的な観点から見れば、きわめて重要な決断だった」

言うまでもなくこの遅れは、トランプ政権の望むところではなかった。投票日の数日前には、新型コロナウイルス感染症から生還したばかりの大統領がモンセフを呼び寄せ、スケジュールが延びた理由の説明を求めた。だがモンセフは、その数週間前から大統領に、試験は科学が認めるスピードの範囲内で進めざるを得ないこと、製薬会社は一定数の被験者が新型コロナウイルスに感染したことを確認できなければ、有効率を算出できないことを訴えていた。それどころか、アルバート・ブーラがある時期までなぜ、そのデータの発表が見込まれる時期を公表していたのかわからないとさえ述べている。そのため、大統領にはこう答えたという。「データがいつ公表されるのかは、私にもほかの誰にもわかりません」。そして、ワクチン承認プロセスに政府がわずかでも干渉するようなら辞職すると言っていたモンセフらしく、六二人の感染事例が確認されるまで待つことには科学的な正当性があることを懇々と説明した。ファイザーは公表を遅らせることで政治を操作しているのかと尋ねられたときにも、こう答えている。「失礼ながら大統領、私には関係のないことです」

第九章　効果あり！

いちばん大切なことを言わせてくれ
われわれにはまだ生き残る見込みがある
——スレンドラ・ムンシ『マインツへの頌歌』[152]

（ワクチン成功の報に寄せて）

結局、アメリカの大統領選ではドナルド・トランプが敗北し、医療従事者や科学者は一斉に、聞き取れそうなほど大きな安堵のため息を漏らした。その直後の日曜日のことである。アメリカでは新型コロナウイルスの新規感染者数が、それまでの四日間連続で最高を記録し、土曜日には一三万人近くに達していた。アメリカにおける感染症研究の第一人者であるアンソニー・ファウチも、アメリカは「数多くの苦しみ」に直面することになると訴えていた。[153]だが、次期大統領に選ばれたジョー・バイデンはその勝利演説のなかで、「科学を基盤とする」計画に基づいてパンデミックに対処することを約束し、最前線で神経をとがらせていた人々を安心させた。これで、こうした人々の重要な仕事もいずれは、「新型コロナウイルスの制御」を専門とする対策本部が取り仕切るようになるに違いないと思われた。

だが、海の向こうのドイツにいるウールとエズレムは、とても安心などしていられる状況にならなかった。むしろ、通常は何ごとにもうろたえない二人が、前例のないほどの不安に駆られていた。

この不安は、アメリカの政権交代劇とはほとんど関係がなかった。これから数時間のうちに、外部委員会がワクチンの有効性に関する最初の評価を伝えてくることになっていたのだ。適正な評価に必要な感染者数は、つい先日三二人から六二人に増やされ、トランプを大いに落胆させたが、実際の感染者数は、数日前にはほぼ確実に六二人を超えていた。とはいえ、ベルリンからブエノスアイレスまでの臨床医が試験をダブルチェックするのに、しばらく時間がかかる。治験の間ずっと毎週顔を合わせていた専門家のグループが、いまは世界中のそれぞれの自宅の居間で、「盲検を解除」していた。つまり、新型コロナウイルスに感染した被験者のうち、ワクチンの投与を二回受けた被験者が何人いて、プラセボを投与された被験者が何人いるかを確認していた。そして間もなく、プロジェクト・ライトスピードが所期の目的を達成できたのか、世界を席巻するウイルスに効果のあるワクチンを生み出せたのかどうかを算出しようとしていた。

これまでのところ、このプロジェクト最大の難関だった六カ国での数万人規模の被験者による治験は、意外なことにほとんど何の問題もなく進んでいた。感染の波の移動に伴い、ウイルスを追って世界中に治験を拡大しなければならなかったが、それでも前例のないペースで被験者を集められた。その間にビオンテックは、およそ一二年間で数千回分の薬剤を製造していただけの企業から、わずか数週間で数万回分のワクチンを製造できる企業へと成長した。オーストリアの協力会社ポリミューンの技術者チームも、ｍＲＮＡを脂質で包み、世界中におよそ一五〇ある試験会場に配送する材料を用意するために、二四時間体制で働いてくれた。

アストラゼネカ、ジョンソン・エンド・ジョンソン、イーライリリーは、通常の手続きに従って試験を進めていたが、被験者に見られた原因不明の体調不良を調査するため、最終段階の試験を一時的に中断していた。[154]ところが、ビオンテックとファイザーの試験では奇跡的に、そのような事象は一切確認されなかった。実際、この段階でも、人体による初めての試験のときとほぼ同じような、軽微な症状しか報告されていなかった。注射部位の痛み、頭痛、だるさ、軽微な発熱などである。日常生活に支障のあるほど重度な副反応を経験した被験者は、わずか四パーセントだった。これは、「光速《ライトスピード》」で実施された試みにしては、ほぼ完璧と言ってよかった。それでも、このプロジェクトに携わった科学者、医師、患者、臨床スタッフはおろか、ウールやエズレムにも、これまでのあらゆる努力が報われるのかどうかはわからなかった。このウイルスによる致死性の病はワクチンで予防できるのか、あるいはこのウイルスが、ＨＩＶやマラリアと同じように、人類がいまだ十分に対処できない無数の病原体の仲間入りを果たすことになるのか、それはまだ誰にも断定できない。

評価結果が届く正確な時間がわからなかったため、ウールとエズレムは何かをして気を紛らわせようとした。娘は、当時を回想してこう述べている。「二人ともずっと張り詰めた顔をしていて、みんな口をきくこともありませんでした」。ウールは、珍しく何にも集中できなかったようで、気持ちを奮い立たせてくれる大好きな名言集をぱらぱらと拾い読みしていた。ちなみに、この決定的瞬間に至るまでの一週間、自分に言い聞かせていた金言は、「過ぎた日々をただ数えるのはよそう。過ぎていく日々そのものを有意義にするのだ」である。エズレムは、最近ずっと目の前の急用にかまけておろそかにしていたアイロンがけに専念していた。ウールは、妻の緊張を感じ取ってこう言ったという。「このワクチンをつくるために人間の力でできることはすべてやったじゃないか。あとは生物学的現実に身を委ねるしかない。どんな結果になろうと、重要なのは私たちが努力したということだよ」

＊＊＊

午後八時ごろ、電話が鳴った。二人の娘は言う。「ママがもう泣きだしそうな顔をしていたときに、パパの電話が鳴ったんです。電話の相手は、『そこにいるのは君だけか？』みたいなことを言ってた」。電話のスピーカーから聞こえてきたのは、ファイザーのＣＥＯアルバート・ブーラの声だった。エズレムとその娘は、そのまま話を続けてとでも言うかのように、しきりにウールにうなずいて見せた。アルバートは、ポーカーフェイスを演じているかのような声音で「結果を知りたいかい？」と尋ねた。ウールはふざけて「いいや」と言ったが、このジョークは誰にも受けなかった。永遠にも思える数秒間ののち、アルバートが沈黙を破るように言った。「効果ありだよ！」そして、その言葉の効果を確かめるように一呼吸置くと、さらにこう付け加えた。

「それどころか、効果大ありだ」

　ウールとエズレムはかつて、まさにこの部屋で、中国に出現した謎の病原体に対するｍＲＮＡワクチンを開発できるかどうかを議論したのだった。それから一〇カ月もたっていないというのに、二人の最有力ワクチン候補が、感染予防に九〇パーセント以上の効果があることが確認されたのだ。動物から人間に乗り移った小さな構造体のせいで、世界中の活動が麻痺していた。すでに一〇〇万人以上の命を奪い[155]、さらに数百万人の命を奪うことが確実視されている病原体である。それに対する第一相試験では、このワクチンには、免疫系のあらゆる部隊を活性化する完璧な能力があることが証明された。それは、ウールがインタビューで「理想的」と表現していたほど強力な免疫反応だった。だがそれでも、ウールやエズレムは安心できなかった。これらの部隊に迎撃されたときに、敵のウイルスがどのようにふるまうかがわからなかったからだ。しかし、そんなあらゆる不安を乗り越え、科学的努力がどうにかこのウイルスを制圧するのに成功したのだ。

　その数分前、休暇と保養を兼ねて夫とハドソンバレーのホテルに滞在していたキャスリン・ジャンセンは、遅い朝食を終え、ノートパソコンの前に座っていた。モニターの向こう側から彼女を見ているのは、データ安全性モニタリング委員会のメンバーだ。この外部の専門家委員会とのビデオ会議に参加していたのである。一〇月以来、ビオンテックとファイザーによる大規模な第三相試験に参加した被験者の感染データを解析していた委員会は、結果を検証した手順の詳しい説明を始めた。それによると、四万三五三八人の被験者のうち、新型コロナウイルスへの感染が確認された九四人の血液を検査したという。そして、ファイザーのチームが耐えがたいほどの緊張に包まれるなか、委員会はこう告げた。感染した被験者のうち、ワクチンを二回接種した被験者はわずか四人、残りの九〇人はプラセボを投与された被験者だった。この数字が意味するところははっきりしている。FDAは、新型コロナワクチン承認の条件として、五〇パーセントを超える有効性を求めていたが、BNT162b2と命名されたこのワクチンは、それをはるかに超える成果を収めたのである。実際その効力は、おたふく風邪や黄熱病、狂犬病など、もっと落ち着いた環境で開発された一般的なワクチンの効力を凌駕していた。

このビデオ会議が終わると、キャスリンはアルバートに電話した。ファイザーのニューヨーク本社の会議室で、同社の重役に囲まれながらこのニュースを待っていたアルバートは、この結果を聞くと思わず両腕を振り上げ、「ワクチンは大々成功だ！」と喜びの声をあげた。[156] すぐにシャンパンが運び込まれ、乾杯が行なわれた。あまり感情を表に出すことのないキャスリンも、このときばかりは目に涙を浮かべながら、やはりシャンパンで祝杯を挙げたという。[157] アルバートは、当時を回想してこう述べている。「ウールも私もキャスリンも誰一人、これほどいい結果が出るとは期待していなかった。これで事態が一変すると思ったよ」。一方、マインツのウールとエズレムは、アルコールこそ飲まなかったが紅茶を淹れ、「アパート中を跳びまわった」あとに、娘が焼いてくれたケーキでお祝いをした。「ものすごく安心しました。あのワクチンが免疫反応を引き起こす兆候はたくさんあったけど、その瞬間までは決定的な証拠がありませんでしたから」とウールは言う。

このワクチンが、接種後に感染した人に害を及ぼさないことも、これでようやく確認できた。ベルリンやマンハイムで実施された第一相試験では、ワクチンそのものの安全性が確認されただけで、ワクチンの接種を受けたのちにウイルスに感染した場合に、ワクチンが引き起こす免疫反応により効力を超える悪影響があるのかどうかまではわからない。確かに、霊長類での実験では、抗体依存性感染増強（ADE）の兆候は認められなかった。これは、ワクチンがウイルスの細胞感染を促進してしまうなどの現象である。だがこれで、ADEが起こらないという現実世界のエビデンスが得られた。一九六〇年代にはアメリカのワシントンDCで、RSウイルスのワクチンを接種した子どもが死亡しており、SARSやMERSに対する最初期のワクチン候補も、動物での試験で被験体に有害な影響を与えている。しかし今回は、こうした恐るべき事態には至らなかった。免疫部隊の兵士が仕事熱心なあまり健康な器官を攻撃してしまう「サイトカインストーム」も確認されなかった。新型コロナワクチンの第三相試験の被験者のなかには死者が六人いたが、ワクチン投与との関連が確認された事例は一件もない。ウールはなかば当惑しながらも、エズレムにこう言った。「これ以上望みようのない結果だ」

一月末以来、この二人の医師は、口には出さないながらも、毎朝目覚めるたびに不安に駆られていた。プロジェクト・ライトスピードが無残にも失敗すれば、手間暇をかけて育ててきた会社が借金まみれになり、本来のがん治療開発事業を危機にさらすことになる、と。だが、いまでは二人は、紅茶を片手に、ソファに並んで座りながら、失敗していたらどれほど悲惨なことになっていたかを、ようやく率直に話し合うことができた。ウールは言う。「それまでの数カ月間、光の速さで走ってきたけど、そのとき突然、時が止まったような気がした。そこでやっと私たちは、これまでの感情をさらけ出し、もし成功していなかったら私たちはどうなっていただろうか、何カ月も休みなく働いてくれたチームはどうなっていただろうかという話をしたんだ」。夫妻はまた、二人をここまで導いてきた無数の決断や偶然の出会いについて考えた。「この成功により世界がどうなるかという話もしました。本当に幸運だったと思い、情け深い自然に感謝しました」とエズレムは言う。

ファイザーもビオンテックも上場企業だったため、この結果が公表される前に、取締役会のメンバーや上級幹部以外にこのニュースを伝えることはできなかった。「あの瞬間には、このニュースが世界でいちばん重要な情報だった」とアルバートは言う。ファイザーがなるべく早くFDAに緊急承認を申請する予定だったことを考えれば、なおさらだ。こうした制約のためウールは、二人の後援者であるトーマス・シュトリュングマンにはこの喜ばしい結果を伝えられなかった。二人の能力を頑なに信じて続けてきた支援が、ようやくたっぷりと報われたにもかかわらずである。だが、ビオンテックの常勤監査役であるヘルムート・イェグレや、ウールをシュトリュングマンに初めて紹介した投資家であり監査役会のメンバーでもあるミヒャエル・モッチマンには電話を入れた。もはや午後一〇時だったが、ミヒャエルは、結果が芳しくなかった場合にウールに何と言おうかと考えながら、そわそわと連絡を待っていた。「先に考えていたよ。結果がだめだった場合に、どうやってウールを元気づけようかとね」。だが間もなく、そんな不安も一瞬で消えた。ウールが電話でこう伝えてきたのだ。「ミヒャエル、思っていたよりはるかにいい結果だ」

翌日の一一月九日月曜日、ドイツ時間の午後一二時四五分、ファイザーとビオンテックはこの画期的なデータを世界に公表した。その反響は、両社の誰も予想できなかったほど大きかった。ファイザーとビオンテックの株価は急騰し、その市場価値は数十億ドルも上昇した。これによりビオンテックは、アスピリンで有名な、一五七年もの歴史を持つ大手製薬会社バイエルに匹敵するほどの市場価値を有する企業になった。このニュースは株式市場全体にも好影響をもたらし、ニューヨークのS&P500種株価指数は、記録的な高値で幕を開けた。パンデミックの収束を見込んだ投資家が、ブリティッシュ・エアウェイズの親会社であるIAGやエールフランス－KLMなどの航空会社に資金を注ぎ込んだため、原油価格も急上昇した。

ウールやエズレムのもとには、世界中からメッセージが殺到した。かつて二人に出資していた投資家からのメールにはこう記されていた。「ビオンテックのチームを知っていると友人全員に言いふらすよ。普段は自慢なんかしないけど、今回だけは自慢する！！！！！！」。科学者仲間であり一〇年来の友人でもある人物からのメールには「過去一〇〇年でもっとも重要な発見だよ!!!」とあった。「祝杯を挙げよう！」と言ってきた者もいる。

七五パーセント以上の有効性があるワクチンを期待していたアンソニー・ファウチは、これは「驚くべき結果」であり、このデータにより「mRNAプラットフォームの有効性が立証された」と記者団に述べるとともに、このワクチンが有効だということは、ほかのワクチンも有効である可能性が高いということであり、ようやく人類はこのパンデミックから脱《ぬ》け出す手段を手に入れた、と語った。また、「これにより、スパイクタンパク質が（中略）免疫反応のターゲットになることが大いに証明された」とも述べ、ほかの製薬会社も大半は、このこぶ状の突起に狙いを定めていた点を指摘し、さらにこう続けている。ビオンテックとファイザーは「頭一つ抜け出た」かもしれないが、ほかの一一社のワクチンも第三相試験の段階にあり、[158]さらに多くのワクチンがすぐあとに続くだろう、と。

ワクチン分野での明るいニュースにより、政府もロックダウンを正当化しやすくなった。比較的自由だった夏を経たのちに感染の第二波が迫っており、再び日常生活に制限を課しつつあったヨーロッパでは特にそうだ。実際ドイツでは、ほんの数日前から「非常ブレーキ」措置を実施しており、あらゆるレストランや娯楽施設を再び閉鎖し、家庭間の接触も厳しく制限していた。[159]だがビオンテックのデータは、そんな世界に一筋の希望を与えてくれた。あともう少しだけ我慢すればいい、と。

それまで印刷革命を引き起こした街として有名だったマインツは一躍、医療革命の中心地となり、世界中の新聞の一面を独占した。たとえば、イギリスの《デイリー・ミラー》紙は「小びんに詰まった希望」と題した記事を掲載し、ビオンテックのワクチンが入った薬びんの写真を添えた。また《タイムズ》紙は、「画期的なワクチンは予告する――『来年の春までには通常の生活に』」との見出しを掲げ、その下に、白衣を着て笑顔を見せるウールとエズレムの古い写真と、[160]ビオンテックの株価の急騰を示すグラフを配した。《エコノミスト》紙は、この有効性データは「パンデミック終結の始まり」を告げているとつづった。

ビオンテックの広報チームには、世界中のメディアから一時間ごとに数百件もの取材要請が殺到した。この機会にウールとエズレムは初めて一緒に、共同経営者として、あるいは夫婦として取材を受けた。ウールは、三月の時点ではまだ、記者に根掘り葉掘り聞かれるのを嫌がり、同社の広報責任者であるヤスミナ・アラトヴィチに、自分のことは話したくないと語っていた。だがいまでは、ワクチンの有効性について伝えたいこともあるため、エズレムとともに、喜んでズーム越しの取材に応じた。ズームを通じた取材は、仮事務所として使っていた自宅で行なっていたが、その背景には植物が一つあるだけであり、国際舞台で二人が手に入れた重要な地位にはまるでそぐわなかった。それどころか、ウールがよく後ろの扉を閉め忘れたため、自宅の居間が丸見えになることもあった。世界中に自分の姿が放送されないように注意していた娘は、あのころに「匍《ほ》匐《ふく》前進がうまくなったの」と述べている。バイオリンの練習もできなくなったという。

　夫妻がニュースをにぎわせるようになると、それまでヘルムートと何カ月も押し問答を続けてきたドイツ政府やＥＵ本部の政治家も、このビオンテックの常勤監査役に簡潔な祝辞を送ってきた。だが、この状況をいまだ喜んでいない人物が一人だけいた。ドナルド・トランプである。トランプは大統領選に敗北すると、すぐさまその選挙の正当性に異議を唱え、以下のようなツイートを連投した。「以前から言っていたように、@Pfizerなどの企業は最初から選挙後にワクチンの結果を公表するつもりだった。選挙前にそうする勇気がなかったからだ。@US_FDAももっと早く公表するべきだった。政治的な目的のためではなく、命を救うために！[161]」。そしてさらに、民主党が故意に有効性データの公表を遅らせたのだと主張した。[162]あと三カ月もしないうちにトランプはホワイトハウスを去ることになるが、その影響力はいまだ、ワクチンに対する大衆の信頼を損ないかねなかった。

＊＊＊

そのころヨーロッパでは、政治的指導者たちが批判の矢面に立たされていた。なぜEUはいまだに、ヨーロッパ産の画期的なワクチンの供給を確保していないのかと、大衆の詰問にさらされたのだ。切迫感が高まるなか、EU本部は突如としてビオンテックとの交渉に乗りだした。ファイザーの担当者とともにEUとの交渉を指揮していたビオンテックの最高商務責任者ショーン・マレットは言う。「彼らは、馬が飛び出そうとした瞬間に引き留め、その馬に飛び乗ろうとした」

だが、常に冷静な科学者だったウールはと言えば、EUのアプローチにそれほど批判的ではなかった。ウールは言う。新たなテクノロジーをベースにしたワクチンとなると、専門家がその有効性を証明するデータを提示するまで、情報に基づく決断を下すのは難しい。「ワクチン開発レースが始まったころは、わが社の〝馬〟はほとんど無名だった。委員会が証拠がそろうまで待っていたのは、そういう戦略だったのだろう」

実際EUは、有効性データが公表された翌々日の一一月一一日に、二億回投与分を購入するとともに、さらに一億回分を購入するオプションをつけた契約の交渉に入っているとの声明を発表した。だが、翌日に締結されたこの契約の規模は、もっと人口の少ないアメリカが四カ月ほど前に締結した契約の規模の半分でしかなかった。というのは、EUの加盟国すべてが[163]、ビオンテックのワクチンに関心を抱いているわけではなかったからだ[164]。そこでドイツ政府は、この契約への参加を拒んだ国によって生じた不足分を補うため、この初回発注のうち、比例配分よりはるかに多いおよそ一億回投与分をドイツが受け取ることで合意を得た。ところが、そのうちの七〇〇〇万回分がのちにＥＵに返却されたため[165]、最初の契約交渉への参加を拒否したのは、自国のワクチン開発業者サノフィを支援していたフランスだったのではないか、との憶測が生まれた。フランス政府はそれを否定しているが[166]、このあたりの事情に詳しいある人物はこう述べている。「発注に加わらなかった国がマルタだったら、七〇〇〇万回分も余分に受け取ることはできないだろうね」

この契約が締結されてから間もなく、ＥＵ本部がビオンテック／ファイザーのワクチンへの支援を拒んでいたことがある人物により明らかにされた。その人物とは、ドイツ選出の欧州議会議員で、欧州議会の最大グループの保健関連報道官を務めていたペーター・リーゼである。ビオンテックとの支援交渉について逐次報告を受けていたリーゼは、自身の見解として、その支援交渉が難航したのは「ファイザーとの間に問題があった」からだと述べ、さらにこう記している。「ビオンテックはまじめなドイツの中規模企業だが、ファイザーはアメリカの大企業であり、明らかに考え方も異なる。そのため、望ましい公正な契約を成立させるためには、忍耐や圧力が必要だった」。アンゲラ・メルケル率いるキリスト教民主同盟の党員だったリーゼは、こうも語っている。「データの透明性や法的責任の問題など、ファイザーの考え方は受け入れがたかった」[167]

のちにビオンテックの監査役会は、「冷酷な資本主義の権化」と呼ばれていたファイザーと手を組むビオンテックに協力しないようＥＵの政治家を説得するため、ロビイストが雇われていたことを知った。そのあたりの事情に詳しいある人物によれば、そのロビイストは、こう主張していたという。「キュアバックやサノフィなど、ヨーロッパの企業に一ユーロを提供すれば、ヨーロッパのために一ユーロを使ったことになる。だが、ビオンテックに一ユーロを提供すれば、五〇セントは常にアメリカに渡ってしまう」

一週間後にはモデルナが、自社ワクチンの有効性がおよそ九四・五パーセントであることを示すデータを公表した。[168] これにより、新型コロナウイルス打倒競争において、mRNAテクノロジーの優位性が確立されたと言える。ビオンテックとファイザーは、あの運命の日曜日以来、外部委員会が順次行なっていた中間解析を通じて、同社のワクチンの有効性が「より高い」ことを知っていたが、最終的な解析結果がわずかに低くなった場合に大衆に失望感を与えかねないため、それまでは「九〇パーセント以上」とだけ伝えるようにしていた。その後間もない一一月一八日、ビオンテックとファイザーは最終解析結果を公表した。それによると、新型コロナウイルスへの感染が確認された被験者一七〇人のうち、ワクチンを二回投与された被験者はわずか八人だけだった。つまり、このワクチンの有効性は九五パーセントということになる。それだけではない。このウイルスに最も弱いとされる六五歳以上の高齢者でも、九四パーセント以上の有効性が確認された。大半の感染症に対するワクチンは、高齢者にはあまり効果を発揮できない傾向にあるが、その問題も克服していたのである。こうして未知の問題はすべて解決した。このワクチンは有効であり、安全であり、もっとも保護を必要としている人々を保護してくれる。両社はその後、数日以内にイギリスとアメリカ、EUで承認を申請すると告げた。これでようやく、人類史上最大規模のワクチン接種事業を開始する下地が整った。

それでも、祝賀ムードは長くは続かなかった。同日、ドイツのフランク＝ヴァルター・シュタインマイヤー大統領は、ベルリンの《ターゲスシュピーゲル》紙にこう語った[169]。「エズレム・テュレジやウール・シャヒンをはじめとするチームの称賛に値する努力のおかげで、ドイツがこのパンデミックの克服に決定的な形で貢献できることを誇りに思う」。だが、大統領は続けてこう訴えたのだ。ヨーロッパは、この地域だけでワクチンを独占すべきではない。EUはむしろ、「世界の貧しい国で活動する医療従事者たちをなるべく早く保護するためにも、（中略）その割り当ての一部をあきらめる覚悟があるという政治的シグナルを発信するべきだ」。このコメントは同紙の一面に掲載された。

また、ビオンテックのワクチンには低温流通システムが必要になるため、それが開発途上国での接種にどう影響するのかを懸念する声もあった。このワクチンは、輸送の間もおよそマイナス七〇度に保っておく必要があったからだ。ビル＆メリンダ・ゲイツ財団の理事長を務める免疫学者リンダ・スチュアートは言う（ちなみにリンダは、ウールが二〇一八年にベルリンのホテルの一室でビル・ゲイツに会い、mRNAワクチンが感染症流行を食い止める鍵になると述べたときに、その場に同席していた）。「喜んでばかりもいられなかった。ワクチンが有効だとわかったとたん、それを実際に所得の低い貧しい国々に届けるにはどうすればいいかという物流の問題に直面したのです」

だが、そのような懸念が問題になるのは当面の間だけだった。ビオンテックはすでに、一般的な冷蔵庫で保管できるように、ＢＮＴ１６２ｂ２を安定化させる研究を始めていた。また、それが実現するまでの間は、ワクチンへの公正なアクセスを保証する世界的な枠組みであるＣＯＶＡＸが、オックスフォード大学／アストラゼネカ製のワクチンなど、物流の問題が少ないワクチンの確保を優先することになっていた。アストラゼネカのワクチンも、数週間以内に世界中の規制当局に承認されることが確実視されていた。

＊＊＊

必死にワクチンを確保しようとする国々からの電話にショーンが対応していたころ（あまりに頻繁に電話がかかってくるので妻に家から追い出され、庭先で各国の政治家と交渉しなければならなかった）、ライトスピード・チームのなかの数名は、各国でのワクチンの承認や認可に向け、文書作成作業に追われていた。この作業でもやはり、ファイザーとの提携が大いに役立った。ビオンテックには、「医薬品販売承認申請」に必要な書類を自社だけで一からそろえるノウハウなどない。だがアメリカの大手製薬会社であるファイザーには、これまでに数百種もの薬剤を商品化してきた経験があり、長きにわたり改良してきた雛形《ひながた》がある。そのため、ビオンテックの製造工程や安全確認に関する詳細なデータを、その雛形にあてはめさえすればよかった。ビオンテックは、治験が行なわれている地域から新たな情報が入るたびにそのデータを追加して、ロンドンやアムステルダム、アメリカのメリーランド州の規制当局に送った。

アメリカのFDAとは違い、欧州医薬品庁（EMA）はこのワクチンについて、医療上の緊急事態が収まれば失効する緊急使用許可ではなく、「条件つき販売承認」にすることを求めていた。そのため、より包括的なデータを要求してきており、その分、数週間余分に時間がかかった。EU加盟国は、それぞれ個別に緊急使用許可を出すこともできたが、EMAに同調した。ただし、唯一の例外がイギリスの医薬品・医療製品規制庁（MHRA）である。イギリスは、正式にはまだEUの一員だったが、本年かぎりでEUを脱退する。そのため、いわば「ドアの外へ一歩」踏み出し、独自の承認プロセスで対処しようとしていた。

一〇月以来、ビオンテックとファイザーから書類を受け取っていたMHRAは、両社になるべく早く治験結果を提出するようせきたて、このプロセスのスピードアップを図った。MHRAが最後まで待っていたデータの一つが、妊娠したラットを使って実施される第二期毒性試験の結果だった。この試験は、このワクチンが妊婦にも安全かどうかを判断する指標となるもので、フランスのリヨンで実施されていたが、まだ完了してはいなかった。というのは、この試験では、メスのラットが出産するのを待って（ラットの妊娠期間は二一日前後である）、その臓器を分析することになるからだ。しかも本来であれば、その後さらに、品質管理という最終ステップがある。試験結果に問題がないか、第二班がダブルチェックするのである。だがＭＨＲＡは、中間報告の段階で承認の可否を判断することに同意していた。

こうして、ウールが《ランセット》誌の記事を初めて目にしたときから一〇カ月と八日後、有効性データが届いてからわずか三週間後の二〇二〇年一二月二日には、ＭＨＲＡが世界で初めて、治験を経た新型コロナワクチンを承認した。これによりＭＨＲＡは、規制当局としてｍＲＮＡ医薬を承認した史上初めての監視機関となった。ビオンテックはプロジェクト・ライトスピードが始まる前は、がん治療薬として、二〇二三年にｍＲＮＡ医薬の最初の承認を得る計画を立てていたが、世界的な悲劇のために、そのスケジュールが大幅に加速されたことになる。だがライトスピード・チームには、このニュースが届いても喜んでいる暇はなかった。その喜びの瞬間を記念したのは、翌朝のオンライン会議の資料に追加された一枚の祝辞のスライドだけだった。ウールは、そのスライドを見せて「ご苦労様」とぞんざいに言うと、次のスライドをクリックした。

「それでは、本日の仕事の話に移ろう」

一方、イギリス国民は歓喜に沸いていた。マット・ハンコック保健相をはじめとする政治家は、この承認をブレグジットの勝利だと主張した。[170] イギリスもほかのＥＵ加盟国同様、ＥＭＡの一元管理から脱け出そうと思えば、いつでも脱け出せたにもかかわらずである。このニュースが政治に利用されることを十分認識していたＭＨＲＡは、公衆衛生関連の情報伝達はこうあるべきだという手本を見せて、それに対抗した。ＭＨＲＡの責任者を務める薬理学者ジューン・レインが、大臣たちではなく、この承認プロセスに携わった外部の専門家二人を引き連れ、独自に記者会見を開いたのだ。レインはその場で、ゆっくりかつ整然と、「なるべく短い審査期間で」ワクチンを戦力に加えるために「逐次審査」を実施した経緯を説明した。ただし、印刷されたメモを読みながら、こう強調することを忘れなかった。「それでも、いずれかのステップを省略したというようなことは一切ありません[171]」

それに対してＥＭＡは同日の午前、そんなＭＨＲＡを間接的に批判しているともとれる発言をしている。ＥＭＡの手続きには、イギリスの緊急承認プロセスよりも多くのエビデンスや安全確認が必要になると主張したのだ[172]。だが、そのような主張は、規制当局に情報を提供するため休みなく働いていたビオンテックの規制関連業務担当副部長コンスタンツェ・ブルーメの受け入れられるものではなかった。「わが社は一回しか治験をしていない。製造拠点だって一つか二つしかない。それなのに、どうやって別のデータを生み出せっていうの？」

コンスタンツェに協力していたルーベン・リッツィは、このスピードは、複雑なお役所仕事を単純化した結果にすぎないと断固主張し、こう述べている。「誰もが文字どおり二四時間体制で働く意欲があり、通常なら対応に一〇時間も二〇時間もかかる疑問や返答が一日に二つも三つもある。そんな状況でこそ何かを成し遂げられる。わが社はまさに、そんな努力をしてきた。それこそが最大の近道なんです」

こうした規制当局への情報提示にまつわる問題はあったにせよ、いまやワクチンの代名詞ともなった新型コロナワクチンが、歴史的な偉業を成し遂げたことに変わりはない。ロンドンのサイエンス・ミュージアムには、一八世紀にエドワード・ジェンナーが種痘に使ったメスのそばに、BNT162b2の薬びんが置かれ、この瞬間を永遠に記念している。一二月八日には、一九五〇年代にイギリスで最初にBCG接種を受けた人物の一人、[173]マギー・キーナンがイギリスのコベントリーにある病院を訪れ、臨床的に承認された新型コロナワクチンを接種した最初の人物となった。この元宝石店員が接種を受けたときの映像は、その言葉とともに世界中で放映された。あと一週間で九一歳になるマギーは、取材にこう答えた。「少し早いけど、最高の誕生日プレゼントね。今年はずっと一人で過ごしてきたけど、これで来年はようやく、家族や友人と一緒に過ごせる。それが楽しみ[174]」。この言葉は、続く数時間の間に接種を受け、喜ばしげに世界中のメディアの取材を受けていた数百人の人々の心情を、みごとに代弁していた。

***

だがウールもエズレムも、そのような光景を見ている暇がなかった。年末までにヨーロッパやアメリカでもこのワクチンを承認してもらうため、コベントリーから七二〇キロメートル以上離れたマインツの自宅で、それぞれの規制機関から要求されている書類の作成に追われていたからだ。「イギリスに届けられるワクチンを追いかけるように、逐次情報を仕入れてはいたんだけど、忙しすぎてその映像を生で見ることはできませんでした」とエズレムは言う。一方ウールは、パンデミックの間も、同社の科学的探究が成功することに揺るぎない自信を抱いているかのように見えたが、実はそのころも不安でいっぱいだったことをのちに認めている。治験で四万四〇〇〇人の被験者のうち二万二〇〇〇人以上にワクチンを投与していたが（残りはプラセボを投与した）、「現実世界でワクチンを接種するとなると話は別だ」という。

だがのちになって、二人はそれぞれ別々に、スマートフォンでマギーらの映像を見た。そのときのことをウールはこう述べている。「感動しました。これまでずっと個別のがん治療薬に取り組んできたので、感染症のワクチン開発は大規模すぎて人間味がないように思ったこともありましたが、あの映像を見た瞬間、やっぱりここにも数十億もの一人ひとりの物語があるんだと気づかされました」。エズレムは、高齢の患者の世話をする看護師の映像を見て、同じような立場にあったころのことを思い出したという。研修医としてホンブルクの病院で働き、ウールと出会ったころである。病人を看護する父の姿を見て育ったエズレムは、病棟で働き、患者と直接接していた日々を懐かしく思った。当時に比べて最近は、自分やウールの画期的発明により救われた患者の姿を見ることも、その声を聞くこともない。だが、その火曜日の夜に接種を受けた人々には、名前があり、顔があり、愛する家族があり、画面越しに彼女にほほえみかけていた。「すばらしい気分でした」エズレムは言う。「だって、自分がしたことの結果を再びこれほど身近に感じられたのですから」

＊＊＊

そのころ大西洋の向こう側のアメリカでは、今期かぎりで退任する大統領の怒りなどもはや恐れる必要もなくなったＦＤＡが、ワクチンに対する大衆の信頼を損なわないようにと、ファイザーからデータを受け取る際には万全の対策をとっていた。同社のニューヨーク本社に武装した職員を派遣し、小さなキーパッドや液晶ディスプレイを搭載した、暗号化されたハードドライブを回収するのである。このハードドライブは、ピンコードの入力に何度も失敗すると、内容が自動的に消去される仕組みになっている。このような予防措置を施すことで、審査プロセスはきわめて透明性の高いものになった。

一二月一〇日木曜日、外部の専門家委員会が会議を開き、それをインターネットで生配信すると、それが二四時間ニュースチャンネルで放映された。雑音の多いビデオ会議ソフトウェアを通じて自宅から参加した委員会のメンバーは、安全性や有効性に関する懸念をまとめたリストを一つひとつ確認していった。アレルギー疾患のある人や妊婦、授乳中の母親にワクチンを投与すべきか否か、といった懸念である。そのなかには、一般向けのワクチン接種が近づいているいま、第三相試験でプラセボを投与された被験者に本物のワクチンを投与するべきか、あるいは投与しないでおくべきか、という倫理的にやっかいな問題もあった。長期的な副作用に関するデータを集めるには、ワクチンを投与されたグループの比較対象として、ワクチンを投与していない対照群がどうしても必要になる。とはいえ、明確なデータを得るためなら、何万人もの人間が命にかかわるワクチン接種を受けられなくてもいいというのか？　この問題は結局、議論が進まず、その場で結論は出なかった。

　これら八時間を超える討論ののち、議題はこの会議における最重要問題に移った。「判明済みのあらゆる科学的証拠から判断して、ファイザー／ビオンテック製の新型コロナワクチンを一六歳以上の人間に使用した場合、リスクよりもベネフィットのほうが大きいと言えるか？」という問題である。票決は数分後に行なわれ、四人がそれを否定する票を投じ（そのうちの二人はのちに、一六歳と一七歳のデータが不足していたと述べている）[175]、一人が棄権した。そして残りの一七人がそれを認める票を投じた。その翌日、ＦＤＡはこのワクチンの緊急使用を許可した。

　それからの数日間、ウールとエズレムのメール受信箱は、感謝を伝える人々からの写真であふれ返った。その多くは、数カ月にわたるつらい別離を経て、間もなく高齢の家族と再会することになった家族の写真だった。新聞の紙面も、ワクチン接種を受けた有名人の写真で埋めつくされた。接種の様子をテレビで生放送したアメリカの次期大統領ジョー・バイデンや、ウールやエズレムが大好きな映画『ロード・オブ・ザ・リング』シリーズに出演したイギリスの俳優イアン・

マッケランなどである。

こうした写真が大量に出回ると、一二月二九日には判断を下す予定だと公表していたEMAも、審査を加速させた。アイルランド出身のEMAの責任者エマー・クックは、EMAは審査プロセスを加速するため「二四時間体制で働いている」と言っていたが[176]、ヨーロッパで購読者数がもっとも多いドイツの《ビルト》紙が、アムステルダムのEMA本部にカメラマンを派遣してみると、その建物の灯りは午後一一時には消えたという（その写真が同紙のウェブサイトに掲載されている[177]）。その直前にはEMAがサイバー攻撃にあい、ビオンテックが提出した機密書類にアクセスされる事件があったが、それでもクックやEMAがその言葉どおりの激務に忙殺されることはなかったようだ。

そのころEUは、ワクチン接種を始める二〇二一年初めまで待つことなく、予約していた数百万回分のワクチンをすぐに提供するようビオンテックに圧力をかけていた。だがショーンは、交渉の過程でさまざまな試練や苦難を経験していたにもかかわらず、そのような要請に応じることを断固として拒否していた。すると一二月二一日、EMAは、通常は数カ月かかるプロセスを短縮し、ワクチンを承認した。最初のデータセットを受け取ってから七六日後のことである。ウルズラ・フォン・デア・ライエン委員長は、のちにこう述べている。EMAが承認に至るまでに数週間余分にかかったのは、それが「信頼と安全に欠かせなかった」からだが、この遅延から「引き出せる教訓もある」と[178]。それでもこの瞬間には、非難よりも安堵の声のほうが多くあがった。

クックはこの承認を、「二〇二一年が二〇二〇年より明るくなるきざし」だと称賛した。ＥＵ全域での最初のワクチン接種は一週間後と決まった。

一方、欧州委員会はヨーロッパ全域の政治家からの批判に直面していた。ヨーロッパ市民のために、なぜもっと早くから、もっと多くのワクチンを確保しておかなかったのか、との批判である。アンゲラ・メルケル政権の連立与党の一員であり、バイエルン州の首相でもあるマルクス・ゼーダーは、ＥＵの発注が「遅すぎたうえに少なすぎた」のは、製薬会社との交渉で「金を出し惜しみ」したからだと述べた。[179] するとオーストリア、ポーランド、ハンガリーの指導者たちも同調してＥＵを非難した。[180] 数カ月後にはフランスの大統領エマニュエル・マクロンも、ＥＵが「高い目標を掲げていなかった」ことを認め、こう語っている。「この問題については迅速性も積極性も足りなかった。ワクチンの実用化にもっと時間がかかると思っていた」[181]

二〇二一年一月六日には、ベルリン在住の欧州議会議員イェルク・ヴォーヤンが、ワクチン調達が遅れたＥＵを擁護する書簡をドイツ議会に送付した。その書簡にはこう記されている。「ビオンテックとの交渉は、同社のワクチンに十分な有効性があることも、それが二〇二〇年内に承認される最初のワクチンになることも、まだほとんどわからない段階で行なわれた。そんな初期段階でそれがはっきりわかっていれば、全世界がビオンテックに投資して、このワクチンの製造能力を強化したに違いなく、同社が現在のような供給の問題を抱えることもなかっただろう」。

を超える資金を調達していた。
ただこの議員は、そうは言いながらも、その時点でビオンテックが七億五〇〇〇万ドルもの資金を集めていたことには触れていない。そのころビオンテックは、世界中の投資家から予定の三倍を超える資金を調達していた。

だが実際のところ、資金さえあれば供給プロセスをもっと早めることができたとは言えないかもしれない。二月初旬、欧州委員会のワクチン交渉を担当するサンドラ・ガリーナは、欧州議会予算委員会の席で交渉チームの活動を擁護して、こう述べている。[182]「もっとお金を出していても、これ以上のワクチンを手に入れることはまずできなかったと思う。というのは、問題は(中略)製造にあるからだ[183]」。この発言は、評論家の怒りを買った。なかでも、ノーベル賞を受賞した経済学者ポール・クルーグマンは、EUのワクチン調達を「大失敗」と見なし、それにより「ほぼ確実に、死ぬ必要がなかった死者が何千人と生まれる」だろうと述べている。[184]

だが、ビオンテックの製造規模拡大を指揮してきたジルク・ペティングは、ガリーナの意見は正しいと考えており、その言い分についてこう述べている。「そのとおりだと思います。わが社は全速力で製造拠点を構築し、全速力で脂質の供給を増強してきた」。だが、とジルクは言う。原材料の供給を確保する世界的な取り組みについては、ある程度役に立ったかもしれないが、この問題にさらに資金を投じても、それだけでは解決にならなかったに違いない。会社がマールブルクの新たな工場に拠点を移すまでは、製造にどんな設備が必要かもわからなかった。「(ビオンテックに)あと二〇億ユーロの資金があったとしても、一一月に追加の製造はできなかったと思う」。一二〇億ユーロを超えるワクチン契約をまとめたいまなら、独力でさらに工場を建設することもできる。だが二〇二〇年には「正直なところ、あれが精一杯でした」。

ファイザーのアルバート・ブーラも同意見だ。アメリカに対してより辛辣《しんらつ》に、こう述べている。アメリカの推し進めたワープスピード作戦は「かなりの資金をばらまいたため、そのうちのいくらかはものになった」。これは、モデルナが開発に成功したmRNAワクチンを指している。だが、「その資金配分が適正に行なわれていた」とは思わない、と（実際、ファイザーはこの機関からの資金提供を拒否している）。アルバートはまた、アメリカ市民のワクチン接種が完了するまで、国内で製造されたワクチンの海外輸出を政府が規制しようとしている点を批判し[185]、EUを擁護するようにこう語っている。ヨーロッパは「地域内で製造された製品の一部を他国へまわすことを、まがりなりにも容認していた。アメリカではさまざまな理由により、それがきわめて難しかった」

アメリカやEUのアプローチの優劣がどうあれ、EU本部は一一月、EUに対する批判を和らげるには、締結したばかりの契約でオプションとされていた一億回分のワクチンを確保するしかないとの結論に至った。実のところビオンテックとファイザーは、その前からリスクを覚悟で、ヨーロッパ向けの製造能力を別に確保していた。それでも、ワクチンに含まれるmRNAを保護する脂質ナノ粒子の製造が複雑なため、それが短期的には供給の重大な障害になった。

有効性データを公表するまでの数週間、ウールはこの問題にかかりきりだった。大量生産の際にもこの重要な材料を同じ品質で製造するためには、生産バッチごとに確認・検査を繰り返すほかない。だが、最初の生産バッチの検査で早速不合格となり、ビオンテックやファイザーの誰にもその理由がわからなかった。そのため両社のチームは、ワクチン工場の稼働を停止させ、その原因を突き止めようと実験を繰り返した。「塩などの汚染要因が検査プロセスに影響を与える可能性があるかもしれないと思って、三〇年前に発表された論文を読んだりもしました」とウールは言う。だが間もなく、外部の供給業者が製造していた脂質成分の一つに問題があることが明らかになった。すぐにファイザーのチームがそれを修正する方法を見つけたが、もはや失われた製造時間を補うには遅すぎる。これにより二〇二〇年の最後の数週間のワクチン製造量は、予定の一億回分から、五〇〇〇万回分へと半減してしまった。

しかも、こうして製造されたワクチンの大半は、先に契約していたアメリカやイギリスに提供することがすでに決まっていた。しかし、ビオンテックが絶えず追加の製造拠点を探していてくれたおかげで、ウルズラ・フォン・デア・ライエン委員長はかろうじて命脈を保つことができた。一一月二四日、メールや文書のやり取りを通じて、欧州委員会がオプションの行使を検討せざるを得なくなっていることを知っていたショーンは、サンドラ・ガリーナに以下のようなメールを送った。「オプションを行使したいという欧州委員会の要請について社内で議論しましたが（中略）夏から秋にかけての議論からもおわかりのように、来年前半の製造能力はきわめて限られています……」。ただし、マールブルクの工場を利用できれば、二〇二一年の最初の六カ月で、オプションの一億回分のうちの半分をEUに提供できるかもしれない、とも書き添えていた。ショーンはさらに、欧州委員会に直接電話でこう訴えた。それを実現するには「あなたがたの支援が必要だ。記録的な早さであの製造工場を認可してもらいたい。通常なら六カ月から八カ月かかるところを、三カ月で終わらせてほしい」

一二月二三日には、オプションの行使を正式に告げるメールが届いた。その数カ月後には、ビオンテックが何の財政支援もないまま買い取った工場が、EUの面目を保つのに一役買うことになった。ドイツの保健相がマールブルク近辺の地方当局と協力して、二〇二一年二月には製造を開始できるよう早急に工場を認可してくれたからだ。

その後、マールブルク工場は無休かつ二四時間体制で稼働し、四〇〇人のスタッフの半数が常に勤務することになった。mRNAの一生産バッチごとに（これにおよそ二日かかる）、八〇〇万回分のワクチンに必要な材料ができる。ちなみに、これを製造するバイオリアクターは、承認されたワクチンを最初に接種した人物にちなんで、「マギー」と命名された。この材料は、精製・製剤されたのち、袋詰めにされ、ヨーロッパ各地の充填仕上げ拠点へと送られ、そこで薬びんへの移し替えやラベル貼りが行なわれるが、この貴重な貨物が工場を出る際には、きらきらと輝く看板のそばを通り過ぎていく。ビオンテックのスタッフが新たに設置したその看板には、「Aus Marburg in die Welt」という文字が記されている。「マールブルクから世界へ」という意味だ。

＊＊＊

クリスマスイブの夜、ウールとエズレムはようやく、静かな誇りを味わう瞬間に恵まれた。まずは、チューリッヒでの特別研究期間《サバティカル》にウールの指導教授を務めた七六歳[186]の免疫学者ハンス・ヘンガートナーから、スイスでのワクチン接種が始まった二日目にＢＮＴ１６２ｂ２の接種を受けたとのメッセージが届いた。次いで、そのしばらくのちに、ビオンテックの精力的な営業開発部長ロシュニ・バクタから、テレビ電話を通じて、同社がトルコとの供給契約をまとめたとの報告を受けた。トルコではいまも、ウールとエズレムの高齢の親族が暮らしている。祖先の地に暮らす人々を救える薬剤を開発した心境は、とロシュニに聞かれ、ウールはその答えを探した。そのときウールは、メキシコから届いたばかりの映像をタブレットで見ていたところだった。メキシコはいまやパンデミックの中心地となっており、ラテンアメリカで最初にワクチン接種を開始していた。すでに初回出荷分の三〇〇〇回分がメキシコに到着していたが、死者数は一二万人を超え、[187]世界四位という高い水準にある。タブレットには、メキシコシティのルーベン・レニェロ病院の収容能力が限界に達するなか、その集中治療室で働く五九歳の看護師イレーネ・ラミレスが最初の接種を受ける場面や、接種のために長蛇の列をつくる医療スタッフの姿が映し出されていた。ウールはやがて、タブレットから顔を上げてこう答えた。「ロシュニ、すべては一人を救うことから始まるんだね」

第一〇章　新たな常態《ニューノーマル》

「いいことなんて起こさなければ起こらない」

——エーリッヒ・ケストナー

クリスマスになると二人のメール受信箱に出荷の模様を知らせる写真が届き、ウールとエズレムにさらなる癒しと喜びをもたらした。ｍＲＮＡの製造を指揮しているビオンテックの品質保証管理者クリストフ・プリンツは、ベルギーのプールスにあるファイザーの工場で製造されたワクチンを収め、ＥＵ各国への出荷を待つ一六〇〇の冷凍ケースの写真を転送してきた。この世界一貴重な薬剤をＥＵ全域の配送センターに配達するトラックが、工場に列をなして並んでいる写真を送ってきたスタッフもいる。ウールは、これらのスタッフのメールへの返信にこう記した。「写真をどうもありがとう。お返しに、創業したばかりのころの生産規模がわかる写真をお見せしよう……」。そしてそのメールに、親指ほどのサイズのプラスチックチューブの写真を添付した。一〇年あまり前にビオンテックのチームが初めて製造した合成ｍＲＮＡ鎖が入った容器である。信じられないことに、このつつましやかな分子がいまや驚異的な医薬品の基盤となり、疲れ果てたライトスピード・チームのメンバーはおろか、不安を抱える世界中の人々に安心をもたらそうとしている。ウールは、このメールの本文をこう締めくくった。「これを実現できてよかった。楽しい休暇を」

アメリカからも喜ばしいニュースが届いた。現場の医師や看護師が、より多くの人命救助につながる発見をしたのだ[188]。現場に届けられる薬剤は、一びんが接種五回分と言われていたが、現場の医師や看護師が、ファイザーから最初に送られてきた凍結されたワクチン材料を解凍し、それを指示どおり生理食塩水で希釈してみると、六回目の接種分も十分に用意できるほどの量があったという。まるで、供給不足だったＢＮＴ１６２ｂ２が突如として二割増え、新型コロナウイルスにもっとも弱い人々にさらに数千万回分多く投与できるようになったかのようだ。

このニュースは、二四時間ニュースチャンネルでクリスマスの「奇跡」だと報じられた。だがウールにとっては、必ずしも喜ばしいニュースとは言えなかった。ウールは数週間前から、一びんごとの量は接種五回分より多くなると訴えていた。注射器はすべてが同じというわけではなく、針の部分も含めると、その内部に充塡される薬剤の量は注射器によって微妙に異なる。そのため製薬会社は慎重を期して、薬びんにある程度余分に薬剤を入れている。これは一般的なことなのだが、新興企業だったビオンテックは、経験豊富なファイザーにはっきりとこう伝えていた。各びんにはほぼ接種七回分に相当する量が入っており、規定分以上の材料は廃棄されてしまうおそれがある、と。

つまりウールは、一びんごとの推奨接種回数を増やそうとしたのだが、結果的にこの試みは成功しなかった。ファイザー側は、それについては後日検討すると言うだけだった。この返答に満足できなかったウールは、「デッドボリューム（注射後に針の部分に残る薬剤の量）が少ない」特殊な注射器を数百万本発注するようジルク・ペティングに依頼した（アレックス・ムイクが数十種のなかからその注射器を選別した）。一びんごとの規定量と実際の量の違いが認識された段階で、それを臨床医に配布しようと考えてのことだ。先を見越したウールのこの判断は、またしても実を結んだ。こうした事態を受け、アメリカのＦＤＡは、公衆衛生上の緊急事態であることを考慮し、各びんから接種六回分を採取することを「容認」した。間もなく欧州医薬品庁もこれにならい、ジルクが調達した注射器は、ヨーロッパ全域のワクチン接種センターに送付されることになった。

こうした細かい問題が解決し、ＢＮＴ１６２ｂ２の接種が世界中で始まると、ウールとエズレムの生活はようやく落ち着きを取り戻した。二人は年末から年始にかけて数日休暇をとり、自宅で娘と一緒に過ごした。その間には、一一カ月前にアマゾンで衝動的に購入した全身防護服を着込んで、臨床的に承認された世界初の新型コロナワクチンの開発に追われておろそかになっていたバルコニーの掃除もした。だが、この家族がようやく見出した平安も、あっという間に崩れ去ってしまった。友人や同僚がある懸念を抱き、執拗にこんな質問を投げかけてきたのだ。この予防接種にはまだ効果があるのか、と。

彼らがそんな恐怖に駆られたのは、一二月初旬ごろからある事実がゆっくりと頭をもたげてきたからにほかならない。そのころイギリスの公衆衛生当局は、週一回の定例会議で奇妙なデータに直面していた[189]。それによれば、ロンドンの南東にあるケント州で感染が急増しているという。それから間もなくして、ケント州で猛威を振るっているのは、新型コロナウイルスの新たな変異株であることが判明した。一般的にウイルスは、一カ月に二〜三回のペースでランダムに変異する[190]。だが、この新型コロナウイルスはすでに、一七種もの変異を獲得している。これは、病原体のライフサイクルのこの段階においては、かつてないほどの数である[191]。やがてイギリスのボリス・ジョンソン首相が、この変異株は元の「野生株」に比べて感染力が七〇パーセント高いと述べ、一部の専門家が、致死率も高いおそれがあると警告した。すると数日もしないうちに、イギリスは世界中からのけ者扱いにされ、各国政府がイギリスとの往来を禁じた。だが、それでは間に合わなかった。「ケント株」は瞬く間に、オーストリアからオーストラリアまで、世界数十カ国で確認されるようになった。

だが実際のところ、こうした変異は予想されていた。これまで世界中で数千万人に感染してきたコロナウイルス株自体が、武漢で発見された株とはやや異なるのである。世界中の誰もがこの短い期間に、ウイルス学の基本事項の一つを学びつつあった。つまり、ウイルスは複製さえできれば進化する、ということだ。それは、ソーシャルメディアに流布していた言葉を使えば、こう言い換えられる。「あなたに死をもたらさなかったウイルスは、変異して再び襲いかかってくる」

それでもやはり、科学者（そのなかにはウールやエズレムと同年輩の学者もいる）はケント株に恐れをなした。ケント株では、ワクチンの標的になるスパイクタンパク質が大幅に変わっていたからだ[192]。間もなく南アフリカで発見された別の変異株も、きわめて重要になるこの部分の構造が違っていた。

ウールとエズレムは、友人や同僚から連絡を受けるたびに一人ひとりをなだめた。こんな事態にもあわてることのなかったウールは、当時ある知人にこう述べたという。「騒ぎすぎだよ。毎日何かしらは起きる」。そして、フェイスブックやツイッターを見ないよう勧めた。

二人に言わせれば、感染やワクチン接種により獲得された免疫が変異株に効かないことが立証されてもいないうちから、変異株を恐れる必要などなかった。エズレムは言う。「こちらが変異のスピードを上回ることはできません。それなら、新たな設計のワクチン開発を進める前に、まずは既存のワクチンで新たな変異株を交差防御できるのかどうかを、科学に基づいて判断する必要があります」。ウールやエズレムにとっては、ワクチンの修正が必要な変異株と、修正が必要ない変異株とを区別することのほうが重要だった。

二人には、明確な判断を待つだけの余裕があった。それだけの余裕があったのは、六月に決定的な変更を経験していたからかもしれない。当時、サプライチェーンや製造のチームは、ビオンテックやファイザーの経営陣に、第一相試験のワクチン候補のうち、有望な結果が出た最初の候補（ＢＮＴ１６２ｂ１）で試験を進めるよう要請していた。だが二人は、遅れて出てくるＢ２・９のデータを最後の最後まで待った。

エズレムによれば、そのような決断を下すずっと前から、スパイクタンパク質（特にその先端部にある受容体結合ドメイン）は変異しやすく、いずれ中和抗体を回避するようになるかもしれないことがわかっていた。だからこそライトスピード・チームは、最初から意図的に、免疫系の混成部隊（抗体とＴ細胞）を利用しようとした。

抗体は、ウイルスタンパク質の構造を特定するよう訓練されており、姿の変わったスパイクタンパク質をそれと認識できなければ、この病原体が肺細胞にとりつく結合メカニズムを破壊することはできなくなる。一方、Ｔ細胞は、二人がこれまで腫瘍に対する攻撃に利用してきた狙撃兵であり、ウイルスに感染した細胞に見られる特徴を認識し、それを破壊する。二人の考えでは、この特徴の大半はどの株でも変わらないと思われるため（この仮説は二〇二一年、第一相試験のデータにより証明された[193]）、スパイクタンパク質に変異があったとしても、Ｔ細胞は問題なく検知できるはずだった。つまり、抗体という第一の網を通り抜けたウイルスも、救援に駆けつけたT細胞という第二の網に捕らえられるに違いない、ということだ。

実際、スパイクタンパク質全体をコードするB2・9は、その一部である受容体結合ドメインをコードするB・1よりも、はるかに強いT細胞応答を引き起こしていた。これは、B2・9のほうが、スパイクタンパク質のより多くの部位の攻撃にT細胞を動員できるため、肺細胞に侵入したウイルスの活動を止められる可能性が高くなることを意味している。「いまになって思えば、B・1で試験を進めていたら、変異株に対してこれほど優位な立場にはいられなかった」とエズレムは言う。

また、ビオンテックのワクチンは、元のウイルスに対する有効性がきわめて高かったため、その分ある程度の余裕があった。コロナウイルスの変異により、ワクチンの有効性が一〇パーセント低下したとしても、それでもまだ、ワクチンを接種した二〇人のうち一七人以上に効果がある。一部の株に対する有効性が数ポイント低下しても、いまだこのワクチンは十分強力であり、ほかの感染症に対して提供されている一般的なワクチンよりもはるかに効果が高いことが、いずれ試験により証明されるに違いない。

だが、二人が自信を抱いていたいちばんの理由はほかにあった。ウールは記者の質問に対し、ビオンテックは六週間以内にワクチンを微調整し、変異株に対応するワクチンの製造に入ることができると説明していた。ビオンテックはこの数年間、個別のがんワクチンの開発に取り組んできたが、そのためには、患者一人ひとりに合わせ、それぞれ異なる製造工程を用意する必要がある。その経験がここでも役に立ちそうだった。アンドレアス・クーン率いる製造チームはこれまでに、遺伝情報を解析し、ワクチンの標的となる抗原を分離し、それをmRNAにコードし、最終的な薬剤を製造する工程を、何百回と繰り返してきた。それにいまでは、「オペレーション・ペレ」という作業を担う別のグループも組織されていた。[194] これは、「無から有を生み出す」ブラジルのサッカー選手にあやかって命名された業務で、その目的は、商用の新型コロナワクチンをはじめ、今後認可される可能性のあるあらゆる薬剤の製造を迅速化することにある。このグループにより導入された製造プロセスはいまや、十分にオイルを差した機械のように稼働していた。

そのため、新たな変異株に応じてワクチンを修正するのは、たいした問題ではなかった。必要となる化学的知識にも製造工程にも違いはない。ただ、RNAを製造するためのDNAテンプレート（小さなプラスチックボトルに入った液体の中にあるらせん状の物質）を、少しだけ異なる配列にするだけだ。それで、スパイクタンパク質のコードを構成する四〇〇〇文字のごく一部が置き換わる。だが、二〇二一年初めの段階では、規制当局がこのわずかに改変されたワクチンの製造をそのまま認めてくれるのか、さらなる治験データを要求してくるのかが問題だった。

＊＊＊

一月一四日、ウールとエズレムは数カ月ぶりに職場に戻ると、従業員とともに列に並び、ビオンテックが開発したなかで自分たちにも効果がある唯一の薬剤を医師に投与してもらった。市民の命にかかわるビオンテックの事業がスタッフの病気により滞ることのないように、ドイツ保健省が同社のスタッフの優先接種を認めてくれたからだ。だがウールは、こうして順番待ちの列に割り込むことに「複雑な思い」を抱いていたという。一方のエズレムは、そのときの心境をこう述べている。「ラベルにビオンテックと書かれた薬びんを見て感動しました。人類が無防備だと知って、それが心に重くのしかかっていたけど、その瞬間、急に心がふっと軽くなったような気がしました」

その二カ月後の三月一一日には、ビオンテックのワクチンだけで人口の大部分の予防接種を行なった初めての国イスラエルの保健省からデータが到着し、心の重しがさらに軽くなった。そのデータによると、現実世界での予防接種は治験よりもはるかに優れた効果を示し、重症化や死亡を予防する効果が九七パーセントもあったという。また、ウールが二〇二〇年一月に《ランセット》誌の記事を読んだときに心配していた最悪のシナリオが、このワクチンの登場によりかなり遠ざかったことも確認できた。ＢＮＴ１６２ｂ２は、新型コロナウイルスの無症状感染の蔓延の防止に、九四パーセントの効果を発揮したのだ。

いまのところ、この静かなる暗殺者の活動は食い止められていた。

この希望を与えるデータが公表されたのちの木曜日、ウールとエズレムは列車に乗ってベルリンに向かった。フランク＝ヴァルター・シュタインマイヤー大統領から二人に、ドイツ市民にとっては最高の栄誉となるドイツ連邦共和国功労勲章が授与されることになったからだ。

その翌朝、アンゲラ・メルケル首相との会食の前に（エズレムは、かつては同じ科学者だったメルケルに「会えるのを心から楽しみにしていた」という）、大統領公邸である新古典主義様式のベルビュー宮殿で、壮大な式典が催された。ほんの数カ月前まではわずかばかりのドイツ人にしか知られていなかった二人が、いまや現代ドイツ最高の市民として大統領に称賛される人物になっていた。

ウールは柄にもなく、黒のジャケットに緑のしま模様のネクタイを身に着けていた。エズレムは、濃紺のパンツスーツ姿である。夫妻は、大統領が勇気、意欲、謙遜といった二人の美徳をほめそやすのを、感謝の気持ちを込めて聞いていた。「わが国には、そのような美徳がもっと必要だ！」。そう訴える大統領をとらえていたテレビカメラがズームアウトすると、その左側に置かれたテーブルに、きらきら輝く二つの金のメダルが現れた。

こうした大げさな賛辞は、ビオンテックがワクチン開発に成功したあとの国内のメディア報道にも見られた。たとえば《シュピーゲル》誌は、二人を「ドイツの英雄夫妻」と呼び[195]、有能な企業家の育成でアメリカに後れを取っているドイツにも、まだ才能があふれていると指摘した。しかしなかには、二人の業績よりもその背景に関心を寄せるメディアもあった。ウールが幼年時代を過ごしたノルトライン＝ヴェストファーレン州のある新聞は、「外国人労働者の子どもが世界を救う」という見出しを掲げた。[196] このような論調は、ほかの多くのメディアにも見られた。

だが、ドイツの良心を代弁する元外務大臣のシュタインマイヤーは、それとはやや異なるメッセージを伝えようと、こう訴えた。ウールとエズレムの成功は、この二人以外の誰のものでもない。「あなたがたの業績を自分のものにしようとする者、あなたがたの仕事に国籍を付与しようとする者が大勢いる」。だがこのワクチンは「ドイツやトルコのものでもなければ、アメリカのものでもない。（中略）それは、お二人が傑出した科学者であることだけを証明している」

こうした言動はあたりさわりのないものではあるが、あえて言う必要のある内容でもあった。内向的な二人は、家族で散歩しているときなどに写真を求められることに少々辟易《へきえき》してはいたが、こうしてにわかに注目され、生涯を捧げてきたテクノロジーが一躍脚光を浴びるようになった状況に、うまく対処していた。だが、政治的な手段として自分たちを利用しようとする行為には、ほとほとうんざりした。

この数年間、ウールとエズレムは政治的な議論において一方の側につくことを注意深く避けてきた。長年二人のアシスタントを務めてきたヘルマ・ハイネンによれば、選挙運動期間中になると、保守派のキリスト教民主同盟や中道左派の社会民主党の地方支部から、写真撮影のため成功著しいビオンテックを訪問する許可を求める手紙が殺到するという。だが、「二人はいつも中立を保っていました。彼らが何らかの団体や宗教について悪く言うのを聞いたことがありません」

ウール自身の言葉によれば、もちろん二人とも、移民という背景を持つ人々にとって自分たちの活躍が励みになることは理解している。どちらも「世間の関心を刺激した」ことは認めており、自分たちを同胞だと思っている若い科学者たちの意欲の源になれるのであれば、これほど嬉しいことはないとも述べている。ウールやエズレム自身、二人が共有する文化を誇りに思っている。その文化があったからこそ、ホンブルクの大学病院で二人が出会うこともできたのだ。実際、ウールの衣装戸棚にはいつも、トルコの「ナザール」をつけたネックレスが入っている。「悪意に満ちた目」をそらす青と白の円形のお守りである。また夫妻は、それほど流暢ではないにせよ、娘に聞かれたくない話をするときなどに、トルコ語で会話をしている。

しかし、二人の業績を政治的に利用しようとする行為は、彼らの世界観とは対極にある。ウールは言う。「私たちについては、移民を擁護する主張にも利用できるし、何か望ましくない点があれば、移民に反対する主張にも利用できる」。だが、そんなことよりもむしろ「事実にこそ目を向けるべきだと思う」。

史上最も商業的に成功した薬剤になろうとしているこのワクチンの開発に携わった人々を見れば、その事実がどんなものかよくわかる。二〇二一年一月のビデオ会議でウールが自信を持ってメルケル首相に語っているように、ライトスピード・チームは六〇カ国以上の専門家で構成されており、その半数以上が女性だった。また、ウールが《ニューヨーク・タイムズ》紙に語っているように[197]、ファイザーとの連携が進んだのは、自分とアルバート・ブーラが、「科学者であり移民であるという共通の背景」を通じて心を通わせたからだった。そのほか、BNT162b2に利用されたmRNAプラットフォームの基盤になる修飾を考案したカタリン・カリコは、共産主義国のハンガリーからアメリカに逃れてきた移民だった。ファイザーにビオンテックとの連携を推進させ、ワクチン開発プロセス全体を通じて科学チームを指揮したキャスリン・ジャンセンも、ドイツからアメリカに渡った移民である。さらに、ワープスピード作戦の責任者として、迅速な判断により早期のワクチン大量発注を決めたモンセフ・スラウイは、モロッコ生まれだった。世界中のテレビカメラが見守るなか、イギリスのコベントリーでマギー・キーナンに世界で初めてのワクチン接種を行なった看護師メイ・パーソンズは、フィリピン系のイギリス人であることに誇りを抱いているという[198]。

ウールやエズレムの世界観によれば、この歴史的取り組みに携わった人々がこれほど多様なのも、何ら驚くべきことではない。二人は科学においても人生においても、いいアイデアならその出自を問わず採用することを信条としてきた。その結果、ビオンテックは華々しい成長を遂げた（ある経済学者の試算によれば、ビオンテック一社のおかげで、二〇二一年にはドイツ全体の資産が〇・五パーセント増えるという[199]）。だが、そこから社会が得られる教訓があるとすれば、それは、スタッフが国境の壁を越えているという点よりむしろ、会社全体が学術的・科学的・経済的境界を超越しているという点である。

シュタインマイヤー大統領が述べているように、ウールとエズレムは、「研究から起業への長い道のり」を歩んできた。ドイツには、そのような道のりをたどる事例はほとんどない。二人の医師は、病棟から研究室へ、そしてビジネスやテクノロジー、教育の世界へと足を踏み出した。研究テーマにより分類される傾向にある文化のなかにあって、専門の分野のなかにのみとどまることを拒否した。そのため、個別のがん治療を念頭に設立されたビオンテックという会社には、この時代において最悪のパンデミックを食い止められるほど多種多様な専門知識が浸み込んでいた。

それこそが、重視すべき背景である。

＊＊＊

二〇一三年、ウールやエズレムらがマインツでがんワクチン候補の改良に取り組んでいたころ、アメリカの元軍医マット・ヘップバーン大佐が、アメリカの挑戦的《ムーンショット》研究開発を担うバージニア州アーリントンの国防高等研究計画局（ＤＡＲＰＡ）に配属され、ある指令を与えられた。上司から伝えられたその指令とは、「パンデミックの予防」である。それからの数年間、ヘップバーンはエボラ出血熱やジカ熱が流行する兆候に注意しながら、その指令を実現するプログラムの陣頭指揮をとった。その目標は、病気から回復した患者の血液を採取してから六〇日以内に、抗体をベースにした予防薬を開発し、病気の蔓延を阻止するのに十分な薬剤を製造することにある。その際ヘップバーンは、mRNA研究者に助力を求めた。そのためモデルナもキュアバックも、以前からDARPAの支援を受けていた。

だが、そんな所要期間が現実的だと思っている人はほとんどいなかった。[200] mRNAベースのテクノロジーによりそんな意欲的な目標を達成できるとは、とても思えなかった。SARSやMERSのエピデミックを経験してわかったように、致死性病原体に対する防御の最前線では、接触者追跡や隔離など、従来からある措置がいまだに最重要視されている。二〇〇七年にはシンガポールの疫学者チュウ・スオク・カイが、的確にこう述べている。「われわれはいまだに一九世紀の道具で二一世紀の災厄と闘っているという一般的事実を否定することはできない。その道具が、現代の科学的進歩により多少補強されているだけだ」。[201] 二〇二〇年の最初の一一カ月間、この言葉は新型コロナウイルスにもあてはまるかと思われた。DARPAの常軌を逸した計画は結局、新型コロナウイルスによるパンデミックには間に合わなかったのだ。ヘップバーンはこの緊急事態を受け、アメリカ政府のワクチン治療対策本部であるワープスピード作戦で働くことになった。

ところが、ヘップバーンの目標の近くにまでたどり着けたのは、世界一裕福な政府から潤沢な資金を提供されていたわけでもないビオンテックのプロジェクト・ライトスピードだった。ウールがワクチン開発に取り組むチームを組織した日から、ワクチン候補を人体に投与する試験までの期間は、わずか八八日でしかない。新型コロナウイルスのゲノムが初めてインターネット上にアップロードされた一月一一日から数えても、マインツを拠点とするこの企業は、近年では最悪の公衆衛生の緊急事態に一〇五日で対応している。ただし、アメリカの国立衛生研究所（ＮＩＨ）の支援を受けていたモデルナは、それよりも早く治験に入っている。

それでも、これらのｍＲＮＡワクチンをより多くの人々に投与できるようになるまでには、そこからさらに二〇〇数日が必要だった。次のパンデミックを見据えている人々は、この所要時間を短縮しようとしている。感染症流行対策イノベーション連合（ＣＥＰＩ）の責任者で、オバマ政権で新型インフルエンザ流行への対応を指揮した経験もあるリチャード・ハチェットは言う。「いま考えてみると、新型コロナワクチンに関してごくまれに現れる安全上の問題[202]は、第三相試験では一切検知されなかった。一般的な副反応はすでに、最初の安全試験や免疫原性試験で把握されており、まれな事象は、ワクチンの接種が始まったのちに、入念な安全性監視作業を通じて検知されたにすぎない」。そもそも、大勢の被験者による第三相試験の主眼は、ワクチンが有効かどうかを検証することにあるが、「それなら、接種を始めたあとにワクチンの有効性を判定することも可能だ。実際、インフルエンザについては毎年そうしている」

二〇二一年六月にイギリスのコーンウォールで開催されたＧ７でも、治験の短縮が検討され、新型コロナウイルスへの対応にかかった時間のわずか三分の一で将来のパンデミックに対応する計画が公表された。イギリス政府の首席科学顧問サー・パトリック・ヴァランスが中心になってまとめた八四ページに及ぶ「一〇〇日ミッション」報告には、人体抗原投与試験の活用が提言されている。つまり、大勢の被験者にワクチンを投与したのち、意図的に病原体に感染させ、その効果を検証する。その結果ワクチンに効果があれば、すぐに一般大衆に接種を展開するのである。

このような提言は二〇二〇年初めにもあったが、規制当局によりただちに却下された。「新型コロナウイルスには治療法がないため、そんな選択肢はありえなかった」とパウル・エールリヒ研究所（ＰＥＩ）のイザベル・ベケレジアン＝ディンは言う（この女性は二〇二〇年二月、ウールとエズレムがラットによる毒性試験の割愛、またはほかの試験との並行実施を求めたときに同席していた）。ウイルスが被験者の生命を脅かすような事態になった場合、被験者を「救済」する方法がないため、抗原投与試験は非倫理的だと見なされたのだ。だが、ベケレジアン＝ディンはそれ以来、同じような危機が発生したときに数百万人の命を救うため、ワクチンの開発をさらにスピードアップできないか検討を続けている。

ベケレジアン＝ディンはさらにこう述べている。「今回は、コロナウイルスがそこまで悪性ではない点が問題になった。確かに、大勢の人が死んでいるため良性とは言えないが、エボラほどではなかった」。科学者はもちろん大衆ですら、新型コロナウイルス感染症への恐れが十分なレベルに達していなかった。この両グループがひどく恐れているような状況でなければ、第三相試験全体を割愛する簡易プロセスを受け入れてはもらえない。通常の薬剤開発ステップを一つ残らず踏襲したBNT162b2でさえ、試験を前倒ししたのではないかとの大衆からの反発があった。そのためPEIなどの規制当局は、ステップの省略は一切行なわれていないことを繰り返し訴えて、大衆を安心させなければならなかった。将来このステップの一部が割愛されるようなことがあれば、「誰もそのワクチンを受け入れてはくれないだろう」とベケレジアン＝ディンは言う。それを考えると、「ニューノーマル」と言っても臨床試験の手順はこれからもあまり変わらないのかもしれない。

だが、mRNAテクノロジーにより、より迅速なワクチン開発への扉が開かれた。「即戦力」となる一連のプラットフォームは、次の緊急事態を待つことなく事前に試験を行ない、その安全性を承認してもらうことができる。そうしておけば、ラクダやコウモリから人間に新たなウイルスが乗り移ったとしても、免疫系が認識すべき抗原をこの土台に組み込み、一般に使用できる薬剤をすぐに製造できる。それに加えて、移動式の製造拠点を世界中に配置しておけば、地域的な流行の段階でウイルスに対応でき、大量のmRNAワクチンを製造する必要がない[203]。「パンデミックはすべて地域的な現象として始まる」。そう言うNIHのバーニー・グレアムは、ビオンテックやモデルナのワクチンにとって重要な、スパイクタンパク質を安定化させるテクノロジーを開発した人物であり、現在はさらなるパンデミックの予防に取り組んでいる。そのグレアムらによれば、病原体保有動物への生物学的監視を強化し、迅速にワクチンを製造できる設備を発展途上諸国に導入すれば、人類が再び同様の災厄に直面する状況を回避できるかもしれないという。すでに各国の政府機関は、新たな感染症が流行した場合に、ほかの感染症に利用された同種のワクチンを使った試験のデータがあれば、その各要素の試験を繰り返さなくてもいいことを認める規定を提案している。[204] ただし、二〇二一年六月には規制関連の専門家グループがこう述べている。「新たな薬剤が特定のプラットフォームをベースにしていたとしても、その第三相試験を短縮・簡略化できるかどうかが問題だ[205]」。それが実現すれば、「一〇〇日」という目標に近づける。

ビオンテック本社ではG7の会議の直後から、この戦略を実現するための試験的な取り組みが始まった。

ウールやエズレムが友人たちに変異株を過度に恐れる必要はないと伝えて以来、数多くのデータが集まっていた。新型コロナウイルス感染症による重症化・入院の予防については、七月に公表されたイスラエルの統計によれば、BNT162b2の有効性はいまだきわめて高く、ワクチン接種者の九〇パーセント以上に予防効果が認められたという。ただし、現在多くの国で猛威を振るっている「デルタ」株に対しては、感染や発症を予防する効果がやや低下しているようだ。

その原因を一つに絞るのは難しい。ウールとエズレムは、最も可能性が高い理由として、ワクチン接種者の抗体レベルが、二回目の接種から数カ月で減少している点を挙げている。たとえば、イスラエルの最もリスクの高い人々の場合、ワクチンの接種を受けてからすでに半年が過ぎている。その後の研究も行なわれているが、同様に解析が難しい。
ウールがメディアに向けて述べているように、ワクチンの幅広い予防効果を維持するためには、BNT162b2の二回目の接種の半年後に、三回目の接種が必要なのかもしれない。あるいはインフルエンザワクチンと同じように、その後も一年か二年ごとに追加の接種が必要になる場合も考えられる。だが必要とあらば、蔓延する変異株に対応するこれらの追加接種分は、一〇〇日よりもはるかに短い期間で製造できる。ウールは、ワクチンをめぐる歓喜が新たな現実を前に冷めていったときから使われるようになった言葉を使い、こう述べている。「これが新たな常態《ニューノーマル》になるのかもしれない」[206]
二〇二〇年に入社したギリシャ出身の臨床開発の専門家エレーニ・ランガディヌーが率いるビオンテックのチームはそれ以来、万全を期すため、変異株に焦点を絞ったワクチン設計の研究を進めている。あるプロジェクトでは、元のワクチンの抗原（「指名手配ポスター」）を、「アルファ」株のスパイクタンパク質に置き換えたタイプのワクチンで試験を進めている（ケント州で最初に発見された変異株は、現在「アルファ」株と呼ばれている）。そのほか、「デルタ」株をターゲットにしたプロジェクトもあれば、デルタ株とアルファ株の抗原を同時に含む「多価」ワクチンの可能性を探るプロジェクトもある。
アンドレアス・クーン率いる製造チームは、二〇二一年七月までにマインツでデルタ株用の新たなワクチン候補をすでに一四グラム製造するなど、相変わらずワクチン材料の製造を続け、やはりオーストリアのポリミューン社に製剤を委託している。「一年前のデジャビュのようだ」とアンドレアスは言う。ただし今回は、新たな「プラットフォーム」アプローチのおかげで、数百人程度の臨床試験により、微調整されたワクチンが強力な免疫反応を引き起こすかどうかを確認するだけですむ可能性が高い。

ウールによれば、しばらくはまだ地域的な流行が起こるのではないかという。「そのため、世界の人口の大部分がワクチンを接種するまでは、広範な試験やソーシャルディスタンスなどの安全対策を注意深く維持する必要がある」。だが、変異株用に調整したワクチンの試験データにより、「ワクチンによる予防効果や問題の変異株についての知識は大幅に増えていくだろうから、いずれは最適の道が見つかると思う」とエズレムは言う。すでに手順が確立されているいま、ビオンテックはあらゆる事態に対応できる。エレーニもこう述べている。「数カ月後に新たなイプシロン株が現れたとしても、わが社はそれに対応できますよ」

この物語がここで終わったとしても、ビオンテックの業績は、このうえなく重要なものとして医療や経済の歴史に刻まれることだろう。メルクやサノフィなど、経験豊かな世界的なワクチン製造会社の多くが悪戦苦闘するなか、ドイツの小企業が初めて、臨床利用が可能な感染症ワクチンの試験に挑み、華々しい成功を収めたのだ。ＢＮＴ１６２ｂ２は、本稿を執筆している時点ですでに、世界の一〇〇を超える国や地域に一〇億回分以上供給されている。この数は、二〇二一年末には三〇億回分に達し、史上最も幅広く流通した薬剤となるだろう。EUとは当初からさまざまな問題に悩まされたが、二〇二一年五月にはそのEUから一八億回分もの追加発注があった。[207] 今後数十年間にわたり、これを超える薬剤供給契約がなされるとは思えないほどの量である。これらのワクチン契約により、二〇二〇年初めには五億ユーロの負債を抱えていたビオンテックもいまでは、二〇二一年だけで一六〇億ユーロもの収益が予想されている。

だがウールやエズレムにしてみれば、これらの業績は、人類の大災厄《カタストロフィ》を予防・根絶する現在進行中の取り組みの一通過点にすぎない。二人は、少なくとも紙の上では億万長者になったにもかかわらず、いまもマインツ大学で講義を行ない、医学部の学生を指導している。本稿を執筆している時点では、夫妻はいまだビオンテックの株式を一株たりとも売却しておらず、いまだに車もテレビも所有していない。

主要株主であるシュトリュングマン兄弟も同様である。ビオンテックの共同出資者であるMIGは、二〇二一年初めにビオンテックの株式の大半を売却し、数年前に同社のファンドに老後の蓄えを預けたドイツやオーストリアの一般市民に、四五〇〇パーセントもの利益をもたらしていた。だが、シュトリュングマン兄弟は株式に一切手をつけていない。それについて、七十代のトーマス・シュトリュングマンは、新型コロナウイルス感染症はステージで言えば「中期」まで進行していると述べるとともに、こうも語っている。「私にとっての夢はいつも、がん治療の突破口を見いだすことにある。私たちはその役に立ちたい」。規制当局はあと数年で、ウールとエズレムが若い恋人同士だった一九九〇年代に構想していた個別治療《パーソナライズド》を承認するに違いない。トーマスはそう信じている。

ウールとエズレムも楽観的だ。「新型コロナワクチンの開発には、がん研究の成果が活かされました。それと同じように、これからはがん事業に、新型コロナワクチンの成果が活かされることになるでしょう」とウールは言う。ビオンテックでは現在、一五のがん治療薬に対し、一八の試験が進行中である。

いまだに年間数十万人もの命を奪っているインフルエンザ[208]のmＲＮＡワクチンも、近いうちに登場するかもしれない。ビオンテックとファイザーの最初の共同事業であるこのワクチンは、コロナウイルス対策プロジェクトにより現実世界から得られた膨大な安全性データをもとに、間もなく臨床試験に入る予定だ。幼い子どもをはじめ年間二億人以上が感染しているマラリアのワクチンについても、すでに取り組みが始まっている。これで、既存の結核対策プロジェクトやＨＩＶ対策プロジェクトに続き、「三大感染症」すべてが網羅されることになる。そのほか、数多くの感染症への対応が予定されているが、そのうちの一部は、既存のワクチンの設計図の「指名手配ポスター」を置き換えることで対抗できる。また、複数のウイルス株や疾患に対応する多価ワクチンも、すでにビオンテックのがん治療薬に採用されている。

ウールによれば、理論上は可能であり、mＲＮＡは全体的に見て、ビオンテックに「医療を民主化する機会」を与えてくれたという。きわめて珍しい疾患や治療の難しい疾患でさえ、それを根絶する薬剤を生み出せるからだ。一例を挙げれば、同社はすでに、多発性硬化症の治療薬の試験を進めている。この治療薬では、ｍＲＮＡの力を利用して、免疫反応を引き起こすのではなく抑制する。多発性硬化症は、身体が誤作動を起こして健全な細胞を攻撃することにより発症するからだ。この疾患に対する同社の先進的なワクチンでは、免疫部隊に正反対の指示を与える「指名解除ポスター」を送り込む。するとそれが、免疫部隊の警戒態勢を解き、敵と味方を適切に区別するよう促すのだという。

免疫系とコミュニケーションがとれるｍＲＮＡはいずれ、アレルギーから心臓病まで、あらゆる疾患への対応に利用されるようになるかもしれない（たとえば、心停止時に細胞が死ぬのを防ぐなど）。「理論的にはどんな機構であれ、そのメカニズムが十分に解明されているのであれば、それを操作することはできる」。そう言うエズレムは、将来的にはｍＲＮＡにより老化プロセスを逆転させることさえ可能だと確信している。

ビオンテックは科学的な視野だけでなく、地理的な視野も広げつつある。二〇二一年四月、ウールはアジアへ飛ぶと、上海への供給拡大をにらんでシンガポールに拠点を開設した。中国では、新型コロナウイルスの活動が弱まったため、同社の新型コロナワクチンの第三相試験は実施されなかったが、規制当局による承認が間近に迫っているためだ。

五月、アメリカ政府が発展途上国でのワクチン製造を推進するため、知的財産の特許権の放棄を提案したが、ドイツ政府はそれに懐疑的な反応を示した。メルケル首相が述べていたように、品質をきちんと管理できるかどうか疑問であり、「チャンスよりもリスクのほうが大きい」からだ。[209] ビオンテックも同様に、監査を受けたワクチン製造業者のみと提携する姿勢を維持しており、七月には南アフリカ・ケープタウンの製薬会社バイオバックと協力して、アフリカ向けに年間一億回分以上のワクチンを製造すると発表した。また、マラリアや結核に対応するmRNAワクチン製造を視野に、アフリカに最先端工場を建設する計画もあるという。

もちろん、どこかで失敗することもあるだろう。ウールも「未開拓の領域に踏み込んでイノベーションを起こそうとすれば、失敗は避けられない」と述べている。プロジェクト・ライトスピードにより関心を寄せた投資家は、通常時の薬剤開発にどれだけの時間がかかるかを身をもって知ることになるかもしれない。だが、新型コロナワクチンは「このコンセプトが有効なことを実証した」にすぎない、とウールは言う。このワクチンはいわば、mRNAの第一世代でしかなく、saRNA（自己増殖mRNA）など、さらに進化した新世代のプラットフォームが出番を待っている。ファイザーのフィリップ・ドーミツァーもこう述べている。「（新型コロナワクチンのベースになった）modRNA（修飾ヌクレオシドmRNA）が農耕馬だとすれば、saRNAは競走馬だ」。さらにビオンテックには、自社で開発したもう一つのプラットフォーム、taRNA（トランス増殖mRNA）もある。ウールが期待に瞳を輝かせながら、「莫大な可能性がある」と語るプラットフォームである。これはごく少量で効果を発揮するため、実用化されれば、わずか数カ月で全世界に行きわたるだけのワクチンを製造できるようになるかもしれない。

エズレムは言う。「これらのテクノロジーがさらなる革命をもたらしてくれると私たちは信じています」。その革命は、ほとんどの疾患に苦しむ人々がより受け入れやすい「新たな常態《ニューノーマル》」を生み出すに違いない、と。

そしてこう付け加えた。「これはまだ始まりにすぎません」

エピローグ

実験室の内部を覗き見たこともない世の大半の人たちにとって、科学の世界というのは静謐《せいひつ》な領域に思えるかもしれない。カリスマ的才能や、偶然の出会い、企業人としての立ち回りといった要素がものを言う他の多くの職種と違って、ひたすらに真実を追い求めるその道は、純粋な能力主義にこのうえなく近いように見える。同業者による容赦ない査読に揉まれた最高のアイデアだけが、トップに立てる。人柄や運命の導きなど、たいして重要ではない。そんなふうに、門外漢の目には映ることだろう。

こういった見方は実際、広く流布している。私はこの本の執筆中、イノベーションを加速させる側の人々の間でそういう姿勢をしばしば目にしてきた。政治家たちは研究開発への助成金の増額や、将来有望な研究テーマを初期段階で拾い上げるための仕組みづくりを語る。ベンチャー投資家は科学雑誌を読みあさり、最も論文発表数が多くて、最も表彰されている研究者を探す。そうしたなかで、ビオンテックの成功例は医学界の主流から外れた部分に目を向けることの重要性を示したと、多くの人が指摘する。資金を提供する側は、もっとリスクをとるべきなのだ、と。

この意見はたしかに正論だろう。しかし、新型コロナウイルス感染症に対抗できる世界初の治験済みワクチンが生まれた背景には、実験室内外での、とてつもない数の化学反応があった。BNT162b2というワクチンをめぐって集った星々が、再び同じ配列で集うことは二度とないだろう。ワクチン開発という手法がたまたま有効だったウイルスと、それまで感染症医薬品を治験にかけたこともなかった一企業。そして、論文発表数では世界上位でも、その専門知識を承認医薬品として活用するという点では常にアメリカに後れをとってきた、ヨーロッパという舞台。たとえ世界トップクラスの経済アナリストでも、この成功を予測することは不可能だっただろうし、実際に誰もこんな予測はしていなかった。

科学は、私たちが思うよりもずっと、偶然のめぐりあわせに左右されるのだ。

私はこの本を執筆しはじめた当初、ビオンテックのワクチン開発という形で結実したこの医学上の偉業について、それを支えた何か一つ、一つのブレイクスルーがあるのではないかと取材を続けていた。だが、科学の進歩とは、一本線のストーリーで語れるものではない。エズレムがよく好んで強調するように、「イノベーションは一度には起こらない」のだ。いくつもの個々の発見が、ときに何のつながりもない分野で同時に起こり、積み重なっていく。やがて、それらのアイデアや研究者が出会い、融合したとき、人類は総体として、とてつもなく大きな飛躍を成し遂げることができるのだ。このプロセスを分解してみたところで、その仕組みは解明できない。単に個々のパーツを組み合わせた以上のものが、そこには生まれるからだ。

この物語においても、それは変わらない。そこにどれだけの偶然が関与していたかを知ったら、哲学者のカール・ポパーも驚くことだろう。私が取材したほぼすべての人に、そうした偶然のストーリーがあった。学術研究の世界から去ろうと思っていたところ、同僚や友人からビオンテックの仕事を勧められた人。学会やその他さまざまな場所で偶然出会った誰かの影響で、mRNAに興味を持った人。別の学問分野で行き詰まっていた人や、上司と衝突して辞めたという人も多い。獣医学から転向した人もいれば、物理学や、さらには経営学から生物学に行き着いた人もいる。始めから今までまっすぐ一直線に歩んできたという人は、ほとんどいなかった。

ただ一つ、誰のストーリーにも現れる共通点がある。この共通点こそが、有効なワクチンやmRNA医薬品がのちにこの会社から生まれることを、二〇二〇年初めの時点ですでに指し示す手がかりだったのだ。それは、ウールとエズレムの人柄だった。一九九〇年代に偶然生じた二人の出会いは、磁石のような力となって、世界中の人やアイデアを驚異的な形で彼らの周りに引き寄せたのである。そんな二人の人となりがビオンテックの「成功の秘訣《ひけつ》」であることは、どれだけ机上のリサーチや企業実態の精査《デュー・デリジェンス》を重ねても見えてはこないだろう。

こういった「形にならない価値」を見つけ出して支援することが、第二のプロジェクト・ライトスピードを生み出す最も確実な方法ではないかと私は思う。真に大きな変革をもたらすのは、資料や論文ではなく、人なのだ。

ウールの愛する映画の一つ『バットマン ビギンズ』のなかに、彼が好んで引用するセリフがある。リーアム・ニーソン演じる人物が、主人公のブルース・ウェインに語るセリフだ。「鍛錬ではない、重要なのは意志だ」。私たちが今こうしていられるのは、二人の人間の純粋なる意志のおかげといっても過言ではないだろう。

このワクチンを構成する最も重要な要素は、ＲＮＡではない。ウール・シャヒンとエズレム・テュレジという二人の人間なのだ。

付録

ワクチンに入っているもの

有効成分：

●SARS－CoV－2のスパイク（S）糖タンパク質をコードするヌクレオシド修飾メッセンジャーRNA

添加物：

●塩類：四種類の異なる塩《えん》。人間の体内pHに合わせてワクチンのpHを安定させるための緩衝剤。

●脂質：四種類の異なる脂肪分子。RNAの周囲に保護膜を形成し、その送達を助け、即時の分解から保護する。

●糖類（スクロース）：いわゆる「抗凍結剤」。保管時の低温により脂質の粘性が上がりすぎるのを防ぐ。

ワクチンに入っていないもの

●卵、ゼラチン、ラテックス、防腐剤、金属、超小型電子機器、電極、カーボンナノチューブ、半導体ナノワイヤ

謝辞

ビオンテック社は、フランクフルトの私の自宅から西にわずか三〇キロメートルほどのところにある。この小さなバイオテクノロジー企業が、世界で最速にして最高の新型コロナワクチンを生産することになると二〇二〇年初旬の時点で知っていたと言ったら、それはさすがに嘘になるだろう。実際、《フィナンシャル・タイムズ》紙の科学担当編集委員であるクライブ・クックソン（ジャーナリスト界隈で最も気持ちのいい人物の一人だ）から同社へのコンタクトを勧められるまで、私はビオンテックのことをほとんど知らなかった。早くもその翌日、私はウールに紹介してもらい彼と話をした。ウールはメッセンジャーRNAのことや、その将来性を辛抱強く私に説明してくれた。その技術が十分に成熟したものなのか、他の競合他社にない強みがビオンテックにあるのか、それを判断できる立場には当時の私はない。だがこのとき、私はウールの話しぶりに何かを見いだしていた。当時まだ遠い世界の話だった新型コロナウイルスに対抗する薬を年内につくりだすという、自身とエズレムの大志。それを下支えするコンセプトを軽々とわかりやすく説明してみせた彼のその姿を見て、私は思ったのだ。これはどんな結末を迎えるにせよ、伝える価値のある物語になるに違いない、と。このときの直感を、私は「いかなる神にも」感謝している。

神への感謝に加えて、この類まれな物語を本にするうえで私を支えてくれた人々にも大きな恩義を感じている。特に、貴重な助言をくれたジョン・マーヴィン、いつも激励と無料のワークショップを開いてくれたキム・ギトルソン、クレア・ジョーンズ、アダム・タウプ、ケント・デ・ピント、ジョシュ・スペロに感謝したい。

アメリカ国立衛生研究所で最もすばらしい科学者の一人であるサム・カッツは、検体の分析法やその他さまざまなことに関して私の理解を助けてくれた。独学の歩く広告塔のようなジョセフ・シュネックには、生物学の速習講座を開いてもらった。ジェフ・ダイヤーとマレー・ウィザースは、ビオンテックについて書いた私の初の特集記事をすばらしい形に仕上げてくれた。《フィナンシャル・タイムズ》紙のフランクフルト支部の同僚たち、マーティン・アーノルド、オラフ・シュトルベック、アレクサンダー・ヴラトコフは、この本の執筆に取りかかろうとする私の作業ペースをしっかりと見張ってくれた。《フィナンシャル・タイムズ》紙のそのほかの同僚たち、特にピーター・キャンベル、エリカ・ソロモン、ハンナ・キュヒラー、ドナート・マンチーニ、クレア・ブッシー、アレク・ラッセル、パトリック・ジェンキンス、トム・ブレイスウェイトも、私を励まし、助け、そして何より辛抱強く見守ってくれた。

さらに、以下の方々にも感謝したい。私の心を平常に保ってくれた、エスター・マーシャル、ダニエル・グラビナー、レオ・ガリエ、ペーター・リトガー、サイモン・ワーナー、マイク・シュテムケ、ジュリアン・ディルマン。思考の整理を手伝ってくれたリチャード・ハチェット。それから、すべての出版社の方々、特にオーディブルのハリー・スコーブル、セント・マーティンズのジョージ・ウィッテ、ローヴォルトのモーリッツ・シュラーとヨハンナ・ラングマーク、ウエルベックのアジダ・ヴチチェヴィッチにも、その信頼と忍耐に御礼申し上げたい。プロジェクト初日から私を支え、ゴールまでのあらゆる障害を取り除いてくれたカーティスブラウンのジョニー・ゲラーとヴィオラ・ハイデン。ときに発熱をおしてまで、私とともに塹壕《ざんごう》にこもり、時間的な制約のもと本書を少しでもより良いものにするため尽力してくれた、ジャック・ラム。彼がいなければ、私はきっと今もなお下書き原稿とにらめっこしていただろう。

オッフェンバッハの診療所で私に(そして、他の大勢の人々に)このワクチンを接種してくれた、ベアトリス・ゴルデンタールとその診療スタッフ。二〇〇八年に私をこの旅へと導いてくれたジャン・グラント。そして四年前、一生に二度とないチャンスを私に与えてくれた、故クレア・プロッサー。

そして最後に、ビオンテックやその他のすべての科学者、研究者、マネージャーの皆さんに、御礼を申し上げたい。彼らは礼儀正しくも私の無知を少しも笑うことなく、とても寛大に時間を割いてくれた。ビオンテックのヤスミナ・アラトヴィチには、この物語を独立した形で書き綴るため、あらゆる段階でサポートしてもらった。そしてもちろん、ウールとエズレムに、心からの感謝を。二人はどんなライターにとっても天の恵みのような存在だ。だが私は彼らから、さらにすばらしい贈り物をもらった。無料で学べる科学のレッスンと、そして何よりも大切な、人生のレッスンという贈り物を。

それと、アンナ・ノルイスキエヴィッチに愛を込めて感謝を。数年前の夏の夕方、ベルリンのレストランに彼女が元気よく入ってきたその瞬間、私の人生は大いに明るくなった。君がいなければ、すべては不可能だった。Dzięki, kochanie（ありがとう、ハニー）。

監修者のことば

東京大学医科学研究所　感染・免疫部門　ワクチン科学分野　教授
石井　健

新型コロナウイルスによるパンデミックは、いまだかつてなかったワクチン開発の革命を二つ引き起こした。一つはワクチンの開発から供給までのプロセス、もう一つが核酸であるメッセンジャー（m）RNAでできたワクチンである。この二つの革命、すなわち歴史的な破壊的イノベーションの立役者がビオンテック社のウール・シャヒン氏とエズレム・テュレジ氏である。

二人はワクチン開発研究の「カンブリア紀」ともいえる二〇二〇年に、最もその進化に成功したチームを率いた夫婦のリーダーとして名を残すだろう。この二人の進化の過程を克明に追った物語がただのサクセスストーリーでないことを読者は最後に知るだろう。すばらしい読後感である。

原　注

プロローグ：コベントリーの奇跡

1　https://www.rcn.org.uk/magazines/bulletin/2020/dec/may-parsons-nurse-first-vaccine-covid-19.

2　https://www.uhcw.nhs.uk/news/landmark-moment-as-first-nhs-patient-receives-covid-19-vaccination-at-uhcw.

3　https://www.sciencemuseumgroup.org.uk/blog/covid-vaccine-to-go-on-display.

4　https://www.nber.org/papers/w27176.

5　https://abcnews.go.com/Health/health-experts-warn-life-saving-coronavirus-vaccine-years/story?id=69032902.

第一章　アウトブレイク

6　https://www.bizjournals.com/sanfrancisco/news/2020/09/10/jpm21-jpmorgan-healthcare-conference-virtual-jpm.html.

7　https://www.nature.com/articles/pr2004163.

8　A. J. Tatem, D. J. Rogers, S.I. Hay, 'Global transport networks and infectious disease spread', ed. S.I. Hay, A Graham, D. J. Rogers, Advances in Parasitology, Academic Press, 62, 2006, 293-343, https://doi.org/10.1016/S0065-308X(05)62009-X.

9　https://www.who.int/publications/m/item/summary-of-probable-sars-cases-with-onset-of-illness-from-1-november-2002-to-31-july-2003.

10　https://www.who.int/health-topics/middle-east-respiratory-syndrome-coronavirus-mers#tab=tab_1.

11　https://www.t-online.de/region/mainz/news/id_87212460/mainz-unimedizin-bereitet-sich-auf-coronavirus-vor.html.

12　https://www.fraport.com/content/dam/fraport-company/documents/investoren/eng/aviation-statistics/Air_Traffic_Statistics_2019.pdf/_jcr_content/renditions/original.media_file.download_attachment.file/Air_Traffic_Statistics_2019.pdf.

13　https://www.reuters.com/article/us-flu-vaccine-usa/kids-will-need-two-doses-of-h1n1-flu-vaccine-idUSTRE5A14UK20091103.

14　R.H. Borse, S.S. Shrestha, A.E. Fiore, C.Y. Atkins, J.A. Singleton, C. Furlow,

M.I. Meltzer, 'Effects of vaccine program against pandemic influenza A(H1N1) virus, United States, 2009–2010', Emerging Infectious Diseases, 19(3), 2013, 439-448, https://doi.org/10.3201/eid1903.120394.
15 https://www.bild.de/video/clip/news/biontech-chef-hat-tuerkische-wurzeln-meine-eltern-standen-jeden-tag-um-4-30-uhr-74570942-74572298.bild.html.
16 https://www.express.de/koeln/stolz-an-koelner-schule-irrer-lebensweg--ex-abiturient-wird-in-corona-zeit-zum-weltstar-37600434?cb=1616447564414.
17 https://www.discoverymedicine.com/David-Boczkowski/2016/08/the-rnaissance-period.
18 https://www.sciencedirect.com/science/article/pii/S0960982215006065.
19 https://www.worldhealthsummit.org/about/history/2018.html.
20 https://www.youtube.com/watch?v=s4CMQJ75FWs&t=282s.
21 https://jvi.asm.org/content/77/16/8801.
22 https://www.tagesschau.de/inland/gesellschaft/rothe-coronavirus-101.html.

第二章　プロジェクト・ライトスピード

23 S. Blackburn, Oxford Dictionary of Philosophy, Third Edition, Oxford University Press, 2016, 368.
24 https://www.welt.de/politik/deutschland/plus208030405/Coronakrise-78-Tage-bis-zum-Lockdown-Die-verlorenen-Wochen.html.
25 https://www.tagesschau.de/multimedia/sendung/ts-35365.html.
26 https://time.com/5770924/wuhan-coronavirus-youngest-death.
27 https://journals.asm.org/doi/full/10.1128/MMBR.00024-15#sec-10.
28 T. Hinz, K. Kallen, C.M. Britten, B. Flamion, U. Granzer, A. Hoos, C. Huber, S. Khleif, S. Kreiter, H.G. Rammensee, U. Sahin, H. Singh-Jasuja, Ö. Türeci, U. Kalinke, 'The European Regulatory Environment of RNA-Based Vaccines', Methods in Moleculer Biology, 1499, 2017, 203-222, https://doi.org/10.1007/978-1-4939-6481-9_13.
C.M. Britten, H. Singh-Jasuja, B. Flamion, A. Hoos, C. Huber, K. J. Kallen, S.N. Khleif, S. Kreiter, M. Nielsen, H.G. Rammensee, U. Sahin, T. Hinz, U. Kalinke, 'The regulatory landscape for actively personalized cancer immunotherapies', Nature Biotechnology, 31(10), October 2013, 880-882, https://doi.org/10.1038/nbt.2708.
29 https://www.nature.com/articles/s41578-021-00281-4.
30 L.M. Kranz, M. Diken, H. Haas, S. Kreiter, C. Loquai, K.C. Reuter, M. Meng,

D. Fritz, F. Vascotto, H. Hefesha, C. Grunwitz, M. Vormehr, Y. Hüsemann, A. Selmi, A.N. Kuhn, J. Buck, E. Derhovanessian, R. Rae, S. Attig, J. Diekmann, U. Sahin, 'Systemic RNA delivery to dendritic cells exploits antiviral defence for cancer immunotherapy', Nature, 534(7607), 2016, 396–401, https://doi.org/10.1038/nature18300.

31 https://www.ncbi.nlm.nih.gov/books/NBK234129.

32 Ibid.

33 https://www.pharmazeutische-zeitung.de/ausgabe-052016/vorsicht-geht-ueber-alles.

34 L. Stobbart, M. J. Murtagh, T. Rapley, G. A. Ford, S. J. Louw, H. Rodgers,'We saw human guinea pigs explode', BMJ(Clinical research ed), 334(7593), 2007, 566-567, https://doi.org/10.1136/bmj.39150.488264.47.

35 https://www.theguardian.com/science/2016/mar/07/french-drug-trial-man-dead-expert-report-unprecidented-reaction.

36 R.H. Borse, S.S. Shrestha, A.E. Fiore, C.Y. Atkins, J.A. Singleton, C. Furlow, M.I. Meltzer, 'Effects of vaccine program against pandemic influenza A(H1N1) virus, United States, 2009–2010', Emerging Infectious Diseases, 19(3), 2013, 439-448, https://doi.org/10.3201/eid1903.120394.

第三章　未知数

37 https://www.science.org/news/2020/02/bit-chaotic-christening-new-coronavirus-and-its-disease-name-create-confusion.

38 https://www.who.int/docs/default-source/coronaviruse/situation-reports/20200212-sitrep-23-ncov.pdf?sfvrsn=41e9fb78_4.

39 https://www.who.int/docs/default-source/coronaviruse/situation-reports/20200201-sitrep-12-ncov.pdf?sfvrsn=273c5d35_2.

40 https://www.rheinpfalz.de/panorama_artikel,-corona-virus-bundesregierung-h%C3%A4lt-risiko-f%C3%BCr-deutschland-sehr-gering-_arid,1579340.html.

41 https://www.dw.com/en/coronavirus-german-health-minister-calls-on-eu-to-allocate-funds/a-52355832.

42 https://journals.asm.org/doi/full/10.1128/MMBR.00024-15#sec-10.

43 https://academic.oup.com/jnci/article/91/11/906/2543670.

44 https://www.sciencedirect.com/science/article/pii/S1198743X18304889.

45 https://www.reuters.com/article/us-china-health-reinfection-explainer-idUSKCN20M124.

46 https://www.bbc.com/news/health-53889823.
47 https://www.ncbi.nlm.nih.gov/pmc/articles/PMC4553118.
48 https://www.reuters.com/article/us-rsv-shot-idUSTRE4BM4SH20081223.
49 https://www.nature.com/articles/nm.1894.
50 https://doi.org/10.1016/j.immuni.2020.03.007.
51 https://www.ncbi.nlm.nih.gov/pmc/articles/PMC7115540.
52 L. Liu, Q. Wei, Q. Lin, J. Fang, H. Wang, H. Kwok, H. Tang, K. Nishiura, J. Peng, Z. Tan, T. Wu, K.-W. Cheung, K.-H. Chan, X. Alvarez, C. Qin, A. Lackner, S. Perlman, K.-Y. Yuen, Z. Chen, 'Anti-spike IpG causes severe acute lung injury by skewing macrophage responses during acute SARS-CoV infection', JCI Insight, 4(4), 21 February 2019, https://doi.org/10.1172/jci.insight.123158.
53 https://www.ncbi.nlm.nih.gov/pmc/articles/PMC6290032.
54 Ibid.
55 https://science.sciencemag.org/content/369/6511/1586.
56 https://www.sciencemag.org/news/2013/12/sciences-top-10-breakthroughs-2013.
57 https://www.nationalgeographic.com/science/article/these-scientists-spent-twelve-years-solving-puzzle-yielded-coronavirus-vaccines
58 https://patentimages.storage.googleapis.com/68/47/0c/2b5bc4f43c9f74/WO2018081318A1.pdf.
59 https://www.sciencemuseumgroup.org.uk/blog/coronavirus-the-spike.
60 https://www.ncbi.nlm.nih.gov/pmc/articles/PMC3246649.
61 https://www.ncbi.nlm.nih.gov/pmc/articles/PMC7583583.
62 https://www.welt.de/wirtschaft/article205424021/Coronavirus-Behoerden-bereiten-sich-auf-hunderte-Infizierte-vor.html.
63 https://www.theguardian.com/world/2020/feb/23/italy-draconian-measures-effort-halt-coronavirus-outbreak-spread.
64 https://www.theguardian.com/world/2020/feb/25/tenerife-coronavirus-guests-hotel-quarantined.

第四章　ｍＲＮＡバイオハッカー

65 https://www.sueddeutsche.de/wirtschaft/bahn-idar-oberstein-regionalzug-gestoppt-coronavirus-verdacht-dpa.urn-newsml-dpa-com-20090101-200226-99-87325.
66 https://www.zeit.de/wissen/gesundheit/2020-02/coronavirus-china-

deutschland-hilfslieferung-bundesregierung-epidemie-desinfektionsmittel-schutzkleidung?utm_referrer=https%3A%2F%2Fen.wikipedia.org%2F.

67 „Ja, also, ich würde natürlich nach Italien reisen. Ich glaube nicht, dass die Infektionsdichte so hoch ist, dass man sich rein zufällig schnell infiziert.“, https://www.ndr.de/nachrichten/info/coronaskript102.pdf.

68 https://www.ndr.de/nachrichten/info/coronaskript100.pdf.

69 https://www.latimes.com/archives/la-xpm-1991-01-01-vw-7522-story.html.

70 https://www.nature.com/articles/d41586-020-02083-0.

71 https://www.nature.com/articles/s41587-020-0507-2.

72 https://edition.cnn.com/2020/03/27/health/chicken-egg-flu-vaccine-intl-hnk-scli/index.html.

73 https://www.cdc.gov/media/transcripts/2009/t091023.htm.

74 https://www.nature.com/articles/d41586-019-02756-5.

75 https://www.ncbi.nlm.nih.gov/books/NBK279396.

76 https://www.nobelprize.org/uploads/2018/06/steinman_lecture.pdf.

77 https://www.discoverymedicine.com/David-Boczkowski/2016/08/the-rnaissance-period.

78 https://www.med.wisc.edu/quarterly/volume-22-number-2/goodbye-dear-friend-dr-jon-wolff.

79 https://science.sciencemag.org/content/247/4949/1465.

80 https://onlinelibrary.wiley.com/doi/abs/10.1002/eji.1830230749.

81 https://www.sciencedirect.com/science/article/pii/B9780128040195000013.

82 https://www.sciencedirect.com/science/article/pii/S0092867400801725.

83 https://science.sciencemag.org/content/282/5396/2085.abstract?casa_token=Bu3rz_yyKK4AAAAA:MPw29_BXbQqRL_hJNzlDEiOdF96QeEMbAlh8KiI79NcnzOhO-bGdnrNmq9v398vTr4NhRPvQnj35.

84 https://www.nature.com/articles/41131.

85 https://www.sciencedirect.com/science/article/pii/B9780128040195000013.

86 https://royalsocietypublishing.org/doi/10.1098/rstb.2019.0575#d1e665.

87 https://medschool.duke.edu/about-us/news-and-communications/som-magnify/prepping-pandemic-duke%E2%80%99s-long-history-rna-based-vaccine-development.

88 https://www.ncbi.nlm.nih.gov/pmc/articles/PMC2192710/pdf/je1842465.pdf.

89 講座を率いていたのは、T細胞が用いる殺傷メカニズムの一部を解読したハンス・ヘンガートナーと、免疫系がウイルスに感染した細胞を認識する仕

組みを明らかにしたノーベル賞受賞者ロルフ・ツィンカーナーゲルである。

90　https://www.nature.com/articles/gt201117.

91　https://www.kleinezeitung.at/lebensart/5960692/BiontechVize-Katalin-Kariko_Mutter-der-CoronaImpfstoffe_Eine.

92　https://www.nature.com/articles/nature18300.

93　Ibid.

94　https://www.nature.com/articles/nbt.3812#Sec1.

95　https://www.aacr.org/wp-content/uploads/2020/01/CRI18_Program-1.pdf.

96　https://www.nobelprize.org/prizes/medicine/2018/press-release.

97　https://www.nature.com/articles/s41586-020-2537-9.

第五章　試　験

98　https://biontech.de/sites/default/files/2019-08/20181104_20181105_BioNTech-and-the-University-of-Pennsylvania.pdf.

99　もともとはｍＲＮＡにコードされた抗体を届けるためだった。

100　ウールとエズレムの学術グループであり、ドイツ人分子生物学者のティム・バイセルトが率いるＴＲＯＮと共同開発された。

101　チームのメンバーは、ウールとエズレム、カタリン・カリコ、アンドレアス・クーン、ムスタファ・ディケン、ティム・バイセルトなど、ｍＲＮＡの分野で数十年の経験をもつベテラン専門家たちと、若手科学者、専門技術者、大学院生だった。

102　https://www.who.int/docs/default-source/coronaviruse/situation-reports/20200229-sitrep-40-covid-19.pdf?sfvrsn=849d0665_2.

103　https://fa.oregonstate.edu/cpd-standards/appendix/room-and-space-types/basic-laboratory-design-biosafety-level-3-laboratories.

104　Y. Zhang, Z. Zhang, 'The history and advances in cancer immunotherapy: understanding the characteristics of tumor-infiltrating immune cells and their therapeutic implications', Cell & Molecular Immunology, 17, 2020, 807–821. https://doi.org/10.1038/s41423-020-0488-6.

105　https://www.rki.de/DE/Content/InfAZ/N/Neuartiges_Coronavirus/Situationsberichte/2020-03-14-en.pdf?__blob=publicationFile.

106　https://www.bundesregierung.de/breg-de/themen/coronavirus/ansprache-der-kanzlerin-1732108.

第六章　同盟締結

107　https://investors.biontech.de/news-releases/news-release-details/eli-lilly-

and-biontech-announce-research-collaboration.
108 https://www.cipherbio.com/data-viz/organization/BioNTech/funding.
109 Deutscher Biotechnologie-Report 2020, EY, April 2020.
110 https://www.reuters.com/article/us-usa-ipo-idUSKBN1WI00R.
111 https://investors.biontech.de/node/7291/html.
112 https://investors.modernatx.com/news-releases/news-release-details/darpa-awards-moderna-therapeutics-grant-25-million-develop.
113 https://www.mercurynews.com/2020/04/25/9-santa-clara-deaths-reclassified-as-covid-19-related.
114 https://www.who.int/docs/default-source/coronaviruse/situation-reports/20200303-sitrep-43-covid-19.pdf?sfvrsn=76e425ed_2.
115 https://www.youtube.com/watch?v=jbZUZ9JYNBE.
116 https://www.dw.com/en/coronavirus-german-us-companies-sign-deal-to-develop-vaccine/a-52802822.
117 https://www.ft.com/content/271ee270-6796-11ea-800d-da70cff6e4d3.
118 https://www.pfizercti.com.

第七章　初めての臨床試験

119 https://www.who.int/biologicals/expert_committee/BS2327_Ebola_Vaccines_Guidelines.pdf.
120 https://www.france24.com/en/20200317-merkel-announces-strict-measures-and-tells-germans-to-stay-home-in-virus-fight.
121 https://www.swr.de/swr2/leben-und-gesellschaft/der-proband-ein-mannheimer-laesst-einen-corona-impfstoff-an-sich-testen-swr2-leben-2021-02-04-102.pdf.
122 https://www.nytimes.com/2020/04/02/nyregion/coronavirus-new-york-bodies.html.
123 https://www.nytimes.com/2021/03/25/nyregion/hart-island-mass-graves-coronavirus.html.
124 https://www.youtube.com/watch?v=jbZUZ9JYNBE.
125 https://www.pei.de/EN/newsroom/press-releases/year/2020/08-first-clinical-trial-sars-cov-2-germany.html;jsessionid=0CE35CB66412626071C94A446954635B.intranet212?nn=164060.
126 https://www.ox.ac.uk/news/2020-04-23-oxford-covid-19-vaccine-begins-human-trial-stage.
127 https://investors.modernatx.com/news-releases/news-release-details/

moderna-announces-positive-interim-phase-1-data-its-mrna-vaccine.

第八章　自分たちで

128 https://www.businessinsider.com/bill-gates-factories-7-different-vaccines-to-fight-coronavirus-2020-4.
129 https://www.biocentury.com/article/304431/moderna-raises-500m-readies-coronavirus-vaccine-for-clinical-testing.
130 https://www.welt.de/wirtschaft/article206555143/Corona-USA-will-Zugriff-auf-deutsche-Impfstoff-Firma.html.
131 https://sciencebusiness.net/covid-19/news/eu-offers-eu80m-support-german-covid-19-vaccine-developer-reportedly-pursued-trump.
132 https://www.who.int/docs/default-source/coronaviruse/situation-reports/20200320-sitrep-60-covid-19.pdf?sfvrsn=d2bb4f1f_2.
133 https://www.cdc.gov/vhf/marburg/index.html.
134 https://www.who.int/health-topics/marburg-virus-disease/#tab=tab_1.
135 https://de.gsk.com/de-de/%C3%BCber-uns/gsk-deutschland/marburg/#geschichte.
136 https://www.ft.com/content/ddf8ec8c-dc30-43b3-847e-c412704a0296.
137 https://investors.biontech.de/node/7291/html.
138 https://www.sueddeutsche.de/politik/biontech-pfizer-impfstoff-preis-eu-1.5210652.
139 https://www.youtube.com/watch?v=jbZUZ9JYNBE.
140 https://ec.europa.eu/regional_policy/en/funding/solidarity-fund/covid-19.
141 https://ec.europa.eu/info/live-work-travel-eu/coronavirus-response/public-health/eu-vaccines-strategy_en.
142 https://science.sciencemag.org/content/371/6534/1107.
143 https://www.weizmann-usa.org/news-media/video-gallery/shot-of-hope-an-inside-look-at-pfizer-s-covid-vaccine.
144 https://www.faz.net/aktuell/wirtschaft/biontech-produktion-in-marburg-die-heldin-valeska-schilling-17308733.html?premium.
145 数週間後のことだ。
146 https://www.bbc.com/news/world-europe-56009251.
147 https://www.ft.com/content/b053f55b-2a8b-436c-8154-0e93dcdb3c1a.
148 https://edition.cnn.com/world/live-news/coronavirus-pandemic-09-07-20-intl/h_f5e6d11e22a83184e7cce69ec0b36d3c.
149 https://www.washingtonpost.com/washington-post-live/2020/08/07/

coronavirus-vaccines-treatments.
150 https://www.pfizer.com/news/hot-topics/an_open_letter_from_pfizer_chairman_and_ceo_albert_bourla.
151 https://eu.usatoday.com/story/news/2021/02/16/black-history-covid-vaccine-fears-medical-experiments/4358844001.

第九章　効果あり！

152 M. Jacobs, 'An ode to Mainz from Kolkata', Goethe Institut, March 2021, https://www.goethe.de/ins/in/en/kultur/soc/22136897.html.
153 https://www.theguardian.com/us-news/2020/nov/08/joe-biden-coronavirus-taskforce.
154 https://www.nytimes.com/2020/10/14/health/covid-clinical-trials.html.
155 https://www.who.int/publications/m/item/weekly-epidemiological-update---3-november-2020.
156 https://www.youtube.com/watch?v=jbZUZ9JYNBE.
157 https://www.nature.com/immersive/d41586-020-03435-6/index.html.
158 https://www.nytimes.com/2020/11/09/health/covid-vaccine-pfizer.html.
159 https://www.tagesschau.de/inland/corona-regeln-november-103.html.
160 https://www.tomorrowspapers.co.uk/times-front-page-2020-11-10.
161 https://apnews.com/article/election-2020-ap-fact-check-donald-trump-business-virus-outbreak-108077c4b716db604ee49b42c6d64af0.
162 https://nypost.com/2020/11/10/trump-claims-democrats-and-the-fda-delayed-coronavirus-vaccine-news.
163 https://www.bloomberg.com/news/articles/2021-03-31/astrazeneca-haunts-countries-that-shunned-more-expensive-shots.
164 https://www.euractiv.com/section/health-consumers/news/bulgaria-holds-its-horses-with-pfizer-moderna-vaccines-puts-hopes-in-astrazeneca.
165 https://www.bild.de/bild-plus/politik/inland/politik-inland/impfstoff-regierung-gab-70-mio-corona-impfdosen-weg-74776592,view=conversionToLogin.bild.html.
166 https://www.politico.eu/article/france-puts-down-vaccine-favouritism-allegations.
167 https://www.peter-liese.de/en/32-english/press-releases-en/3492-last-minute-contract-closure.
168 https://investors.modernatx.com/news-releases/news-release-details/modernas-covid-19-vaccine-candidate-meets-its-primary-efficacy.

169　https://www.tagesspiegel.de/politik/bundespraesident-will-corona-impfstoff-teilen-nicht-alle-in-wenigen-laendern-impfen-sondern-wenige-in-allen-laendern/26634460.html.

170　https://www.theguardian.com/world/2020/dec/02/hancock-brexit-helped-uk-to-speedy-approval-of-covid-vaccine.

171　https://www.youtube.com/watch?v=gbXo25h4ro8.

172　https://www.reuters.com/article/uk-health-coronavirus-britain-ema-idUKKBN28C177.

173　https://www.bbc.com/news/av/health-57532766.

174　https://www.theguardian.com/world/2020/dec/08/coventry-woman-90-first-patient-to-receive-covid-vaccine-in-nhs-campaign.

175　https://www.youtube.com/watch?v=2EtAzVy89ZU.

176　https://www.nytimes.com/2020/12/10/world/europe/cyberattack-coronavirus-europe.html.

177　https://www.bild.de/politik/inland/politik-inland/ema-macht-das-licht-aus-dabei-arbeiten-sie-eigentlich-rund-um-die-uhr-74497204,jsPageReloaded=true.bild.html#remId=1703072226374113611.

178　https://ec.europa.eu/commission/presscorner/detail/en/speech_21_505.

179　https://www.ft.com/content/39d31c19-5a3d-4352-9bff-630f7c80e5fa.

180　https://www.politico.eu/article/brussels-doubts-eu-countries-capitals-look-abroad-russia-china-coronavirus-vaccines.

181　https://www.reuters.com/article/health-coronavirus-vaccines-macron-idCNL8N2LM6PD.

182　https://sciencebusiness.net/news/eus-lead-covid-19-vaccines-negotiator-defends-contracts.

183　https://www.politico.eu/article/sandra-gallina-european-commission-eu-coronavirus-vaccines-contracts-parliament.

184　https://www.nytimes.com/2021/03/18/opinion/coronavirus-vaccine-europe.html.

185　https://www.federalregister.gov/documents/2020/12/11/2020-27455/ensuring-access-to-united-states-government-covid-19-vaccines.

186　誕生日は 1944 年 2 月 26 日。

187　https://www.reuters.com/article/us-health-coronavirus-mexico-vaccine-idUSKBN28Y1BT.

第一〇章　新たな常態

188 https://www.cbsnews.com/news/pfizer-covid-vaccine-vials-more-doses-expected.

189 https://www.science.org/news/2020/12/mutant-coronavirus-united-kingdom-sets-alarms-its-importance-remains-unclear.

190 https://www.nytimes.com/interactive/2021/health/coronavirus-mutations-B117-variant.html.

191 Ibid.

192 https://virological.org/t/preliminary-genomic-characterisation-of-an-emergent-sars-cov-2-lineage-in-the-uk-defined-by-a-novel-set-of-spike-mutations/563.

193 https://www.nature.com/articles/s41586-021-03653-6.

194 クリストフ・プリンツとクリストフ・ペーターが責任者を務めている。

195 https://www.spiegel.de/politik/deutschland/biontech-gruender-ugur-sahin-und-oezlem-tuereci-ein-deutsches-wunder-a-00000000-0002-0001-0000-000174691194.

196 https://rp-online.de/panorama/coronavirus/biontech-gruender-ugur-sahin-vom-gastarbeiterkind-zum-retter-der-menschheit_aid-54532197.

197 https://www.nytimes.com/2020/11/10/business/biontech-covid-vaccine.html.

198 https://www.youtube.com/watch?v=ugkqp0LGJtc.

199 https://www.reuters.com/article/germany-economy-biontech/biontech-alone-could-lift-german-economy-by-0-5-this-year-economist-idUSL8N2PH32O.

200 https://doi.org/10.1016/j.immuni.2020.03.007.

201 https://www.ncbi.nlm.nih.gov/pmc/articles/PMC2636331.

202 https://www.cdc.gov/mmwr/volumes/70/wr/mm7002e1.htm.

203 https://www.imi.europa.eu/news-events/newsroom/recipe-next-disaster-new-pan-virus-methodology-ramping-vaccine-production.

204 https://www.ema.europa.eu/en/documents/scientific-guideline/draft-concept-paper-development-guideline-data-requirements-vaccine-platform-technology-master-files_en.pdf.

205 https://www.sciencedirect.com/science/article/pii/S1045105621000397.

206 https://www.deraktionaer.de/artikel/pharma-biotech/biontech-chef-ugur-sahin-das-koennte-die-neue-normalitaet-sein-20226509.html.

207 https://ec.europa.eu/commission/presscorner/detail/en/ip_21_2548.

208 https://www.nasdaq.com/articles/is-the-market-for-a-flu-vaccine-disappearing-2021-04-04.

209　https://www.reuters.com/article/eu-india-merkel-idUSS8N2D400S.

◎翻訳分担

柴田さとみ　はじめに、プロローグ、第一～三章、エピローグ、
　付録、謝辞
山田文　第四～六章
山田美明　第七～一〇章

◎訳者略歴

柴田 さとみ（しばた・さとみ）
英語・ドイツ語翻訳家。東京外国語大学卒業。訳書にウォルフ『炎と怒り』（共訳、早川書房刊）、バラク・オバマ『約束の地』（共訳）、ミシェル・オバマ『マイ・ストーリー』（共訳）など。

山田 文（やまだ・ふみ）
翻訳家。訳書にゲイツ『地球の未来のため僕が決断したこと』、ユヌス『3つのゼロの世界』（以上早川書房刊）、ヴァンス『ヒルビリー・エレジー』（共訳）など。

山田 美明（やまだ・よしあき）
英語・フランス語翻訳家。東京外国語大学中退。訳書にバーグマン『イスラエル諜報機関　暗殺作戦全史』（共訳）、マーフィー『ゴッホの耳』、ピケティ『格差と再分配』（共訳、以上早川書房刊）など。

mＲＮＡワクチンの衝撃《しょうげき》
コロナ制圧と医療の未来
2021年12月25日　初版発行
2023年10月25日　３版発行
＊
著　者　ジョー・ミラー
エズレム・テュレジ
ウール・シャヒン
訳　者　柴田《しばた》さとみ・山田《やまだ》　文《ふみ》
山田《やまだ》美明《よしあき》
発行者　早　川　　浩
＊
印刷所　株式会社精興社
製本所　大口製本印刷株式会社
＊
発行所　株式会社　早川書房
東京都千代田区神田多町２―２
電話　03-3252-3111
振替　00160-3-47799
https://www.hayakawa-online.co.jp
定価はカバーに表示してあります
ISBN978-4-15-210075-7　C0036
Printed and bound in Japan
乱丁・落丁本は小社制作部宛お送り下さい。
送料小社負担にてお取りかえいたします。